H.-H. Reckeweg · Homoeopathia antihomotoxica

HOMOEOPATHIA ANTIHOMOTOXICA

Band II

Symptomen- und Modalitätenverzeichnis

von

Dr. med. Hans-Heinrich Reckeweg

Aurelia-Verlag · Baden-Baden

Der Krankheitsbegriff

Alle jene Vorgänge, die wir als Krankheiten bezeichnen, sind Ausdruck der biologisch-zweckmäßigen Abwehrmaßnahmen gegen exogene und endogene Homotoxine (Exkretions-, Reaktions-, Depositionsphasen) oder sie stellen den biologisch-zweckmäßigen Versuch des Organismus dar, erlittene Homotoxinschädigungen (Imprägnations-, Degenerations- und Neoplasmaphasen) auszukompensieren (Regulationen), um das Leben so lange wie möglich zu erhalten.

Dr. med. Hans-Heinrich Reckeweg

ISBN 3-922907-09-1

2., unveränderte Auflage

Aurelia-Verlag GmbH, 7570 Baden-Baden
Satz und Druck: Karl Metzmaier, 7570 Baden-Baden

Inhaltsverzeichnis

Vorwort

Unter dem Titel „Homoeopathia antihomotoxica" erschien vom Autor im Sommer 1980 eine gesichtete Arzneimittellehre. Es lag nahe, diesem Werk ein Symptomen- und Modalitätenverzeichnis in Form eines Repertoriums folgen zu lassen, um dem Therapeuten einen schnellen Zugang zum Einzelmittel zu ermöglichen. Es ist das große Verdienst Reckewegs, mit seiner Homotoxinlehre den Mechanismus der homöopathischen Arzneiwirkung grundsätzlich aufgeklärt und damit dem medizinischen Weltbild eine neue Richtung gewiesen zu haben. Die Ergebnisse der Homotoxinforschung sind durch moderne biomolekulare Untersuchungen bestätigt worden. Der Autor selbst erlebte die endliche Bestätigung seiner Lehre während eines wissenschaftlichen Symposions anläßlich der Medizinischen Woche in Baden-Baden am 2. November 1980, als über Arzneimittelwirkungen auf molekularer Ebene referiert wurde. Für alle Teilnehmer war dies ein ergreifender Augenblick.

„Die Homotoxinlehre geht von der grundlegenden Tatsache aus, daß alle Lebensvorgänge durch die Umsetzung chemisch faßbarer Wirkstoffe bedingt werden . . . Nach der Homotoxinlehre sind alle jene Vorgänge, Zustandsbilder und Erscheinungen, die wir als Krankheiten bezeichnen, lediglich der Ausdruck dessen, daß der Körper mit Giften kämpft und daß er diese Gifte unschädlich machen und ausscheiden will. Dabei gewinnt der Körper, oder aber er verliert den Kampf. Stets aber handelt es sich bei jenen Vorgängen um biologische, d. h. naturgerechte Zweckmäßigkeitsvorgänge, die der Giftabwehr und Entgiftung dienen . . .

Auf der einen Seite nämlich steht das Gift, durch welches Krankheitserscheinungen erzeugt werden können, auf der anderen Seite befindet sich das homöopathische Heilmittel, mit welchem ebenfalls ähnliche Krankheitserscheinungen hervorgerufen werden. Es besteht also eine klare Rechnung zwischen zwei Wirkstoffen, die ähnliche Erscheinungen hervorrufen, d. h. zwischen dem krankheitsauslösenden Homotoxin und dem homöopathischen Heilmittel . . .

Mit dem homöopathischen Mittel . . . wird dem Körper nun ein spiegelbildähnliches Gift gereicht, und zwar – das ist jetzt von entscheidender Bedeutung – in verdünnter Form. Aufgrund dieser Verdünnung des Arzneigiftes können aber dessen Giftwirkungen ausgeschaltet werden, das ‚System der Großen Abwehr' wird zu stärkerer Tätigkeit angeregt, und zwar in spezifischem, giftähnlichem Sinne."

Schon im Jahre 1958 schrieb Reckeweg diese Sätze nieder, deren Wahrheitsgehalt sich heute erwiesen hat. Nach seinen homotoxikologischen Forschungsergebnissen beseitigt das homöopathische Arzneimittel nicht nur die Symptome, sondern bereinigt grundsätzlich die der Krankheit zugrundeliegende Giftlage. Durch die Anwendung homöopathischer Mittel werden die Homotoxine unschädlich gemacht und ausgeschieden.

Die gesichtete Arzneimittellehre Reckewegs bietet beste Voraussetzungen für die Therapie mit Biotherapeutika-Antihomotoxika, wie sie als Einzelmittel-Injeele* zur Verfügung stehen.

Um dem Therapeuten ein langes Suchen oder Nachschlagen zu ersparen, sind die im Buch Reckewegs, Band I, abgehandelten Leit- und Begleitsymptome sowie die Modalitäten mit Hinweis auf die Einzelmittel alphabetisch aufgelistet worden. Die Auflistung wurde nach Symptomen vorgenommen. Es ließ sich nicht vermeiden, auch Krankheitsbezeichnungen anzugeben, soweit diese im Buch erwähnt werden.

Dabei blieb die terminologische Wortwahl des Autors erhalten. So kann es vorkommen, daß der Benutzer gezwungen ist, an verschiedenen Stellen im Buch nachzuschlagen, um den entsprechenden Begriff (deutsches oder lateinisches Synonym) zu finden.

Veraltete Begriffe wurden nach Möglichkeit getilgt. Die Schreibweise wurde einheitlich nach dem medizinischen Duden durchgeführt. Die Leitsymptome sind halbfett ausgedruckt, ihnen folgen die Begleitsymptome und das empfohlene Einzelmittel in kursiv, wodurch eine bessere Übersicht erreicht wird.

Das Verzeichnis kann nur Empfehlungen geben!

Der persönliche Reaktionstypus ist aufgrund der Leitsymptome, der psychischen Symptome und der Modalitäten zu beachten. Die richtige Wahl des Einzelmittels muß dem Therapeuten überlassen bleiben.

Biotherapeutika-Antihomotoxika haben weder schädliche Neben- noch Wechselwirkungen. Eine Verschlimmerung der Beschwerden nach Verabreichung eines Mittels kann auf die Einleitung der Heilung hindeuten, daß das richtige Therapeutikum gefunden wurde oder eingesetzt worden ist.

Die homöopathischen Einzelmittel können als Injeele und Einzelpotenzen intravenös, intramuskulär, subkutan oder intrakutan (segmental) verabreicht werden. Die Dosierung ist immer individuell vorzunehmen.

Alle Einzelmittel-Injeele können — wie die übrigen Heel-Ampullen-Präparate auch (mit Ausnahme von Depot-Zeel) — als Trinkampullen verwendet werden. Eine oder gegebenenfalls mehrere Ampullen werden in ein kleines Glas Wasser (ein „stilles Wasser" ist vorzuziehen, bei Säuglingen und Kleinkindern empfiehlt sich auch Fencheltee) gegeben und im Lauf des Tages schluckweise getrunken.

Nach dem Schulz-Arndt'schen Gesetz regen kleine und kleinste Gaben eines Arzneimittels die Lebenstätigkeit der Zelle an, mittelstarke fördern

---

* Biologische Heilmittel Heel GmbH, 7570 Baden-Baden

sie, starke hemmen sie und stärkste Gaben heben die Funktion vollkommen auf. Es ist das dem Similimum am besten entsprechende Mittel auszuwählen. Bei akuten Krankheiten wird meist mit Tiefpotenzen begonnen, nach Besserung werden evtl. höhere Potenzen verabreicht. In akut-dringlichen Fällen ist alle 5–15 Minuten eine Gabe zu verabreichen, in weniger akuten zwei- bis dreimal stündlich und in chronischen ein- bis dreimal am Tage, bis zu drei- bis einmal wöchentlich. Als wirksam erwiesen hat sich die Behandlung mit Austauschpräparaten. In Frage kommen hier neben den Einzelmitteln in Einzelpotenzen und Injeelen Kombinationspräparate, Nosoden, intermediäre Katalysatoren, Suis-Organpräparate oder homöopathisierte Allopathika*.

Es ist auch darauf zu achten, daß zwei oder drei sich symptomatisch gleichende Mittel nicht zueinander im Antidotenverhältnis stehen. Diese sind dann abwechselnd zu nehmen. Kommt es hingegen vor, daß sich im Laufe der Therapie das gesamte Krankheitsbild verändert, so ist man gezwungen, dementsprechend eine neue Arzneimittelwahl vorzunehmen.

Der erfahrene und routinierte Therapeut wird die Potenzstärke sowie die Art der Gabengröße und der Wiederholung je nach dem Fall immer wieder individuell anzupassen oder individuell zu gestalten wissen. Während der Therapie soll der Patient berauschende oder alkoholische Getränke meiden. Ein Magen- und Darmkranker sollte keine schwerverdaulichen Speisen zu sich nehmen, ebenso hat ein Leber- und Gallenkranker auf Fette zu verzichten.

Als Regel der antihomotoxischen Homöopathie gilt: Akute Krankheiten werden bei Erwachsenen mit niedrigen Dezimalpotenzen behandelt, während bei chronischen Krankheiten und bei Kindern meist mittlere bis höhere Potenzen angewendet werden. Hierbei spielt die Erfahrung des Therapeuten eine ausschlaggebende Rolle.

Die charakteristischen Symptome einer Krankheit sollen mit dem Symptomen des Mittels die größte Ähnlichkeit haben. Wesentlich ist die Beachtung der sogenannten Modalitäten.

Die antihomotoxische Homöotherapie drückt keine Leiden oder Krankheiten nach innen, sondern sie beeinflußt die Abwehrkräfte des Organismus zur Überwindung der Schädlichkeiten. Dabei treten meist regressive Vikariationen auf, verbunden mit Ausscheidungen der Homotoxine.

Viele Krankheiten können mit Biotherapeutika-Antihomotoxika geheilt werden.

Krankheiten, bei denen eine genaue Diagnose nicht mit Sicherheit möglich sein sollte, lassen sich mit homöopathischen Methoden leichter angehen und sogar heilen. Der Therapeut ist in solchen Fällen ohne endgültige Klärung der Diagnose imstande, nach den vorhandenen Symptomen, das erkrankte Organ oder auch die Art der Erkrankung zu erken-

* Zu beziehen durch Biologische Heilmittel Heel GmbH, 7570 Baden-Baden

nen und dementsprechend zu therapieren. So können beispielsweise Patienten mit Schwächegefühl im Magen, verbunden mit Übersäuerung und Sodbrennen mit Carbo vegetabilis oder mit einem nagenden Gefühl im Magen, an einer kleinen Stelle empfunden, welches durch Wassertrinken zu bessern ist, mit Kalium phosphoricum geheilt werden.

Ohne Zweifel sind mit der Homoepathia antihomotoxica die Kranken auf einen besseren Gesundheitszustand zu bringen, besonders auch dann, wenn schon frühzeitig im Kinde schlummernde Krankheitsanlagen mit Biotherapeutika-Antihomotoxika behoben werden. Diese Arzneimittellehre basiert auf naturheilkundlichen Prinzipien und ist mit physikalisch-diätetischen Maßnahmen wirkungsvoll zu kombinieren.

Autor und Verlag waren bestrebt, das Symptomen- und Modalitätenverzeichnis den Bedürfnissen der ärztlichen Praxis anzupassen und es zu einem zuverlässigen Ratgeber zu gestalten.

Für Kritik, Änderungs- und Verbesserungsvorschläge für kommende Auflagen sind Autor und Verlag stets dankbar. Erfahrungen werden ebenfalls dankbar entgegengenommen.

Möge das Symptomen- und Modalitätenverzeichnis der Homoeopathia antihomotoxica gute Aufnahme bei all jenen finden, die sich der biologischen Therapie verschrieben haben oder verschreiben wollen.

Im Oktober 1981

Aurelia-Verlag GmbH

Vorwort zur zweiten Auflage

Die unveränderte zweite Auflage war infolge der großen Nachfrage erforderlich.

Baden-Baden, im Juli 1983

Alphabetisches Symptomen- und Modalitätenverzeichnis

Die homöopathischen Einzelmittel können als „Injeel", „Injeel forte" und teilweise in Einzelpotenzen von der Firma Biologische Heilmittel Heel GmbH, D-7570 Baden-Baden, bezogen werden. Die Einzelmittel, die in den Kombinationspräparaten Heel enthalten sind, finden Sie in der Liste nach diesem Kapitel aufgeführt.

Abdomen (siehe auch unter Bauch)
— Kongestivzustände im —
Podophyllum

Abdominaltyphus
Pyrogenium

Abendstunden
— Besserung der Beschwerden in den — bei Gewitter
Carcinominum
— — Verschlimmerung der Beschwerden in —
Hyoscyamus
— — und am Nachmittag
Belladonna

Abgeschlagenheitsgefühl
— in den Ober- und Unterschenkeln nach geringer Bewegung
Corallium rubrum

Abgespanntheit
Aranea diadema
Acidum succinicum
— große nach dem Essen
Acidum phosphoricum

Abführmittelmißbrauch
Bacterium pyocyaneus
Nux vomica

Abführmittel
Croton tiglium

Abmagerung
China
Ferrum arsenicosum
Jodum
Natrium jodatum
Taenia solium
— und allgemeine Schwäche
Cubeba
— an den Beinen beginnend
Abrotanum
— und Blässe bei gutem Appetit
Natrium muriaticum
Hydrastis
— bei Durchfällen, wobei die Stühle aus unverdauten Massen und Schleim bestehen
Ferrum arsenicosum
— trotz reichlichem Essen
Jodum
— der unteren Extremitäten
Pinus silvestris
— fortschreitende mit Appetitlosigkeit
Calcium carbonicum
Cobaltum gluconicum
— bei niedergeschlagener, verzweifelter Gemütsstimmung
Acalypha indica
— im Gesicht, an Händen und Oberschenkeln
Selenium
— trotz guten Appetites, von unten nach oben fortschreitend
Abrotanum

— Jugendlicher
Acidum cis-aconiticum
— bei Paresen
Plumbum metallicum
— Neigung zur —
und schlaffen Gelenken
Luesinum
— schnelle mit Ohnmachtsanfällen und Niedergeschlagenheit, Reizbarkeit, Angstanfällen und Atembeschwerden
Acidum aceticum
— bis zum Skelett
Kalium arsenicosum

Abneigung
— gegen Brot
Acidum nitricum
— gegen Fleisch
Ferrum metallicum

Aborte
Aloe
Crocus
Filix
— habituelle
Brucella abortus Bang-Nosode
Listeriose-Nosode
Plumbum metallicum
Sabina
Toxoplasmose-Nosode
Ustilago maydis
— imminens
Aletris farinosa
Cimicifuga
Rosmarinus officinalis
Toxoplasmose-Nosode
Ustilago maydis

Abortneigung
— wobei die Patientinnen das Verlangen haben, sich niederzulegen
Kalium carbonicum

Abscheu
(siehe auch unter Ekel)
— beim Geruch und beim Anblick von Nahrungsmitteln
Vaccininum
— vor Getränken
Hyoscyamus

Abschilferung
— (Crusta lactea) trockene, kleienartige
Dulcamara

Abschuppung
Ammonium carbonicum

Absonderungen
— aashafte
(aus Brustdrüsen oder von nässenden Ekzemen an den Genitalien)
Para-Benzochinon
— allgemeine Schärfe der —
Sanguinaria
— von blutigen Speichel
Acidum nitricum
— dicke, stinkende, gelbgrüne mit Krusten und Jucken
Luesinum
— eitrig-krustige und Bartflechte
Cicuta virosa
— gelblicher Flüssigkeit bei Urtikaria
Anacardium
— grüne, übelriechende, scharfe bei Rhinitis
Kalium jodatum
— profuse und ekelhafte mit Geschwürsbildungen und stark herabgesetzter Lebenskraft
Kreosotum
— scharf und ätzend
Ammonium nitricum
Ammonium phosphoricum
Amylium nitrosum
— schleimige und Konjunktivitis mit Jucken und Brennen und Lichtscheu
Gutti
— starke bei katarrhalischen Schleimhautaffektionen
Hydrastis
— (Urin, Fäkalien und Schweiß), stark stinkend
Acidum nitricum
— brennende
Kreosotum

— — von Geschwüren und der Haut
Asa foetida
— — bei Ulzerationen
Luesinum
— wundmachende, scharfe mit Verstopfung der Nase bei chronischem Nasenkatarrh
Lycopodium

Abspannung
— geistige
Gratiola
— — und Sinken der Kräfte bis zum Unvermögen zu Sprechen
Colchicum
— — und körperliche und Schwäche mit unzufriedener, ungeduldiger und zorniger Gemütsstimmung, Melancholie und religiösen Wahnideen, Neigung zum Weinen
Melilotus officinalis
— körperliche und geistige
Ferrum phosphoricum
Mercurialis perennis
— — — mit häufigem Gähnen und Schläfrigkeit und Mattigkeit, Schwere in Armen und Beinen bei Bewegung sowie Schlaffheit und Lähmigkeit in allen Gliedern
Gratiola
— und Schwäche
Melilotus officinalis
— Zerschlagenheitsgefühl und Mattigkeit nach geringsten Anstrengungen
Rhododendron

Abszedierung
— Gefahr der — nach verschleppten Pneumonien
Hepar sulfuris

Abszeßbildung
— und chronische Zellgewebsentzündung an der Nase und langandauernde Eiterung mit Nasenbluten
Corallium rubrum

Abszesse
Echinacea angustifolia
Mercurius solubilis Hahnemanni
— häufiges Auftreten bei Ulzeration
Luesinum
— zum Durchbruch bringen der —
Myristica sebifera
— fistelnde
Calcium sulfuricum
Periproktitische Abszeß-Nosode
— als Nebenmittel bei —
Hirudo medicinalis
— perinephritische
Pyrogenium
— subphrenische
Pyrogenium
— skrofulöse
Lapis albus
— tiefe, durch Reifung der —
Cuprum
— der Tonsillen
Mercurius solubilis Hahnemanni
— des Zahnfleisches
Hekla Lava

Abwehrschwäche
Echinacea angustifolia
Kalium jodatum

Achselschweiß
Calcium carbonicum
— übelriechender
Arctium lappa
Petroleum
Acidum nitricum
Tellurium

Achylia gastrica
Curvatura major ventriculi suis
Pylorus suis
Ventriculus suis

Addison' Krankheit
Adrenalin
Para-Benzochinon

Adenoide Vegetationen
Psorinum

Calcium carbonicum
Polypus nasalis
Sanguinarinum nitricum
— — bei Kindern
Salmonella paratyphi B

Adhäsionen
Funiculus umbilicalis
— Beschwerden bei —
Peritoneum
— nach Pleuritis
Ranunculus bulbosus

Adipositas (siehe auch Fettsucht)
Adeps suillus
Glandula Thyreoidea
— auch bei Kindern, aufgrund einer Unterfunktion der Schilddrüse
Gripppe-Nosode
— mit Unterentwicklung der Geschlechtsorgane
Hydrochinon

Adnexitis
Bacterium coli
Fluor albus-Nosode
Natrium oxalaceticum
— Kongestivzustände bei — mit Neigung zu Blutungen
Gutti
— rechts
Apis mellifica

Adnextumoren
— zystische
Apis mellifica

Adrenalinfunktion
— mangelnde
Naphthochinon

Adstringens
— externes bei Wunden, Fisteln, Ekzemen und Geschwüren
Geranium robertianum

Adstringierungen
— der Schleimhaut bei Ulcus duodeni im Sinne einer Rollkur
Argentum nitricum

Adynamie
Funiculus umbilicalis suis
Glandula suprarenalis suis
Pankreas suis

Affektionen
— der Atmungsorgane
Ammonium jodatum
— der Drüsen
Acidum nitricum
— entzündliche mit Bläschenbildung
Acidum fluoricum
— gichtische
Crocus
Lithium carbonicum
— der Haut
Acidum nitricum
— häufige katarrhalische — der oberen und unteren Luftwege
Acidum succinicum
Guajacum
— hysterische
Crocus
Natrium bromatum
— katarrhalische der Magenschleimhaut und der Bronchien mit kratzendem, rauhem Husten
Hydrastis
— — und rheumatisch-neuralgische Beschwerden (Armneuralgie)
Cistus canadensis
— des Knochensystemes
Acidum nitricum
— neuralgische
Procainum
— rechtsseitige
Lycopodium
— rheumatische
Ferrum phosphoricum
— der Schleimhäute
Acidum nitricum
— skrofulöse
Kalium carbonicum

— subakute bis chronische katarrhalischer Art mit locheisenartig ausgestanzten Geschwüren
Kalium bichromicum
— die mit Suppurationen einhergehen (Chalazeon, Hordeolum, Akne vulgaris, suppurierendes Ekzem usw.)
Hepar sulfuris
— der Verdauungsorgane
Acidum nitricum
— verschiedenartige, katarrhalische (Nase, Bronchien, chronischer Darmkatarrh, Hämorrhoiden)
Kalium carbonicum

After
— Brennen u. Jucken bei Hämorrhoiden
Berberis
— Empfindungen eines Fremdkörpers im — und schmerzhafte Stechen in der Tiefe der Harnröhre nach Miktion bei Prostatitis
Selenium
— Entzündungen des — mit brennenden Schmerzen
Kreosotum
— Fissuren im — und knotige umfangreiche Stühle zuweilen durch Schleimfäden verbunden
Graphites
— — mit stundenlangen Schmerzen post defaecationem
Acidum nitricum
— Gefühl eines Pflockes oder eines Knollens im —, der nicht herausgepreßt werden kann (selbst weicher Stuhl kann nur schwer entleert werden)
Anacardium
— Heraussickern von Feuchtigkeit aus dem —
Sepia
— Jucken im —
Acidum phosphoricum
— — Brennen und Stechen im Mastdarm nach Stuhlentleerung mit großem Schwächegefühl
Petroleum
— — heftiges und knollige Stühle
Medorrhinum
— Risse, Ulzerationen und Schorfe am —
Acidum nitricum
— Schmerzen, heftige im — bei Blähungen mit spastischer Obstipation
Lycopodium
— — und Stuhlzwang, bei schleimigen, braunen und blutigen Stühlen, mit Abgang von Darmgeschabsel und Würmern
Gratiola
— — und Tenesmen mit dickbreiigen Stühlen
Mezereum
— Schneiden und Brennen im —
Cantharis
— Trockenheit und Wundheit
Sanguinaria
— Vorfall des —
Acidum fluoricum
— — mit Kolikzuständen und ruhrartigen Erscheinungen
Colchicum
— — mit Einrissen und Blutungen bei Obstipation mit harten, trockenen, krümeligen Stühlen evtl. Schafkot
Natrium muriaticum
— Zusammenschnürungsgefühl und Klopfen im —
Melilotus officinalis

Alkoholiker
— mit Schrumpfleber
Acidum fluoricum

Alkoholismus
Acidum sulfuricum
— aggressive Persönlichkeit bei —
Para-Benzochinon
— Magenkatarrhe bei —
Sanguinaria

Alkoholmißbrauch
— Folgen von —
Nux vomica

Alkoholunverträglichkeit
Cerevisia
Vinum badense
— mit dyspeptischen Erscheinungen
Carbo vegetabilis
— danach Dyspepsie, Flatulenz und Blähungen im oberen Magenbereich
Carbo vegetabilis

Alkohol- und Zuckerunverträglichkeit
Acidum citricum

Alkohol- und Zuckerverlangen
— sowie Durst auf kaltes Wasser
China

Alleinsein
— Furcht vor — bei Schreckhaftigkeit in der Dämmerung und bei Gewitter
Phosphorus

Allergien
Acidum fumaricum
Galphimia
Natrium pyruvicum
Serum ovile

Allergische Erkrankungen
Histamin

Allergische Reaktionen
Cutis suis
Sanguis suis

Allergische Rhinitis
Acidum α-keto-glutaricum

Allgemeinbefinden
— Besserung durch Essen, aber dabei Verschlimmerung der Schwere und des Druckes im Magen
Hepar sulfuris

Allgemeinzustand
— schlechter bei Krebsbefall
Naphthochinon

Alopecia areata
Graphites
Kalium phosphoricum

Alopezie
Bacillinum
Crinis humanus
Rosmarinus officinalis
Streptococcus haemolyticus

Alpdrücken
Streptococcus haemolyticus

Ältliches Aussehen
— mit Falten im Gesicht bei Kindern
Luesinum

Altern
— frühzeitiges/vorzeitiges
Acidum fluoricum
Corpus luteum
Prostata suis
Testis suis

Alterationen
— psychische
Chlorum
Hypericum
Urinum gravidarum

Altersbeschwerden
Acidum fluoricum
Galium aparine

Alterserscheinungen
— allgemeine
Conium

Altersherz
Baryum jodatum
Crataegus

Altershusten
— mit salzigem, stärkeartigem Auswurf
Baryum carbonicum

Altersstar (Katarakt)
Cineraria maritima

Amaurose
Digitalinum
Plumbum metallicum
— und Netzhautblutungen
Bothrops lanceolatus

Ameisenlaufen
Secale cornutum
— bei Neuralgien
Aconitum
— im linken, später auch im rechten Oberschenkel, bis in den Fuß strahlend, besser durch Gehen
Arsenum jodatum

Amenorrhö
Aristolochia clematitis
Gossypium herbaceum
Luffa operculata
Ovarium
Rubia tinctorum
— Beschwerden bessern sich bei Eintritt und nach Ablauf der Menstruation
Cimicifuga
— Dysmenorrhö, Menorrhagien
Mitchella repens
Cimicifuga
— funktionelle —
Aquilegia
— und Kräftemangel
Helonias dioica
— stark und lang intermittierend
Ferrum metallicum
— und Sterilität
Ferrum metallicum

Ammoniak
— Schweiß riecht nach —
Natrium oxalaceticum

Amputationen
— Irritabilität des Stumpfes
Symphytum

Amyotrophische Lateralsklerose
Medulla spinalis suis
MS-Nosode
Poliomyelitis-Nosode

Anaemia perniciosa
Ventriculus suis

Analekzem
Ignatia
Oxyuren-Nosode
— nässendes —
Aethiops antimonialis

Analfissuren
Paeonia officinalis
— bei dunklen, galligen und stinkenden Stühlen
Luesinum

Analfisteln
Periproktitische Abszeß-Nosode

Anämie
Acidum aceticum
Acidum succinicum
Carcinominum
Ferrum phosphoricum
Graphites
Kalium carbonicum
Manganum carbonicum
Manganum sulfuricum
Medulla ossis suis
Natrium muriaticum
Rubia tinctorum
Sanguis suis
Splen suis
Zincum gluconicum
— alimentäre megaloblastische
Osteomyelosklerose-Nosode
— aplastische
Osteomyelosklerose-Nosode
— mit blassem oder nur schwach gerötetem Gesicht
Natrium muriaticum
— mit entsprechenden Nebensymptomen wie Schwindel, Nervosität und asthenischem Fieber
Ferrum metallicum
— hämolytische
Osteomyelosklerose-Nosode
— hyperchrome und hypochrome
Osteomyelosklerose-Nosode

— und Knocheneiterungen
Phosphorus
— Milztumor und wassersüchtigen Erscheinungen, speziell bei Fieber zwischen 13.00 und 18.00 Uhr und bei Malaria
Cedron
— bei Muskelkater und Erschöpfungszuständen
Manganum phosphoricum
— nach Säfteverlusten jedweder Art und Schwächezuständen
China

Anaemia perniciosa
Cobaltum metallicum
Ferrum-II-fumaricum
Pylorus suis

Anämie, postinfektiöse
— (retoxische Imprägnierungen)
Sulfaguanidin
Ferrum metallicum
Tetracyclin
Ventriculus suis

Anaphylaktoide Zustände
— (speziell nach Seruminjektionen, Pferdeserum)
Tetanus-Antitoxin

Anaphylaxie
Serum ovile
— gegen Eiergenuß
Ovum

Anasarka
Arsenicum album
Scilla

Anästhesiegefühl
— in den Händen
Adonis vernalis

Anazidität
Acidum succinicum
Bacterium lactis aerogenes

Anfälle
— eklamptische
Cina
— epileptiforme
Agaricinum
Agaricus
Cicuta virosa
Ignatia
Meningeoma
— — vor der Menstruation eintretend
Curare
— pektanginöser Natur
Lachesis
— und Überempfindlichkeit bei Meningitis
Cicuta virosa
— Weinen vor dem — bei Keuchhusten
Arnica

Angewärmte Getränke
— Verlangen nach —
Arsenicum album

Angina
— chronica, bei nassem Wetter auftretend oder sich verschlimmernd
Dulcamara
— chronische, rezidivierende
Polyarthritis-Nosode
— diphtherische —
Apis mellifica
Mercurius solubilis Hahnemanni
— — links
Lachesis
Mercurius bijodatus

Angina lacunaris
Salmonella paratyphi B
— Neigung zur chronischen —
Tonsillarpfröpfe-Nosode
— Neigung zur — mit Vergrößerung der Tonsillen
Baryum carbonicum

Angina pectoris
Acetylcholinchlorid
Acidum L(+)-asparagicum
Acidum cis-aconiticum

Acidum citricum
Acidum DL-malicum
Acidum formicicum
Acidum fumaricum
Acidum α-ketoglutaricum
Acidum succinicum
Amylium nitrosum
Acetylcholinchlorid
Cactus
Cor suis
Kalmia
Lachesis
Luesinum
Natrium oxalaceticum
Natrium pyruvicum
Penicillinum
Scarlatinum
Sympathicus suis
Tabacum

— — Anfälle mit in den Arm ausstrahlenden Schmerzen
Spigelia

— — mit Angst, Aufschreien, Furcht vor Erstickung und Schmerzen, die bis in die Achselhöhle, den Arm herab bis in die Finger ausstrahlen
Latrodectus mactans

— — und Herzinfarkt
Aconitum

— — Prophylaxe der —
Crataegus

— — mit scharfen Stichen im linken Epigastrikum und Thorax (Ulcus duodeni-Verdacht)
Oxalis acetosella

— — und Syphilis
Aurum jodatum

— — mit Taubheitsgefühl im linken Arm
Cactus

Angina tonsillaris
Bacterium pyocyaneus
Belladonna
Capsicum
Lachesis
Mercurius jodatus flavus
Mercurius sublimatus corrosivus
Mercurius solubilis Hahnemanni
Mumps-Nosode
Petroleum
Strepococcus haemolyticus

— acuta
Hyoscyamus

— — mit septischem Einschlag, wobei das Leerschlucken oder das Schlucken von Speichel viel mehr verschlimmert als das Schlucken von festen Speisen
Lachesis

— mit Besserung der Halschmerzen durch Schlucken
Ignatia

— mit dunkler Röte
Hamamelis

— dextra mit ödematöser Schwellung der Uvula
Apis mellifica

— rechtsseitige
Lycopodium

— nach retoxischer Behandlung von —
Kalium phosphoricum

— bei rheumatischen und gichtischen Beschwerden im Kopf und in den Gliedern
Guajacum

— Unterdrückung der —
Thuja

— verschleppte
Salmonella paratyphi B

Angiome

— im Gesicht
Abrotanum

Angioneurotische Ödeme
Bacterium proteus

Angst
Aconitum
Filix
Mercurius sublimatus corrosivus
Mygale avicularis

— Aufschreien, Furcht vor Erstickung und Schmerzen, die bis in die Achsel-

höhle, den Arm herab bis in die Finger strahlen bei Angina pectoris
Latrodectus mactans
— als wenn etwas passieren müßte
Amylium nitrosum
— große bei Hustenanfällen der Kinder
Drosera
— und große motorische Unruhe
Aconitum
— am Herzen
Adonis vernalis
— und Herzklopfen
Veratrum
— und Herzunruhe
Spartium scoparium
— Schreckhaftigkeit
Moschus
— vor den Unbilden des Lebens
Anhalonium Lewinii
— Unruhe und Herzklopfen bei Schlafstörung gegen 2 bis 4 Uhr
Acidum benzoicum
— — und Reizbarkeit bei gedrückter Gemütsstimmung
Aethusa

Angst- und Beklemmungsgefühl
— bei Herzbeengung nach übermäßigem Essen und Pulsieren der Karotiden
Nux vomica

Angstgefühle
— Aufwachen mit — bei unruhigem Schlaf mit Husten
Tuberculinum
— und Furchtsamkeit
Sepia

Angst- und Ohnmachtsanfälle
— Atembeschwerden, Niedergeschlagenheit, Reizbarkeit bei schneller Abmagerung
Acidum aceticum

Angstträume
— von Gefahren
Psorinum

Angstschweiß
— und blasses eingefallenes Gesicht
Selenium

Angstzustände
— im dunklen bei auffallender Blässe
Chinhydron
— und Ekzeme
Asthma-Nosode
— am Herzen (als wolle das Herz aufhören zu schlagen) und Zittern
Gelsemium

Ängstlicher Gesichtsausdruck
— und Röte bei Gesichtsnervenschmerzen
Acidum salicylicum

Ängstlichkeit
— mit Aufbrausen und Aufgeregtheit
Anacardium
Graphites
Kalium phosphoricum
Petroleum
— allgemeine, besonders bei Gewitter
Phosphorus
— Gedankenschwäche und Unruhe bei pastösem Aussehen, Obstipation und trauriger Stimmung
Graphites
— Gleichgültigkeit und Niedergeschlagenheit mit Unruhe und Menschenscheu
Crotalus
— hoffnungslose — mit Unruhe
Arsenicum album
— Menschenscheu, Weinerlichkeit
Baryum carbonicum
— die in Mutlosigkeit münden kann
Petroleum
— des Pat., die ärztlichen Bemühungen seien vergebens
Arsenicum album
— und Unruhe
Argentum nitricum
— Unzufriedenheit und besorgt um die Zukunft, dabei unruhig und mürrisch
Thuja

Ankylosen
Cuprum

Anorexia nervosa
Hepar suis

Anorexie
Levisticum officinale

Anosmie
Kalium bichromicum
Lemna minor
Nervus olfactorius suis
Psorinum
— und Verstopfung der Nase bei Sinusitis und Rhinitis
Medorrhinum

Anregung der Harnsekretion
— und der Schleimhautabsonderung
Ammonium muriaticum

Anschwellungen
— jeder Art
Lachesis
— der Beine und Diarrhö bei aufgetriebenem Leib
Acidum aceticum
— der Gelenke, allgemeine blasse — sowie entzündliche — mit brennenden und lanzinierenden Schmerzen
Arsenicum album
— hinter den Ohren
Acidum benzoicum
— ödematöse — mit wassersackähnlichen Bildungen
Apis mellifica
— säckchenförmige ödematöse — der oberen Augenlider
Kalium carbonicum
— skrofulöse
Galium aparine

Anstrengungen
— und das Gefühl des Herzflatterns
Convallaria majalis
— geistige —, Hinterkopfschmerz bei —
Argentum
— — Verschlimmerung nach —
Acidum picrinicum
— körperliche und geistige, Erschöpfung nach jeder —
Selenium
— — und Kurzatmigkeit beim Treppensteigen
Natrium muriaticum
— Lesen, Verschlimmerung bei Geistesarbeit
Acidum picrinicum
— Unlust zu geistiger — und Vergeßlichkeit
Petroleum

Anthrax
Staphylococcus

Antibiotika- und Chemotherapeutikaschädigungen
— des Bindegewebes
Chloroquin
— der Darmflora und Avitaminose
Chloramphenicol

Antibiotika
— Folgezustände nach —
Acidum succinicum
— massive, nach Behandlung von —
Paracoli-Nosode

Antibiotika/Therapieschäden
— nach Anwendung von —
Acidum p-aminosalicylicum
Bacterium coli
Bacterium lactis aerogenes
Chinhydron
Erythromycin
Funiculus umbilicalis
Penicillinum
Sulfur
Tetracyclin

Antipsorikum
Graphites
Hepar sulfuris
Petroleum
Sulfur

Antirheumatika
Rhododendron
Rhus toxicodendron

Antriebskraft
— fehlende, bei immer heiterer Stimmung mit Großplänen
Acidum citricum

Anus
— Brennen im —
Aristolochia clematitis
— — und Wundheit am —
Carbo animalis
— Hitzegefühl am —
Aloe
— Prolaps des — mit Kolikzuständen und ruhrartigen Erscheinungen
Colchicum
— Schmerzen stechende des — und am Darm bei Katarrhen im Verdauungstrakt mit Meteorismus und stinkenden durchfälligen Stühlen nachts
Lithium carbonicum

Aortenaneurysma
Aurum jodatum
— im Beginn
Kalmia

Aortenstenose
Naphthochinon

Apathie
Helleborus
— und Gereiztheit mit Verschlimmerung der Beschwerden in den Abendstunden
Mezereum
— während der Menstruation
Psorinum

Aphasie
— bei Apoplexia cerebri
Bothrops lanceolatus

Aphonie
Larynx suis
Phosphorus
Tuberculinum
— hysterische (Sprechen mit tonloser, leiser Flüsterstimme)
Nux moschata

Aphrodisiaka
Damiana
Muira puama
Nuphar luteum
Yohimbinum

Aphthen
Acidum nitricum
Borax
Capsicum
Gingiva
Nasturtium aquaticum
Psorinum

Apoplexia cerebri
Arnica
Belladonna
Carbo vegetabilis
Glonoinum
Lachesis
Natrium nitrosum
Papaver
— — und Aphasie
Bothrops lanceolatus
Laurocerasus
— drohende
Asterias rubens
— mit Hemiplegie
Luesinum
— Zustand nach —
Causticum Hahnemanni
— Zustand nach — mit Augenmuskellähmung
Musculi oculi suis

Appendizitis
Bryonia
Echinacea angustifolia
Lachesis
Mercurius solubilis Hahnemanni

— nach heftigen Reaktionsphasen mit Neigung zu Suppuration und septischer Entwicklung
Pyrogenium
— chronische
Appendicitis-Nosode
Sutoxol

Appetit
— zur Anregung des —
Arsenum jodatum
Muira puama
— gieriger mit Verlangen nach Saurem
Secale cornutum
— vermehrter mit Verlangen nach Pikantem und Kaffee
Acidum fluoricum
— unstillbarer
Acidum fluoricum

Appetitlosigkeit
Aristolochia clematitis
China
Chininum arsenicosum
Vaccininum
— Ekel und Übelkeit beim Geruch gekochter Speisen
Colchicum
— und Ekelgefühl, zwischendurch ungewöhnlicher Hunger und starker Durst
Guajacum
— mit fortschreitender Abmagerung
Calcium carbonicum
— morgendliche
Abies nigra
— satt nach dem ersten Bissen
Lycopodium

Arachnoiditis
Mercurius solubilis Hahnemanni

Arbeitsunlust
Agaricus
— Erschöpfung mit apathischer, weinerlicher und wehmütiger Stimmung
Berberis
— Gereiztheit, Hast und Mißlaunigkeit
Asa foetida

Ärgerlichkeit
— Empfindlichkeit
Staphisagria
— Heftigkeit, Weinerlichkeit, Reizbarkeit, zänkische Laune bei melancholischer Hypochondrie
Nux vomica
— leichte
Bryonia
— Niedergeschlagenheit und ein Hang zur Einsamkeit
Helonias dioica
— Reizbarkeit, Boshaftigkeit, Überempfindlichkeit gegen jeden Schmerz, evtl. Benommenheit und Lähmungsgefühl
Chamomilla

Arme
— und Beine, Parästhesien in —
Acidum fluoricum
— und Ellenbogen, rheumatische Schmerzen in —
Gnaphalium polycephalum
— Erythem der — mit Gefühl von Hitze, Stechen, Jucken und Brennen an verschiedenen Hautstellen
Hydrocotyle asiatica
— und Hände, Steifigkeit und Zerschlagenheitsschmerz in —
Ginseng
— linke, Schmerzen in —
Tabacum
— — Schweregefühl in —
Cimicifuga
— — — — sowie Zittern der Unter-
— — — glieder nach Bewegung
— — — *Iberis amara*
— linke, Taubheitsgefühl in — und Angina pectoris
Cactus
— Neuralgien der —
Rhododendron
— — rechts
Rhus venenata
— — die durch Reiben gebessert werden
Castoreum sibiricum

— rechte, Schmerzen und Lähmungsgefühl der —
Piper methysticum
— Parästhesien der —
Acidum fluoricum
Papaver
— Pustelausschläge an den —
Silicea
— Schmerzen in den linken —, mit Kribbeln
Adonis vernalis
— Schwäche in den —, bei rheumatischem Gliederschmerz
Magnesium phosphoricum
— Schwere in den —
Gratiola
— — und Unruhe in den —
Glonoinum

Arrhythmia cordis
Adonis vernalis
Kalium carbonicum
Natrium muriaticum
Natrium pyruvicum
Spartium scoparium
Tuberculinum
— und Pulsieren der Karotiden bei Herzbeengungen nach übermäßigem Essen
Nux vomica

Arroganz
— Stolz, zänkisches Wesen
Platinum metallicum

Arteriosklerose
Aurum jodatum
Baryum carbonicum
Baryum jodatum
Conium
Cuprum
Embryo totalis suis
Fucus vesiculosus
Funiculus umbilicalis suis
Plumbum jodatum
Sanguis suis
— und Apoplexie in jugendlichem Alter
Aurum jodatum
— mit Fettherz und Herzhypertrophie
Plumbum metallicum
— frühzeitige bei Störungen im Lipoid- und Steroidstoffwechsel
Acidum fumaricum
— mit Gedächtnisstörungen
Acidum citricum
— und Dementia praecox
Cerebrum

Arthritis
Ammonium phosphoricum
Aristolochia clematitis
Glandula parathyreoidea
Methanal
— acuta und chronica
Tuberculinum
— chronische —
Antimonium crudum
Glandula parathyreoidea
— der Knie
Sticta
Bryonia
— primär-chronische
Sulfur
— und Rheumatismus (brennendes Wundheitsgefühl)
Causticum Hahnemanni
— der Schulter
Chamomilla
— der Schultergelenke
Magnesium carbonicum
— mit Veränderungen der Gelenke
Calcium carbonicum
— der Zehengelenke
Bryonia
— urica
Ammonium benzoicum
Lithium benzoicum
Lithium chloratum

Arthrosen
Ammonium phosphoricum
Cartilago suis
Glandula parathyreoidea
Mandragora
Stannum

Strontium carbonicum
Sulfur
— chronische
Manganum metallicum
— mit Knacken und Knarren der Gelenke
Petroleum
— der Knie
Bacillinum
— schwere Formen von — mit unerträglichen nachträglichen Schmerzen
Chinhydron

Artikulationsschwierigkeiten
— ohne Zungenbeschwerden
Bothrops lanceolatus

Arzneiexantheme
— masernähnliche
Morbillinum-Nosode

Astheniker
Phosphorus

Asthenisches Fieber
— Schwindel, Nervosität, Anämie
Ferrum metallicum

Asthma bronchiale
— Anfälle von —
Acidum cis-aconiticum
Acetylcholinchlorid
Acidum (+)-asparagicum
Acidum citricum
Acidum DL-malicum
Acidum formicicum
Acidum fumaricum
Acidum α-ketoglutaricum
Acidum succinicum
Asthma-Nosode
Arsenicum album
Arsenum jodatum
Bacillinum
Baryum oxalsuccinicum
Para-Benzochinon
Blatta orientalis
Bronchus
Carbo vegetabilis
Carcinominum
Cetraria islandica
Chininum arsenicosum
Coenzym A
Corpus pineale
Coxsackie-Virus-Nosode
Cystein
Ephedra vulgaris
Galphimia
Glandula parathyreoidea suis
Glandula suprarenalis suis
Grippe-Nosode
Histamin
Hydrochinon
Ipecacuanha
Klebsiella pneumoniae
Mephitis putorius
Methanal
Mucosa nasalis
Naphthol
Natrium nitricum
Natrium oxalaceticum
Natrium pyruvicum
Pollis graminis
Pulmo suis
Quebracho
Sambucus nigra
Serum ovile
Sinusitis-Nosode
Sulfur
Sympathicus suis
Tuberculinum
Wyethia helenoides
Yerba santa
— — und Bronchitis alter Leute mit erschöpfter Konstitution
Carbo vegetabilis
— — chronisches
Acidum sulfuricum
Antimonium sulfuratum aurantiacum
— — m. chronischen Katarrhen, auch bei Rauchern
Naphthochinon
— — im Sommer mit trockenem harten Husten
Luesinum

— — mit Dyspnoe
Baryum oxalsuccinicum
Lobelia inflata
— — u. Ekzeme u.a. Vikariationseffekte zwischen —
Arsenicum album
Viola tricolor
Psorinum
— — feuchtes mit reichlichem aber schwer löslichem Auswurf u. Nebenhergehen von Verdauungsstörungen
Grindelia robusta
— — bei feuchtem Wetter sich verbessernd
Hepar sulfuris
— — mit gelbem Auswurf
Kalium sulfuricum
— — und Glottiskrampf, besser am Meeresstrand
Medorrhinum
— — mit heftigen Krampferscheinungen, Zyanose und Brechwürgen
Drosera
— — Heufieber, Kopfschmerzen, Neigung zu Durchfällen bei katarrhalischen Erkrankungen jeder Art sowie gleichzeitigen Magen- u. Leberbeschwerden mit säuerlichem Aufstoßen
Sanguinaria
— — mit Hustenattacken
Pertussis-Nosode
— — das bei Kälte u. im Winter schlimmer ist (abwechselnd mit Ekzemen) bei Dyspnoe mit einem Gefühl retrosternaler Geschwürsbildung
Psorinum
— — Kollapszustände bei —
Veratrum
— — u. Kopfschmerzen
Lachesis
— — wenn krampfhaftes Erbrechen bei Beendigung des Anfalles erfolgt
Cuprum
— — mit krampfhaftem Husten u. trockenem Katarrh
Naphthalin
— — mit Kreislaufschwäche u. Ödemen
Antimonium arsenicosum
— — mit Lufthunger, kaltem Schweiß, Kollapsneigung
Carbo vegetabilis
— — nächtliche
Zincum valerianicum
— — nach Narkoseschäden
Aralia racemosa
— — bei nassem Wetter auftretend
Dulcamara
— — bei Nebel
Natrium sulfuricum
— — mit rauher u. heiserer Stimme
Allium sativum
— — nach retoxisch behandelten Hautausschlägen
Pyodermie-Nosode
— — mit sagoartigem Auswurf
Spongia
— — stimmlos und chronisch bei warmem feuchtem Wetter
Luesinum
— — — — Hauterkrankungen
Arsenicum album
— — m. zähem Auswurf
Grindelia robusta

Asthmatische Bronchitis
Senega
Natrium oxalaceticum

Asthenopie
Artemisia vulgaris
Jaborandi

Astigmatismus
Cornea suis

Aszites
Apis mellifica
Arsenobenzol
Carduus marianus
Helleborus
Kalium jodatum
Mercurius sulfuricus

Natrium choleinicum
Peritoneum suis
— bei Leberzirrhose
Ammonium benzoicum
Quassia amara

Atem
— kalt mit kalter, feuchter Haut,
Carbo vegetabilis
— keuchender und Brustbeklemmung bei Schleimanhäufung
Tartarus stibiatus
— kommt leicht außer —
Abies nigra
— Lähmung des —
Kalium cyanatum
— — beginnende mit Herzmuskelschwäche bei typischer Dyspnoe, evtl. Lungenödem
Carbo vegetabilis
— — und rauher, schmerzhafter Hals
Mercurius cyanatus
— übelriechender
Acidum hydrochloricum
Baptisia
— pfeifender und Stiche auf der Brust, mit Zyanose und Erstickungsanfällen, Brechwürgen und großer Schwierigkeit, den Schleim auszuwerfen,
Drosera

Atembeschwerden
— Angst- und Ohnmachtsanfälle, Niedergeschlagenheit, Reizbarkeit bei schneller Abmagerung
Acidum aceticum
— und die Empfindung als würde Heiserkeit eintreten
Inula helenium
— beim Liegen auf der linken Seite und Schmerzen in der Lebergegend
Ptelea trifoliata
— und quälender, trockener Husten mit einem Gefühl wie roh
Abrotanum
— mit übelriechendem Auswurf bei Bronchialkatarrhen
Guajacum

Atemgeräusch
— pfeifendes mit dem Gefühl drohender Erstickung, besonders beim Einatmen, schlimmer im Liegen
Aralia racemosa

Atemnot
— Atembeklemmung und Kurzatmigkeit bei Zusammenschnürung- und Erstickungsgefühl im Kehlkopf
Iberis amara
— und drückende Schmerzen beim Atmen mit abendlichen und nächtlichen Verschlimmerungen
Belladonna
— große bei geringsten Bewegungen mit Dyspnoe und Ohnmachtsgefühl und Herzklopfen
Convallaria majalis
— am Herzen
Adonis vernalis
— hochgradige bei Pneumonie
Acidum benzoicum
— „wie innere Erstickung"
Acidum fluoricum
— leichte, Beklemmungsgefühl, Druck in der Herzgegend
Crataegus
— plötzliche infolge Spasmen der Stimmbänder mit Erstickungsanfälen und Stimmritzenkrampf
Chlorum

Atmung
— Behinderung der — mit Verschlimmerung durch Erwärmung
Acidum citricum
— flache
Ubichinon
— innere Regulierung der —
Acidum fumaricum
— Schnupfen mit erschwerter —
Antimonium sulfuratum aurantiacum
— Stocken der — beim Einschlafen
Grindelia robusta

Atmungsfermente
— blockierte, kräftiger Regenerationseffekt auf —
Ubichinon
— blockierte, zur Regeneration der —
Trichinoyl
— geschädigte
Glyoxal
— Regeneration der blockierten —
Beta vulgaris rubra

Atmungsorgane
— Affektionen der —
Ammonium jodatum
Acidum nitricum
— chronische Katarrhe der — mit Auswurf eitrigen Sputums und Verschlimmerung in der frischen Luft
Hepar sulfuris
— Entzündungen der —
Mezereum
— hämorrhagische Entzündungen der —
Cantharis
— katarrhalische Affektionen an — mit Hustenstichen auf der Brust
Castoreum sibiricum
— Katarrhe der —
Inula helenium

Atonische Blutungen
Tilia europaea

Atonische Obstipation
Alumina
Psorinum

Atonische Uterusblutungen
Ustilago maydis

Atrophia nervi optici
— (postluetisch oder toxisch)
Nervus opticus suis

Atrophie
— der Leber, akute gelbe —
Agaricus phalloides

Aufblähung
— des Bauches im Sinne des gastrokardialen Symptomenkomplexes mit Besserung durch lautes, explosives Aufstoßen
Argentum nitricum
Phosphor
Asa foetida
— mit nach oben drückenden Darmgasen und übelreichenden Blähungen
Asa foetida
— mit Kollern
Acidum sulfuricum
— im Oberbauch
Argentum nitricum

Aufregungen
— und Diarrhö
Argentum nitricum
— Folgen von
Valeriana
— geschlechtliche, während der Menstruation, nach Onanie oder bei schwachsinnigen Kindern
Bufo
— mit nachfolgender Abspannung, Mattigkeit, Zittern
Hypericum
— unangenehme und Gemütsbewegungen
Cistus canadensis
— Verschlimmerung der Magenbeschwerden durch —
Argentum nitricum

Aufschrecken
— im Schlaf nach erregenden, ängstlichen Träumen
Belladonna
— des Nachts aus unruhigem Schlaf mit lebhaften Träumen
Sepia
— nachts mit Angst und Gespenstfrucht der Kinder
Stramonium
— öfteres aus dem Schlaf durch ängstigende Träume
Corallium rubrum

Aufstoßen

Aesculus
Belladonna
China

— Besserung durch — bei gastrokardialem Symptomenkomplex
Argentum nitricum

— bitteres bei dick belegter Zunge
Natrium nitrosum

— — oder saures
Nux vomica

— blutigen Schleims (muß dauernd schlucken)
Veratrum viride

— essigsaurer Massen mit sauren Magenkatarrhen
Robinia pseudacacia

— fauliges nach dem Essen (noch Stunden danach)
Ubichinon

— fettig schmeckendes -
Convallaria majalis

— galliges mit Meteorismus
Berberis

— großer Mengen geschmackloser Luft
Dioscorea villosa

— häufiges und anhaltender Singultus bei aufgetriebenem Bauch (Meteorismus)
Colchicum

— häufiges und Übelkeit, Magenschmerzen und Brechdruchfall mit Ohnmachtsanwandlungen, wobei der Bauch gespannt und aufgetrieben ist
Gutti

— heftiges, leeres
Bismutum metallicum

— im Oberbauch
Adonis vernalis

— lautes, explosives
Argentum nitricum

— leeres und Übelkeit, Gefühl von Druck und Hitze im Magen, bei gastrischen Beschwerden
Guajacum

— mit dem Geschmack lang vorher genossener Speisen
Carbo animalis

— ohne Erleichterung und Meteorismus
China

— ranziges
Asa foetida

— saures
Aethusa cynapium
Calcium carbonicum
Natrium phosphoricum

— — bei Magenauftreiben und Meteorismus mit Obstipation und schmerzhaftem schwierigem Stuhlgang
Melilotus officinalis

— — das nach verfaulten Eiern riecht bei Gastritis
Psorinum

— — mit zusammenziehendem Schmerz in der Magengrube
Abies nigra

— — nach dem Essen
Acidum phosphoricum

— — und schmerzlose, profuse Diarrhö
Calcium aceticum

— Sodbrennen und Übelkeit mit Magenschmerzen, Druckgefühl und Kälteempfindungen, Leibschneiden mit Knurren und Kollern im Darm und häufigem Abgang von Blähungen
Mercurialis perennis

— Stomatitis, Glossitis, Ekel, Übelkeit, Völlegefühl mit Drücken im Magen (als wenn ein Gefühl von Kälte im Magen herrsche)
Castoreum sibiricum

— Übelkeit, Brechneigung, Erbrechen, Trockenheit des Mundes, klebriger Speichel, erdiger Geschmack
Gentiana lutea

— Übelkeit mit Brechneigung und Magenschmerzen mit Zusammenziehungsgefühl
Ginseng

— übelreichendes
Acidum fluoricum
Arnica

— und Abgang von Blähungen
Sanguinaria

— und Gähnen bei Gliederschmerzen

mit niedergeschlagener und weinerlicher Stimmung und unruhigem Schlaf
Eupatorium purpureum
— und Gasbauch mit schmerzlosem Durchfall unverdauter Speisen, mit Abgang stinkender Flatus und Empfindlichkeit im linken Hypogastrium
China
— und Verdauungsbeschwerden starker Fleischesser
mit —
Allium sativum
— Verdauungsschwäche, Meteorismus, Druck und Schmerzempfindung in der Lebergegend, häufigen Stuhlgängen von weicher Konsistenz und tonartiger Farbe (Gallenerkrankung)
Iberis amara
— von Luft, durch Essen besser, Völlegefühl
Mandragora
— — und Magenschmerz, Schwäche zurückbleibende, krampfhafter Husten, Würgen, Erbrechen, Niesen
Lobelia inflata
— von Speiseresten (Magensäure)
Ferrum sulfuricum

Aufwachen
— des Nachts vor Hungergefühl (muß etwas essen, hat Verlangen nach kalten Speisen, die evtl. wieder erbrochen werden)
Phosphorus
— nächtliches vor Hunger
Selenium
— unausgeschlafenes (Augenlider sind steif und schwer, evtl. Ptosis)
Sepia
— und Zusammenzucken nachts bei erschwertem, traumvollem Schlaf
Ammonium carbonicum

Augäpfel
— aufwärts gekehrt, unempfindlich und ständige Kaubewegung
Helleborus
— Geschwulst der —
Symphytum
— Schmerzen beim Bewegen
Corallium rubrum
— — in den — und drückende Kopfschmerzen
Pyrogenium
Symphytum
Fagopyrum
Cinnabaris
— Lichtscheue, vermehrter Druck im Auge bei Klopfen über den Augenhöhlen mit Blutandrang nach dem Kopf und Ermüdungsgefühl im Nacken
Saponaria
— (als ob die Augäpfel herausgedrückt würden)
Fagopyrum
Paris quadrifolia
— (durchschießend) und um den Augapfel herum
Cinnabaris

Auge
— vermehrter Druck im —, mit Lichtscheue bei Klopfen über den Augenhöhlen und mit Blutandrang nach dem Kopf und Ermüdungserscheinungen im Nacken, Stechen in den Augäpfeln
Saponaria
— rechtes, Ziliarneuralgie des — besonders nach Überanstrengung als wenn das Auge zerspringen müßte
Prunus spinosa
— wiederkehrende Kopfschmerzen über dem rechten —
Calcium arsenicosum

Augen
— und Augenlidermuskeln, Krämpfe der —
Belladonna

— braun-geränderte, tiefliegende mit kühler blasser Haut und leidendem Gesichtsausdruck, der auf Hinfälligkeit hinweist, besonders bei gynäkologischen Affektionen (Neoplasien)
Colchicum
— Brennen und Jucken der —
Sulfur
— Brennen der — nach kurzem Lesen
Crocus
— dick-eitrige Absonderungen mit Herausspritzen von Tränen, bei dem Versuch, die Lider zu öffnen
Rhus toxicodendron
— Druckgefühl hinter den - mit Frösteln und betäubenden Kopfschmerzen (wie ein Brett vor der Stirn, wobei Besserung durch Bewegung und Wärme erfolgt)
Rhus toxicodendron
— Druck in den — mit gerötetem Gesicht
Seponaria
Asterias rubens
— — und Vollheitsgefühl mit Schmerzen, die sich bei strahlender Wärme verschlimmern (kann nur schwachen Lichtsein sehen)
Comocladia dentata
— Empfindung wie Staub in den — morgens
Bursa pastoris
— Gefühl als wenn sie zu groß wären und aus dem Kopf herausgepreßt würden
Comocladia dentata
— Gefühl von Sand in den —
Ammonium bromatum
— gerötete und Lichterscheinungen bei Kopfkongestionen mit Ohrenbrausen, Kopfschmerzen und Schwerhörigkeit
Iberis amara
— Halonierung der —
Abrotanum
— Heraustreten der — bei heftigen Schmerzen in der Milzgegend und heftigen Kopfschmerzen mit langsamem Puls
Ephedra vulgaris
— leichte Ermüdung der —
Petroleum
— linkes, periodisch auftretende Kopfschmerzen über dem — evtl. aus dem Schlaf heraus (wie Lachesis)
Selenium
— morgens verklebt, mit dumpfen Schmerzen in den Augäpfeln
Boletus laricis
— und Ohrenentzündung
Alumina
— rechte, Schmerzen in —
Erigeron canadensis
— — mit dumpfem Wehgefühl und klopfender Schmerz im linken Ohr mit Hitze
Convallaria majalis
— Schleimhautkatarrhe an den —
Arum maculatum
— skrofulöse
Graphites
— schneidende Schmerzen in den — und Drücken
Euphrasia
— schwarze Flecken tanzen vor den — (Flimmerskotom)
Melilotus officinalis
Phosphorus
— stierer Blick und ungewöhnlicher Glanz, wobei eine Hervortreibung und Verdrehung (Augenmuskelkrämpfe) vorliegen können
Hyoscyamus
— Stirnkopfschmerz über den — mit Verschlimmerung durch Treppensteigen und Gemütsbewegung
Chionanthus virginica
— Überanstrengung der — mit Brennen wie Feuer
Ruta
— umranderte, blasses, gelbliches Gesicht, klopfende Kopfschmerzen und leichtes Schwitzen bei der geringsten Bewegung oder Anstrengung
China
— umränderte mit stechenden reißenden Kopfschmerzen und Spannungs-

gefühl, gerötetes und heißes Gesicht, sowie konjunktivale Reizung mit Augentränen (Sehen wie durch einen Flor) und Lichtscheu
Mercurialis perennis
— trocken, kann sie kaum schließen
Nux moschata
— weiße, flimmernde, glänzende Zacken in der Peripherie des Gesichtfeldes
Ignatia

Augenbindehaut
(siehe auch Konjunktiva)
— entzündliche Affektionen der — mit Empfindung von Hitze und Druck (als ob Sand im Auge sei)
Corallium rubrum
— mit Funken und Blitzen im Gesichtsfeld, Schwach- und Trübsichtigkeit mit zeitweiligem Unvermögen zu sehen
Glonoinum
Erigeron canadensis

Augendruck
— Erhöhung des —
Natrium pyruvicum
Paris quadrifolia

Augenentzündungen
Acidum nitricum
Mezereum
— und Durchfall
Mercurius solubilis Hahnemanni
— skrofulöse —
Arsenum jodatum
Ferrum jodatum
— bei Strumakranken
Conium

Augenflimmern
— Hinterhauptschmerz mit —
Aesculus

Augenlid
— oberes, lähmiges Herabsinken des —
Acidum sulfuricum
— bds. Augenlidanschwellung und Verengung der Pupillen mit Schmerzhaftigkeit der Umgebung des Auges
Lycopersicum
— dick verklebte
Baryum oxalsuccinicum
— Ekzem der — mit Schuppen und Schorf bedeckte Lidränder
Graphites
— Entzündung des —
Lycopodium
— — der — mit Konjunktivitis und heftiger Rötung und Schwellung
Kreosotum
Ignatia
— — juckend mit Augentränen
Pulsatilla
— Herabfallen des —
Gelsemium
— krampfhaftes Zucken des —
Asa foetida
— — — — — bei reißendem Kopfschmerz am Morgen mit Schwindel
Niccolum aceticum
— — — am oberen —
Mezereum
— — Verschließen des — mit Gefühl einer Geschwulst
Symphytum
— Krampf der —
Jaborandi
— und Mundzucken bei Gelenkrheumatismus und Lumbago infolge Erkältung und Durchnässung
Dulcamara
— lähmiges Herabfallen mit Schwierigkeit sie aufzuschlagen
Ginseng
— säckchenförmige ödematöse Anschwellung der —
Kalium carbonicum
— Ödeme der —
Ammonium benzoicum
— mit Rötung, Brennen und Jucken der — bei stechenden und reißenden Kopfschmerzen mit Blutandrang
Ranunculus bulbosus

— rote, Neigung zu skrofulösen Entzündungen
Sulfur
— Schwere der —, halbseitiger Kopfschmerz, Hitze im Kopf und Neigung zum Schlafen
Ginseng
— — Kältegefühl und Kribbeln im Gesicht und ein Gefühl von Steifheit in den Gesichtsmuskeln
Heloderma
— Zucken der — bei Gesichtsneuralgien
Magnesium phosphoricum
— — bei Muskelrheumatismus infolge Erkältung und Durchnässung
Dulcamara
— — mit Lichtscheu, evtl. Schielen und Herabfallen der Lider bei supraorbitalen rechtsseitigen Kopfschmerzen mit Doppeltsehen von dunklen Flecken vor den Augen
Magnesium phosphoricum
— Rötung bei chronischer Blepharitis
Antimonium crudum
— — linkes oberes mit Hitze- und Brenngefühl, Tränen der Augen und ikterische Verfärbung der Skleren, mit Pupillenerweiterung
Crotalus

Augenmuskel
— und Augapfelschmerzen
Badiaga
— Lähmung des —
Baryum oxalsuccinicum
Musculi oculi
— — nach Diphtherie
Ubichinon

Augenschmerzen
Luesinum
— mit Brennen und dem Gefühl als wenn die Augen zusammengezogen wären
Lycopersicum
— beim Drehen
Cimicifuga
— drückende und ziehende
Mezereum
— bei Myopie
Viola odorata
— die nach einem Schlag oder Stoß mit einem stumpfen Gegenstand auftreten
Symphytum
— bei Sonnenlicht, mit profusem Tränenfluß und Niesen
Amylium nitrosum
— Verschlimmerung durch Lichteinwirkung
Mezereum

Augentränen
— Brennen
Kalium jodatum
— bei entzündeten und juckenden Augen
Pulsatilla
— mit Katarrhen der Konjunktiva und Rötung des linken oberen Augenlides mit Hitze- und Brenngefühlen und Ikterische Verfärbung der Skleren, verbunden mit Pupillenerweiterung
Crotalus
— mit Rötung und Anschwellung der Lidränder und leichter Konjunktivitis
Niccolum aceticum

Augenwinkel
— innere, Jucken in den — („wie Wind durch die Augen blasend")
Acidum fluoricum
— Jucken in den —
Argentum

Augenzittern
— Gefühl als ob die Augen zitterten
Aranea diadema

Ausdünstungen
— übelriechende
Bufo

Ausfallerscheinungen
— ovarielle
Hypophysis suis
Ovarium suis

Ausfluß
— jeder Art, brennender —
Arsenicum album
— chronischer
Sepia
— dickrahmiger mit Brennen in der Urethra
Cubeba
— dünn, scharf, wundmachend, nach Fischlake riechend
Medorrhinum
— eitriger mit krampfhafter Verengung und Zusammenziehen der Harnröhre (Urethritis)
Clematis
— faulig riechender, scharf ätzender und die Wäsche gelb färbender
Kreosotum
— und Hautausschläge
Aethiops antimonialis
— von Prostatasekret vor dem Urinieren (Prostatorrhö)
Acidum phosphoricum
— retro-nasaler und Nasenverstopfung bei chronischem Schnupfen
Psorinum
— scharfer
Acidum fluoricum
— schleimig-eitriger und Jucken
Nux vomica
— stinkender von Prostatasekret aus der Urethra, durch den die Wäsche gelb gefärbt wird
Psorinum
— stinkender, scharfer
Kreosotum
— übelriechender bei Mittelohrentzündung
Kalium phosphoricum
— vaginaler, eiweißartiger
Mezereum
— wässriger, brauner — bei Gebärmutterkrebs
Anthrachinonum
— — wundmachender, übelriechender, bei chronischem Schnupfen
Acidum nitricum

Ausschläge
Acidum nitricum
Sulfur
— aufgesprungen, wund und krustig, verbunden mit übelriechender Absonderung (Ozaena), in Körperfalten (Beugeseiten) und an Körperöffnungen (Nasenlöcher), auch hinter den Ohren
Graphites
— an Händen und Fingern
Cistus canadensis
— der Haut, ekzematöse —
Arsenum jodatum
— herpetiforme im Munde und an den Tonsillen
Luesinum
— herpetische
Dolichos pruriens
— — an Genitalien, Brüsten, Lippen, besonders auch vor jeder Menstruation
Dulcamara
— Hirnhautreizung nach unterdrückten —
Apis mellifica
— juckende um den Anus
Graphites
— allenthalben juckende und flechtenartige mit Aknepusteln im Gesicht mit Anschwellung des Gewebes
Niccolum aceticum
— stark juckende papulöse und vesikulöse
Acidum hydrochloricum
— kleiner Knötchen und Bläschen, juckende und Wundwerden an den Beugeseiten
Bryonia
— auf dem Kopf, im Gesicht, im Nacken mit Ergrauen und Ausfallen des Haupthaares
Acidum sulfuricum

— krustöse, der nässenden Kopfhaut
Vinca minor
— kupferfarbene an der Stirn
Carbo animalis
— papulöse
Acidum picrinicum
— kleiner weißer oder roter Papeln
Bovista
— psoriasiforme, korallenrote
Corallium rubrum
— kleiner Pustelchen und Bläschen mit Abschürfung und Abschilferung
Hydrocotyle asiatica
— pustulöse mit stechenden Schmerzen und entzündlichen Anschwellungen der benachbarten Lymphknoten
Clematis
— — und vesikulöse
Kalium sulfuricum
— scharlachartige —
Ammonium carbonicum
— auf Schleimhäuten
Hepar sulfuris
— schorfige auf dem Kopf
Spongia

Aussehen
— altes bei Kindern
Abrotanum
— blasses
Acidum succinicum
— pastöses mit Obstipation und trauriger Stimmung, Unruhe, Ängstlichkeit und Gedankenschwäche
Graphites
— wachsartiges
Acidum aceticum
— wachsbleiches bei Anämie
Ferrum aceticum

Auswüchse
— hornartige — an den Fingernägeln
Antimonium crudum

Auswurf
— blutiger mit Dyspnoe, Husten und Brustschmerzen sowie übler Mundgeruch, Zahnfleischbluten, Wackeln und Abblättern der Zähne an der Innenfläche (Parodontose) und vermehrte Speichelabsonderung
Crotalus
— — bei heftigem trockenem Husten nachts
Acalypha indica
— — bei Kehlkopf- und Luftröhrenkatarrhen
Cantharis
— blutstreifiger, nachts bei Kitzelhusten
Laurocerasus
— — bei Lungenkatarrhen
Senecio aureus
— dicker, zäher, fädiger, bei spastischem Husten mit Aufstoßen von Luft
Sanguinaria
— dickschleimiger, fadenziehender und keuchhustenähnliche Paroxysmen, wobei sich über den Lungen (strahlenförmig) sich ausbreitende Stiche und Druck finden mit Beengungsgefühl und einem Gefühl vermehrter Wärme in der Brust
Coccus cacti
— eitriger — gelber oder grün-gelber übelriechend, salzig schmeckend,
Lycopodium
— Verschlimmerung in der frischen Luft bei chronischen Katarrhen der Atmungsorgane
Hepar sulfuris
— gelblicher, eitriger, Neigung zu — bei Bronchitis
Mercurius solubilis Hahnemanni
— gelbgrüner bei Husten, der sich im warmen Raum und im Liegen verschlimmert mit Heiserkeit
Pulsatilla
— grün-schleimiger beim Husten mit Brustbeklemmung und Kurzatmigkeit
Hyoscyamus
— und Husten bei Kitzel in Kehlkopf und Luftröhre
Aesculus
— käsiger Massen von schlechtem Geschmack und Geruch
Psorinum

— von klebrigem, dickem, blutigem Schleim mit Hustenanfällen
Variolinum
— mühsamer von gelb-grünlichem Schleim mit salzigem Geschmack bei trockenem Husten, hauptsächlich im Winter
Psorinum
— profuser, schleimeitriger und Husten
Myosotis arvensis
— reichlicher, aber schwer löslicher — und Nebenhergehen von Verdauungsstörungen
Grindelia robusta
— von Schleim, mit Blut gemischt, bei Kitzel unter dem Brustbein und schmerzhaftem Husten, als ob der Kehlkopf zerspringen wollte
Medorrhinum
— schwer löslicher bei trockenem Husten
Bryonia
— — von grauweißer Farbe bei chronischem Bronchialkatarrh
Ammonium jodatum
— sagoartiger bei Asthma bronchiale
Spongia
— salziger, stärkeartiger und Altershusten
Baryum carbonicum
— übelriechender
Ledum
— — mit Atembeschwerden bei Bronchialkatarrhen
Guajacum
— zäher, mit Asthma bronchiale
Grindelia robusta
— — dicker, stinkender bei Bronchiektasen, meist verbunden mit hektischer Wangenröte
Sanguinaria

Autoaggressionskrankheiten
Para-Benzochinon
Funiculus umbilicalis
Leptospirose-Nosode
Polyarthritis-Nosode
Pyrimethamin
Sulfaguanidin
Streptococcus haemolyticus
Streptococcus viridans
Staphylococcus

Autofahren
— Schwindel bei —
Cocculus

Azetonämisches Erbrechen
Antimonium crudum

Backen- und Gesichtsknochen
— Schmerzen in —
Rhus toxicodendron

Balanitis
Acidum benzoicum
Acidum nitricum
Kalium bichromicum
Ignatia
Mezereum

Bandgefühl
— um den Kopf
Acidum nitricum

Bartflechte
Hepar sulfuris
Graphites
Mercurius solubilis Hahnemanni
— mit eitrig-krustigen Absonderungen
Cicuta virosa

Bartholinische Drüsen
— rezidivierende Zysten der —
Thuja

Basedow' Krankheit
Adonis vernalis
Lycopus virginicus

Bauch (siehe auch unter Abdomen)
— Aufblähung des — im Sinne des gastrokardialen Symptomenkomplexes mit Besserung durch lautes, explosives Aufstoßen
Asa foetida
Argentum nitricum
Phosphor
— Auftreibungen des —
Abrotanum
Calcium carbonicum
Colchicum
Petroleum
— — Abgang großer Mengen nach Knoblauch riechender Gase
Agaricus
— — mit Harndrang und geringer Urinentleerung
Helleborus
— — infolge reichlicher Darmgase
Ammonium muriaticum
— Empfindlichkeit gegen Berührung mit Schmerzen in der Leber-Milzgegend
Crotalus
— Erschlaffung des — post partum
Podophyllum
— gespannt und aufgetrieben, bei gastrischen Beschwerden mit Übelkeit und häufigem Aufstoßen, Magenschmerzen und Brechdurchfall
Gutti
— Kneifen des —, bei dünnen und schleimigen Stühlen, die mit Diarrhö und Verstopfung abwechseln
Pulsatilla
— krötenartig nach vorne gestülpt
Thuja
— meteoristische Auftreibung des —
Acidum phosphoricum

Bauchmuskeln
— Zucken der — und spastische Darmbewegungen, Kollern in den Därmen
Guajacum
— Wehtun und Zerschlagenheitsgefühl in den —
Hamamelis

Bauchschmerzen
— mit Erbrechen und Durchfall
Caltha palustris
— im Lebergebiet und Querkolon zur Gallenblase ausstrahlend und im rechten Leistengebiet
Betonica
— spastische, speziell im Bauchraum
Ascariden-Nosode

Bauchspeicheldrüse
— Erkrankungen der —
Podophyllum

Beängstigung
— und Erschöpfung
Acidum phosporicum
Aethusa cynapium

Becken
— heftiges Brennen im — (wie von glühenden Kohlen) mit Abgang von Klumpen faulig riechendem Blutes z.B. Puerperalsepsis
Kreosotum
— Kongestionen im —
Sepia
— tiefes, Schweregefühl im —
Gnaphalium polycephalum
— venöse Stase im — und Unterleib bei Dysmenorrhö und Fluor albus
Aesculus
Berberis
— Ziehen und Drängen im — sowie Jucken in den Beinen während der ganzen Dauer der Menstruation und Stechen in den Geschlechtsteilen bei früher und schmerzhafter Menstruation
Inula helenium

Beengungsgefühl
— mit Stichen und Druck über den Lungen bei einem Gefühl vermehrter Wärme in der Brust mit dickschleimigem, fadenziehendem Auswurf und keuchhustenähnliche Paroxysmen
Coccus cacti

Befinden
— schlechtes nach Festlichkeiten
Platinum chloratum

Befürchtung
— von Unglück und Gefahr
Anacardium

Begriffverwirrung
Hyoscyamus

Behinderung der Atmung
— mit Verschlimmerung durch Erwärmung
Acidum citricum

Beine
— abstrahlender Rückenschmerz, schlimmer beim Sitzen und Gehen, besser beim Liegen
Cobaltum metallicum
— Anziehen der — ohne Durchfallerscheinungen bei Nabelkoliken der Kinder
Magnesium phosphoricum
— und Arme, Parästhesien in —
Acidum fluoricum
Agaricinum
— Beschwerden der —, rechtsseitige bei rechtsseitiger Pneumonie
Chelidonium
— Brennen und Stechen in den — mit Frösteln und Schmerzen in der Herzgegend
Calcium arsenicosum
— Einknicken der —
Ranunculus bulbosus
— Einschlafen der — und Schmerzen in den Fußgelenken
Acidum fluoricum
— Ekzeme der — mit Absonderung einer klebrigen, zähen Flüssigkeit
Graphites
— Gefühl von Schwere und Unruhe in den —
Glonoinum
— hochgezogen, auf dem Rücken liegend, wie bewußtlos
Helleborus
— kalte mit Nachtschweißen
Calcium carbonicum
— lähmiges Gefühl in — bei Schmerzen in der rechten Kniekehle (in das Bein hinunterstrahlend)
Betonica
— Paresen der —
Acidum oxalicum

— rheumatische Beschwerden der — mit Kälte
Natrium muriaticum
— Schmerzen der —, dumpfe und ziehende mit Müdigkeits- und Steifigkeitsgefühlen in den Untergliedern
Hamamelis
— — rheumatoide (kann nicht ohne Stützen stehen)
Acidum sulfuricum
— Schwäche der —
Hyoscyamus
— Schwere in den —
Cocculus
Gratiola
Vipera berus
— — mit allgemeiner Müdigkeit
Arsenum jodatum
— — und Schwächegefühl der —
Nux vomica
— Unruhe in den —
Tarantula
Zincum metallicum
Zincum vaberianicum
— — mit Kribbeln in den Oberschenkeln, Taubheitsgefühl, zwischendurch evtl. stechende Beschwerden
Gnaphalium polycephalum
— — nachts, wie gefühllos werdend
Mephitis putorius
— — und Zuckungen der —
Zincum sulfuricum
— Zittern der — beim Gehen
Gelsemium
— — bei geschwundener Muskelkraft
Oleander

Beklemmung
— am Herzen, überlaufende Frostschauer, aufgetriebene Venen bei langsamem Puls
Castoreum sibiricum
— asthmatische
Sulfur
— leichte Atemnot, Druck in der Herzgegend
Crataegus
— mit Husten
Asa foetida
— mit Schnupfen
Antimonium sulfuratum aurantiacum
— Seufzen, Gähnen und Kitzel im Kehlkopf bei Reizzuständen
Aethusa
— und Angstgefühl bei Herzbeengung nach übermäßigem Essen mit Arrhythmie und Pulsieren der Karotiden
Nux vomica

Bekümmertheit
Anacardium
— und Verwirrtheit, vieles Seufzen
Cimicifuga

Belag
— schmutziger — auf den Zähnen
Acidum hydrochloricum

Belastung
— exogene, psychische —
Acidum phosphoricum

Benommenheit
Acidum salicylicum
Ignatia
Natrium pyruvicum
Papaver
— und Druckgefühl im Kopf
Anacardium
— des Kopfes und Schweregefühl und Schwindelanfälle
Ranunculus bulbosus
— Schlafsucht und Schwindel mit Kopfschmerzen
Belladonna
— Schwäche, Erschöpfung und Schwindel bei Nervenaffektionen
Zincum metallicum
— und Verwirrtheit
Salmonella typhi

Berauschtsein
— Gefühl von — (wie betrunken) mit Doppelbildern bei Schwindel
Gelsemium

Bergkrankheit
Crataegus
Kola

Berührungsempfindlichkeit
Acidum nitricum
Apis mellifica
Belladonna
Hepar sulfuris
Kalium carbonicum
Lachesis
Natrium oxalaceticum
— Bluterbrechen, Magenkrämpfe, Tympanie durch Blutextravasate
Aethusa
— der Hautränder, mit Pickeln umgeben
Hepar sulfuris
— große
Asa foetida
— leichte
Nux vomica
— starke und Lichtscheu
Mercurius solubilis Hahnemanni
— und Gereiztheit bei Kindern
Antimonium crudum
— und Hitzeunverträglichkeit
Guajacum
— und Luftzugempfindlichkeit
China

Berührungs- und Erschütterungsverschlimmerung
Belladonna

Beschwerden
— asthmatische mit nächtlichem Husten, was zum Aufsitzen nötigt, durch Auswurf lockeren Schleimes beendet wird, sowie Empfindung von Druck und Schwere in der Brust mit dumpfen Schmerzen und scharfen Stichen
Gutti
— Besserung der — durch Ruhe und Druck sowie durch Liegen auf der kranken Seite
Bryonia
— nach Brustoperation wegen Empyem und wegen Hydrothorax
Abrotanum
— der C-Avitaminose
Acidum citricum
— während des Eisprungs (Ziehen in den Brüsten)
Mastopathia cystica-Nosode
— nach Genuß tierischer Fette auftretend (z.B. Schmalz, Rindertalg, Butter)
Adeps suillus
— heftige, akute
Aconitum
— nur an kleinen, umschriebenen Stellen und anfallsweise auftretend, Verschlimmerung durch Bewegung, Besserung durch Dehnen und Niederlegen
Acidum oxalicum
— krampfende mit Zusammenziehen am Herz (wie von einer eisernen Klammer umfaßt)
Cactus
— nächtliche, rheumatische —
Acidum nitricum
— — und Unruhe, Todesfurcht, schuppende Hautausschläge
Arsenicum album
— neuralgische, besser beim Einsetzen der Blutung (Lachesis) bei Dysmenorrhö und Menstrualkoliken
Magnesium phosphoricum
— Periodizität der —
Anacardium
Colocynthis
— rasches Auftreten der — und baldiges Verschwinden der — mit Morgenverschlimmerung, wobei der Aufenthalt in frischer Luft bessert
Kalium bichromicum

— rechtsseitige (Nasenbluten aus dem rechten Nasenloch und Zahnreißen, rechtsseitig in allen Zähnen)
Gutti
— — in Zusammenhang mit der Leber stehend
Chelidonium
— rheumatische
Medorrhinum
— — besonders in den Armen (vornehmlich rechts) mit nächtlicher Verschlimmerung
Sanguinaria
— — bohrende in Armen und Beinen, durch die der Patient aus dem Bett getrieben wird und umhergehen muß
Ferrum metallicum
— — in den Gelenken der Schulter, der Hand, der Finger, der Hüfte, der Knie und der Zehen
Acidum benzoicum
— — mit heftigen Schmerzen besonders bei naßkaltem Wetter
Grippe-Nosode
— — mit Schwäche und Lähmung der Nackenmuskulatur sowie schmerzhafte Empfindung bei der Wirbelsäule, Kreuz- und Lendenschmerz, Schwäche und Schmerzhaftigkeit aller Glieder
Eupatorium purpureum
— schlechter von Kälte, besser von Warmhalten
Acidum phosphoricum
— — Verschlimmerung von Bewegung, nach dem Essen, von Ärger
Bryonia
— — durch Kälte, nachts im Bett und durch leise Berührung
Magnesium phosphoricum
— — nachmittags von 16 bis 20 Uhr
Lycopodium
— — nachts, beim und nach dem Essen
Magnesium chloratum
— — um Mitternacht
Arsenicum album
— nach Weingenuß besonders ausgeprägt
Zincum sulfuricum
— ziehende im Bereich der weiblichen Mammae, während oder nach der Menstruation und beim Eisprung
Adenoma mammae

Besserung
— gegen Abend
Medorrhinum
— des Allgemeinbefindens
Sepia
— beim Aufsein und Umherlaufen, Verschlimmerung bei feuchtem Wetter, in der Ruhe und in der Bettwärme
Veratrum
— durch Begießen mit kaltem Wasser
Luesinum
— durch Bewegung in frischer Luft
Aesculus
Gutti
— in Bewegung
Natrium carbonicum
Rhus toxicodendron
— durch Dehnen und Niederlegen
Acidum oxalicum
— durch Essen bei Hungerschmerz bei leerem Magen
Anacardium
— in der frischen Luft
Aethusa
Asarum
Carboneum sulfuratum
Natrium muriaticum
Thuja
— im Verlauf des Nachmittags
Sepia
— durch Wärme und warme Getränke
Ammonium bromatum
— durch Gegendrücken bei Druckgefühl in der rechten Niere, Wärme
Ammonium bromatum
— durch Gehen bei Ameisenlaufen im linken später auch im rechten Oberschenkel, bis in den Fuß strahlend
Arsenum jodatum

— des Harndrangs beim Liegen
Equisetum arvense
— durch heiße Umschläge, Bewegung, Druck, Zusammenkrümmen, langsames Umhergehen und durch feuchte Wärme
Magnesium phosphoricum
— durch Herumbewegen in frischer Luft und Kühle
Pulsatilla
— durch Kälte
Apis mellifica
Ledum
— — und an der frischen Luft
Ferrum sulfuricum
— durch kalte Bäder
Natrium muriaticum
— durch Kühle und Herumbewegen in frischer Luft
Pulsatilla
— leichte bei feuchter Witterung
Nux vomica
— durch Liegen auf der linken Seite
Acidum hydrochloricum (Acidum muriaticum)
— — rechten Seite
Natrium muriaticum
— durch Niederlegen und Dehnen
Acidum phosphoricum
— durch Polyurie
Selenium
— bei trockener und warmer Witterung
Natrium muriaticum
— durch reichlichen Urinabgang bei Kopfschmerz
Acidum phosphoricum
— durch Wärme
Acidum phosphoricum
— — Pressen und Druck der Unterarme
Colocynthis
— — und durch warmes Einhüllen
Hepar sulfuris

Bestrahlungsschäden
— durch Röntgen und Radium
Causticum Hahnemanni
Chinhydron

Bett
— dampfendes bei Fieber
Belladonna
— Herumwerfen im — bei unruhigem Schlaf und großer Aufregung und innerliche Hitze
Petroleum
— scheint zu hart (muß laufend die Lage wechseln um Erleichterung zu finden)
Arnica

Bettnässen
— nächtliches
Medorrhinum
Oxyuren-Nosode
Plantago major
— des ersten tiefen Schlafes, so daß das Kind munter wird
Kreosotum

Bettwärme
— Verschlimmerung des Hautjuckens bei —
Graphites

Beugeseiten
— rote, stark juckende Pusteln in den —
Anthrachinon
— aufgesprungene, wunde, krustige Ausschläge an den —, verbunden mit übelriechenden Absonderungen
Graphites

Beuge- und Streckkrämpfe
Colchicum

Bewegen
— und Zucken der Glieder während des Schlafes
Acidum phosphoricum
— vieles Reden, große Unruhe bei Erregungszuständen
Hyoscyamus

Bewegungen
— anstrengende, Scheu vor —
Sepia
— ohne Ermüdung, Neigung zu — mit brennenden oder bohrenden Schmerzen
Acidum fluoricum
— in frischer Luft, Besserung durch — und Verschlimmerung zur Abend- und Nachtzeit, ferner vorherrschende rechtsseitige Beschwerden
Gutti
— geringe, Müdigkeit nach — und depressive Stimmungslage
Ferrum metallicum
— konvulsive, Zittern, Muskelzucken im Schlafe
Helleborus
— Scheu vor — und Trägheit, Schläfrigkeit
Gelsemium
— ungewöhnliche — bei Muskelunruhe
Agaricus
— Verschlimmerung der Beschwerden bei —
Glonoinum

Bewegungsdrang
Bryonia
— und Unruhe
Valeriana
— wandert Tag und Nacht umher
Jodum

Bewegungsscheu
— und Hang zum Liegen
Caladium seguinum

Bewußtseinsstörungen
— nach Art einer typhösen Bewußtseinstrübung
Rhus toxicodendron
— und konvulsive Bewegungen
Hyoscyamus
— bei fieberhaften Zuständen und Infektionen
Kalium phosphoricum

— mit Krämpfen
Aethusa
Cuprum
— oder —verlust
Aethusa

Bienenstich
— stechende, brennende Schmerzen wie bei einem —
Apis mellifica

Bier
— Unverträglichkeit von —
Alkohol
Cerevisia
— Verlangen nach —
Acidum phosphoricum

Bindegewebs- und Drüseneiterungen
Phosphorus
Calcium sulfuricum

Bindegewebsentzündungen
Rhus toxicodendron

Bindegewebs- und Fettgewebswucherungen
— krankhafte in Muskeln (Vorliegen einer Pseudohypertrophie)
Dystrophia musculorum progressiva-Nosode

Bindegewebsfunktion
— Störungen der —
Hypophysis

Bindegewebsgeschwülste (Sarkome)
Fibroma pendulum fermentatum

Bindegewebsschäden
Funiculus umbilicalis suis
Leptospirose-Nosode
Sulfur
Acetylsalicylsäure
— evtl. auch bei Adipositas
Staphylococcus
— schlechte Körperhaltung der Heranwachsenden nach vorher stattge-

habter Chemotherapie mit konsekutiver Ausbildung einer Scheuermann'schen Krankheit bzw. Osteochondrose
Sulfaguanidin
— Sklerodermie
Acidum p-aminosalicylicum
— mannigfacher Art, besonders durch Chemotherapeutika und Antibiotika
Chloroquin
Teratoma
— bei Schilddrüsenerkrankungen
Staphylococcus

Bindegewebs- und Schleimhautdestruktion
Kalium fluoratum

Bindegewebsschwäche
Saccharum
Scarlatinum
Silicea

Bindegewebeverschlackung
Adeps suillus

Bindehautkatarrhe
Argentum nitricum
— und Rötung des oberen Augenlides mit Hitze- und Brenngefühl, Tränen der Augen und ikterische Verfärbung der Skleren verbunden mit Pupillenerweiterung
Crotalus
— mit schleimigen Absonderungen, starker Erweiterung, Trübsichtigkeit, Sehschwäche und Kurzsichtigkeit
Hyoscyamus

Bißwunden
— giftiger Tiere
Ledum

Blaue Flecken
— im Hautgewebe der Bauchdecke
Aethusa

Blaue Ringe
— um und unter den Augen und bei Erschöpfungszuständen
Berberis

Bläuliche Verfärbung
— der Haut
Acidum DL-malicum

Blähungen
Adonis vernalis
Gnaphalium polycephalum
— häufiger, Brechdurchfall und diarrhöische Stühle mit Leibschmerz
Bismutum metallicum
— Abgang übelriechender Darmgase und Aufstoßen bei aufgetriebener Magengegend mit Zusammenschnürungsgefühl, Meteorismus mit Leibschmerzen und Gefühl von Drücken und Schwere im Magen
Gentiana lutea
— mit Diarrhö oder ungewöhnlicher spastischer Obstipation
Niccolum aceticum
— mit kleinen häufigen Stühlen und Stuhlzwang
Aconitum
— und Leibschmerzen mit häufigen Kollern
Acidum fluoricum
— Magenschmerzen mit starkem Meteorismus und heftigen Koliken, Stuhlverstopfung und Entleerung fester Kotmassen
Hyoscyamus
— rechts und links unter den Rippen bei Stomatitis mit Schlingbeschwerden und bitterem Geschmack, Aufstoßen, Würgen und Erbrechen
Acidum benzoicum
— und schwierige Entleerung harter Stuhlmassen mit Mastdarmschmerzen
Helleborus
— im Epigastrikum
Carbo vegetabilis

— wie faule Eier riechende —
Arnica
— mit Leibschmerzen der Kinder
Senna
— mit Schwefelwasserstoffgeruch
Arnica
— bei spastischer Obstipation und heftigen Schmerzen im After, so daß der Patient die Entleerung unterbrechen muß
Lycopodium
— stinkende, bei grünen, schleimigen und unverdauten Stühlen
Calcium phosphoricum
— übelriechende mit nach oben drückenden Darmgasen
Asa foetida
— — und Neigung zu schmerzloser Diarrhö mit unverdauten Speisen
China

Blähungskoliken
Allium sativum
Magnesium phosphoricum
— und dysenterische Stühle
Asclepias tuberosa
— in der Flexura lienalis und im Sigmoid
Momordica balsamina
— im gesamten Bauch, mit Neigung sich zusammenkrümmen, die Knie an das Kinn ziehen und die Arme in den Leib pressen, evtl. verbunden mit Durchfällen, die erneut nach jedem Essen und Trinken auftreten und durch heiße Umschläge gebessert werden können
Colocynthis
— (als ob alles platzen sollte), Gefühl der umgekehrten Peristaltik
Asa foetida
— und reichliche reiswasserartige Durchfälle mit heftigem, schneidendem Schmerz
Veratrum
— mit Stuhlverstopfung infolge Darniederliegen der Darmtätigkeit
Plumbum aceticum

Bläschenausschläge
Acidum succinicum
Bovista
Rhododendron
Sepia
Variolinum
— und entzündliche Anschwellung der Unterkieferdrüse, der Tonsillen und der Ohrspeicheldrüse
Calendula
— am ganzen Körper
Thuja
— Herpes vulgaris
Rhus toxicodendron
— juckende
Tartarus stibiatus
— mit unerträglichem Jucken
Mezereum
— nach Verbrennungen
Cantharis

Bläschenbildung
— entzündliche Affektionen mit —
Acidum fluoricum
— bläulich-violett bis schwärzlich, eine eitrige, stinkende, reizende Flüssigkeit absondernd bei Geschwürsbildung auf der Haut
Anthracinum
— mit brennendem heftigem Jucken
Ammonium carbonicum
diffuse rote Flecke, Knötchen mit Abstoßung der Epidermis und Schorfbildung
Natrium muriaticum
— Flechte am Skrotum
Croton tiglium
— auf der Haut mit wundmachender Flüssigkeit
Cantharis
— und Pusteln im Gesicht und Hals, zuweilen am ganzen Körper, verbunden mit Jucken und Brennen
Grindelia robusta
— und Pusteln, die verschorfen und abschuppen
Croton tiglium

— auf der Stirn und an den Lippen
Helleborus
— Schleimhäute
Mezereum
— an Zunge und Zahnfleisch
Berberis
Mezereum
— an den Fingern
Ranunculus bulbosus

Blasen
— gangränöse
Cantharis
— verursacht durch Mißbrauch von Cantharidenpflaster
Camphora
— bei Herpes zoster und bei Pemphigus, auch bei Schnupfen mit roter, geschwollener Nase
Ranunculus bulbosus
— mit dunkelroter Hautfärbung
Rhus venenata
— in den Handflächen
Ranunculus bulbosus

Blasige und pustulöse Eruptionen
— auf der Haut und an Narbengeweben mit Jucken
Acidum fluoricum

Blässe
— und Abmagerung bei gutem Appetit
Natrium muriaticum
— auffallende bei Angstzuständen im Dunkeln
Chinhydron
— Hitzegefühl mit — und Neigung zu Schweiß
Ferrum sulfuricum
— der Haut, Pulsverlangsamung und Sinken der Körpertemperatur
Camphora

Bleichsucht (Chlorose)
Natrium muriaticum
Ferrum metallicum

Blenorrhö
— chronische
Juglans

Blepharitis
Adeps suillus
Calcium jodatum
Penicillinum
Psorinum
Staphylococcus
Tellurium
Vaccininum
— chronische
Diphtherinum
Mercurius solubilis Hahnemanni
— — mit Rötung der Augenlider
Antimonium crudum
— mit stechenden Schmerzen und wunden Lidrändern
Mercurius solubilis Hahnemanni

Blepharitis ciliaris
Euphrasia
Graphites
Sulfur
— mit chronischen Granulationen
Mercurius bijodatus
— bei „Drüsenkindern", dabei große Überempfindlichkeit gegen Kälte
Baryum carbonicum

Blitzstrahlartige Schmerzen
— unabhängig von der Bewegung
Colocynthis

Bulbärparalyse
Medulla oblongata suis

Blumenduftüberempfindlichkeit
Phosphorus

Blut
— Affektionen des —
Acidum nitricum
— hellrotes, profus, gußweise aus dem Uterus
Cinnamomum

— Herabsetzung der Gerinnungsfähigkeit des —
Latrodectus mactans
— konsekutive arterielle Stagnation des — und die Unfähigkeit, den Sauerstoffbedarf durch die Atmung zu befriedigen
Carbo vegetabilis
— reines, expektoriertes und bisweilen blutstreifiges Sputum
Ferrum metallicum

Blutabgang
— bei heftigem Durchfall
Eucalyptus
— einiger Tropfen nach Urinentleerung
Mezereum
— im Stuhl und Hämorrhoiden
Abrotanum

Blutandrang
— zur Brust mit Angstzuständen
Aurum
— mit folgenden Nasenbluten
Melilotus officinalis
— mit Flimmern vor den Augen
Acidum salicylicum
— evtl. mit Hitzewallungen, Angst und Brennen im Geschicht und Händen sowie zwischen den Schulterblättern
Phosphorus
— zum Kopf
Belladonna
Grippe-Nosode
— — sich bis zur Apoplexie steigernd, dabei Berauschung und Betäubung mit Delirien und Schlafsucht bis zum Koma
Crocus
Saponaria
— — und hartnäckige Obstipation
Asterias rubens
— und Kopfsausen mit Nasenbluten
Pimpinella alba
— plötzlicher —
Amylium nitrosum
— nach den verschiedenen Organen
Aconitum
— mit Wallungen und Schwindel
Asa foetida

Blutbild
— rotes, Störung des —
Acidum succinicum
— Veränderungen des — und Milzschäden
Para-Benzochinon
— weißes, Veränderungen des — bei chronisch-eitrigen Prozessen der Schleimhäute mit erhöhter Blutsenkungsgeschwindigkeit
Ubichinon

Blutdruck
— Erhöhung des — nach Flugreisen
Natrium oxalaceticum
— erhöhter und starker Kopfschmerz bei Schwangerschaftserbrechen
Acidum fumaricum
— zur Regulierung des —
Crataegus
— Senkung des — bei Hypertonie
Rauwolfia serpentina

Bluten
— kleiner Wunden, wobei Blutungen aus allen Organen erfolgen können, häufiger starker Foetor ex ore
Kreosotum
Millefolium
— des Zahnfleisches
Acidum nitricum
Acidum phosphoricum

Bluterbrechen
— und Magenkrämpfe
Cicuta virosa
— — Tympanie und Empfindlichkeit gegen Berührung
Aethusa
— bei Magenschmerz
Arum maculatum

— und Meteorismus bei chronischen Magen-Darmaffektionen
Kreosotum

Blutergüsse
Arnica
Chinhydron
Hirudo medicinalis
— aus dem Kapillarnetz der Haut mit allgemein gelbsüchtiger Hautfärbung verbunden mit Ausschlag kleiner Pusteln an Gesicht, Rumpf, Gliedern
Crotalus

Bluterkrankungen
— dyskrasische
Lachesis

Blutgefäße
— Erweiterung der —
Glonoinum
— heftiges Klopfen der — bei bleichem wachsfarbigem Gesicht, blassen Lippen und fast weißen Schleimhäuten, wobei plötzlich eine jähe Röte einschießen kann mit Ödemen an den abhängigen Körperpartien, speziell Fußknöchel
Ferrum metallicum
— kleine — Neigung zum Bersten der —
Aconitum

Blutgeschmack
— besonders morgens
Pulsatilla

Blutharnen
Bursa pastoris
— bei Nierensteinbildung oder Reizzuständen im Urogenitaltrakt
Cantharis

Bluthusten
— bei Lungenkongestionen
Plumbum aceticum

Blutige Stühle
Bothrops lanceolatus

Blutige und schleimige Durchfälle
Acidum carbolicum

Blutige Speichelabsonderung
Acidum nitricum
— mit Ulcera am weichen Gaumen
Acidum nitricum
— wunde Nasenlöcher
Acidum nitricum

Blutkongestionen
— zum Gehirn
Cactus

Blutreinigungsmittel
— bei Homotoxinüberlastungen
Fumaria officinalis

Blutsenkungsgeschwindigkeit
— erhöhte bei chronischen Prozessen der Schleimhäute
Ubichinon

Blutstauungen
Ferrum metallicum

Bluttransfusionen
— Zustand nach —
Para-Benzochinon

Blutungen
Bursa pastoris
Ferrum sulfuricum
Kreosotum
Trillium pendulum
— atonische
Tilia europaea
— und Blutungsneigungen
Cinnamomum
— Kolitis mit —
Aranea diadema
— dunkle aus der Nase
Mercurius cyanatus
— wenn ein empfindliches Wehgefühl in den betroffenen Teilen (Uterus oder Lungen) vorliegt
Ferrum metallicum

— durch Hämorrhoiden
Millefolium
— hellrote, arterielle
Millefolium
— — gußweise
Ipecacuanha
— — rein mit Klumpen versetzt
Belladonna
— — stoßweise, Verschlimmerung bei jeder Bewegung
Erigeron canadensis
— innere
Sanicula europaea
— konjunktivale
Bothrops lanceolatus
— aus Körperöffnungen, besonders bei Stauungen und Herzaffektionen
Cactus
Acidum nitricum
— und Krampfaderbeschwerden
Hamamelis
— aus Nase und anderen Körperöffnungen
Vipera berus
— Neigung zu —
Acidum sulfuricum
Aranea diadema
— in der Netzhaut
Acidum salicylicum
— petechiale — im Gebiet der Nasen-Luftröhrenschleimhaut
Aconitum
— post coitum, Ulzerationen, Karzinom der Portio oder des Uterus
Kreosotum
— post partum
Secale cornutum
— profuse, dunkle, Neigung zu — an verschiedenen Organen
China
— — aus Zahnalveole und schlechter Mundgeschmack sowie Pflockgefühl im Rachen
Erigeron canadensis
— starke aus allen Organen mit Foeter ex ore
Kreosotum
— venöse, dunkel und gleichmäßig fließend
Hamamelis
— verlängerte, allgemein
Phosphorus
— vikariierende bei spärlicher Menstruation und Herunterdrängen des Uterus
Graphites
— wäßrige
Latrodectus mactans

Blutungsneigung
Arnica
Ferrum metallicum
Hamamelis
Millefolium
Natrium cinnamylicum
Natrium nitricum
Senecio aureus
— bei großer Schwächung
Kreosotum
— bei chronischem Kehlkopf- und Bronchialkatarrh
Acidum phosphoricum
— aus Nase verbunden mit Schmerzen in den Knochen, der Nase, des Ober- und Unterkiefers
Gutti
— bei Pusteln
Variolinum

Blutüberfüllung
— der inneren Gefäße
Belladonna
— konsekutive, Eindämmung der —
Yohimbinum
— des Lungenbindegewebes
Belladonna
— der Nieren mit verringertem und schmerzhaftem Urinieren
Aconitum

Blutvergiftung
Echinacea angustifolia
Vincetoxicum

Blutverluste
China

Blutwallungen
Asarum
Ferrum sulfuricum
— und nervöse Störungen
Acidum fluoricum

Blutzersetzungen
Lachesis

Bohnenkaffee
— Überempfindlichkeit bei —
Chamomilla

Bradykardie
Digitalis
Naphthochinonum
Veratrum viride
— mit stark erniedrigtem Druck
Natrium pyruvicum

Brechdurchfälle
— mit gegorenen, gras-grünen oder schleimigen Stühlen, die ruhrartig sein und Blut enthalten können
Ipecacuanha
— und häufiger Blähungsabgang, diarrhöische Stühle mit Leibschmerz
Bismutum metallicum
— mit Ohnmachtsanwandlungen, wobei der Bauch gespannt und aufgetrieben ist
Gutti

Brechneigung
— und Ekel
Ammonium muriaticum
— Erbrechen
Gentiana lutea
— heftiges Würgen mit Magenschmerzen und Drücken im Magen
Bismutum metallicum
— und Schwindel mit Verschlimmerung beim Liegen
Pulsatilla
— Übelkeit, Erbrechen, Trockenheit des Mundes, klebriger Speichel, erdiger Geschmack, Aufstoßen
Gentiana lutea

Brechreiz
Asa foetida
Ipecacuanha
Nux vomica
— Erbrechen, Kopfschmerz bei morgens auftretender Migräne, die bis Sonnenuntergang anhält
Natrium pyruvicum
— und Übelkeit mit Würgen beim Geruch kochender Speisen
Colchicum
— reflektorischer — und Magen-Darmerscheinungen ohne erhebliche Entzündungserscheinungen
Aethusa

Brechwürgen
— bei Keuchhusten mit pfeifendem Atem und Bruststichen mit Zyanose und Erstickungsanfällen
Drosera
— während des Hustens, wobei sich während des Essens oder anschließend Verschlimmerung zeigt
Myosotis arvensis
— mit Übelkeit
Asclepias tuberosa
— — und Erbrechen Auftreten bei Magenerkrankungen und beim Husten
Ipecacuanha
— — und Frostschaudern
Asarum
— und Singultus bei Krampfbeschwerden im Bereich des Magens, wenn Durst nach kalten Getränken besteht
Magnesium phosphoricum
— und zusammenziehender Schmerz in Magengrube
Abies nigra

Brennen
— im Anus
Aristolochia clematitis
— Augen
Kalium jodatum

— im Hals oder in der Nase
Arsenicum album
— der Haut bei Erysipel
Cantharis
— — und Juckreiz bei Ekzemen
Arsenicum album
— heftiges und eisige Kälte im Magen
Colchicum
— — und schneidende Schmerzen beim Urinieren
Equisetum arvense
— und Hitze in Handtellern und Fußsohlen
Lilium tigrinum
— — im Rachen und Kehlkopf
Antimonium sulfuratum aurantiacum
— intensives, unerträgliches — bei Geschwürsbildung auf der Haut
Anthracinum
— und Jucken der Genitalien
Thuja
— — im Gesicht und Hals, zuweilen am ganzen Körper bei Roseola-ähnlichen Hautausschlägen mit Bläschen und Pusteln
Grindelia robusta
— — und Hitzegefühl in der Haut
Anacardium
— — Rötung
Croton tiglium
— — bei übelriechenden Absonderungen, nässenden Hautausschlägen und Geschwüren
Hydrastis
— an allen Körperteilen, als ob Funken darauf gefallen wären
Secale cornutum
— im Mund, Rachen und Magen verbunden mit Koliken, heftigem Durst und Abgang von weißem oder blaß rötlichem zähem Schleim
Cantharis
— im Mund und im Schlund, mit Hitzegefühl und belegter Zunge und eigenartigem typischem Sekretgeruch
Cubeba
— und Prickeln, gleichzeitig Frostschaudern verursachend
Euphorbia cyparissias
— der Schleimhäute
Cantharis
— und Stechen in der Herzgegend
Aesculus
— — im Kehlkopf und in der Brust und Verstopfung in der Nase
Luesinum
— und Wundheitsgefühl mit beständiger Schleimabsonderung bei Schnupfen
Hydrastis
— Ausflüsse jeder Art
Arsenicum album
— Sekrete, Konjunktivitis mit —
Arsenicum album
— Sensationen wie im Verlauf von Katarrhen
Arsenicum album
— stechende Schmerzen wie der Stich einer Biene
Apis mellifica

Bronchialkatarrhe
Antimonium sulfuratum aurantiacum
Kalium carbonicum
— mit Absonderung zähen und fadenziehenden Schleimes, der kaum herausgebracht werden kann und evtl. in Strähnen aus dem Mund heraushängt
Kalium bichromicum
— mit Atembeschwerden und übelriechendem Auswurf
Guajacum
— chronische oder akute mit Husten
Veronica
— — mit Auswurf zähen Schleimes
Inula helenium
— — mit schwer löslichem Auswurf von grauweißer Farbe
Ammonium jodatum
— — mit unangenehmer Perkussionsempfindlichkeit
Myosotis arvensis
— mit grün-schleimigem Auswurf beim Husten, Brustbeklemmung und Kurzatmigkeit
Hyoscyamus

— und Kehlkopfkatarrh, chronischer mit Neigung zu Blutungen, Trockenheit und Rauheit im Hals
Acidum phosphoricum
— — mit schwieriger Expektoration
Scilla
— Larynx-, Rachenkatarrhe, chronisch-rezidivierende
Manganum aceticum

Bronchiektasen
Bacillinum
Guajacum
Klebsiella pneumoniae
Kreosotum
Ledum
Natrium pyruvicum
Psorinum
Pulmo suis
Sanguinarinum nitricum
Stannum
— mit zähem, dickem und stinkendem Auswurf, meist verbunden mit hektischer Wangenröte
Sanguinaria

Bronchiolitis
Ammonium jodatum
Eucalyptus
— mit Herzschwäche, Dyspnoe, Zyanose und Stauungen im kleinen Kreislauf
Antimonium arsenicosum

Bronchitis
Belladonna
Calcium jodatum
Cetraria islandica
Grindelia robusta
Hepatica triloba
Pulmonaria vulgaris
— absteigende
Tartarus stibiatus
Ubichinon
— akute —
Arum triphyllum
Galanga
— nach Antibiotikabehandlung
Chinhydron
— — mit Dyspnoe
Quebracho
— asthmatoide
Ephedra vulgaris
— und Asthma bronchiale alter Leute mit erschöpfter Konstitution
Carbo vegetabilis
— chronische
Asthma-Nosode
Bacillinum
Bronchus suis
Grindelia robusta
Ilex aquifolium
— — mit dauerndem Hustenreiz
Stannum jodatum
— — von Kindheit an
Acidum DL-malicum
— — bei skrofulösen Kindern
Baryum carbonicum
— — mit Schwierigkeit den Schleim herauszubringen
Cantharis
— — besonders im Winter
Psorinum
— mit erschöpfenden Schweißen
Mercurius vivus
Asa foetida
Balsamum peruvianum
— mit gelblichen, rahmartigem Auswurf mit dem Gefühl von Zusammenschnürung mit fortwährendem Kitzeln, Jucken und Kratzen im Rachen (durch Essen und Staub sich verschlimmernd)
Hepatica triloba
— katarrhalische, Laryngitis, Tracheitis mit Heiserkeit und reichlichem Schleimauswurf
Dulcamara
— kruppöse
Ammonium jodatum
— mit Neigung zu gelblichem, eitrigem Auswurf
Mercurius solubilis Hahnemanni
— mit profuser Absonderung wässrigen Schleims

Jaborandi
— putride
Guajacum
Naphthol
— mit Schleimanhäufung und Rasselgeräuschen und Dyspnoe
Lycopodium
— mit Schmerzen und Kitzelgefühl, Heiserkeit und trockenem Husten
Mezereum
— mit zähem, dickem Schleim
Sanguinaria

Bronchopneumonie
Ammonium jodatum
Phosphorus
Pulsatilla
— fieberhafte
Morbillinum-Nosode

Brust (siehe auch unter Thorax)
— allgemeine Schmerzhaftigkeit der —
Niccolum aceticum
— asthmatisches Zusammenschnüren der —
Veratrum
— braune Flecke auf der —
Sepia
— Brennen und Stechen
Cantharis
— Druck mit Beengung in der —
Aurum
— Empfinden von Druck und Schwere, muß langsam umhergehen, mit anhaltender Heiserkeit und trockenem kitzelndem Husten, verbunden mit Gesichtsröte und Speiseerbrechen
Ferrum metallicum
— Kältegefühl in — und äußerste Empfindlichkeit gegen Zugluft
Cistus canadensis
— Lastgefühl auf der —
Natrium nitricum
— Leeregefühl in der — mit Herzklopfen
Oleander
— links, Brennen der —
Myrtus communis
— voll Schleim, hustet viel, bringt nichts heraus
Ammonium carbonicum
— Schmerzen und Brennen in der —
Sanguinaria
— Zusammenschnüren der — mit Gefühl, als wenn ein Fremdkörper im Halse festsäße
Aralia racemosa

Brustbein
— Druck unter dem —
Adonis vernalis
— — obwohl nur geringe Speisenaufnahme erfolgte
Ferrum jodatum
— Kitzeln unter dem — und schmerzhafter Husten, als ob der Kehlkopf zerspringen wollte, wobei reichlicher Auswurf von Schleim vorhanden sein kann, der mit Blut vermischt ist
Medorrhinum
— wundes, rohes Gefühl unter dem —
Phosphorus

Brustbeklemmung
Aesculus
Bryonia
— asthmatische mit trockenem Kitzelhusten, der krampfhaft werden kann
Magnesium phosphoricum
— mit dumpfen Schmerzen und scharfen Stichen, evtl. Blutspucken
Gutti
— und Empfindung einer drückenden Last in der Herzgegend bei sichtbaren und fühlbaren Herzpulsationen
Spigelia
— bei erschütterndem tiefem und rauhem Husten, der nachts als kurzer, trockener Husten nicht schlafen läßt
Lycopersicum
— mit erschwertem Atem bei Emphysem
Cactus

— und keuchender Atem bei Schleimanhäufung auf der Brust
Tartarus stibiatus
— krampfhafte mit Schmerzzuständen
Acidum phosphoricum
— und kurzes trockenes Hüsteln
Camphora
— und Kurzatmigkeit (muß beim Husten die Brust mit den Händen halten)
Ranunculus bulbosus
— bei Schleimhautkatarrh
Ammonium muriaticum
— bei Schwächegefühl auf der Brust
Argentum

Brustdrüse (siehe auch unter Mamma)
— Ausschläge an der —
Dulcamara
— harte und geschwollene
Cyclamen
— schwach entwickelte
Mamma suis
Nux moschata
— stechende Schmerzen in der — mit Hautjucken
Asterias rubens
— Verhärtungen der —
Hydrastis
— Wundheit der — mit Rötung und Jucken der Haut
Acidum fluoricum

Brustmuskeln
— Rheumatismus der — und Interkostalneuralgien
Ranunculus bulbosus

Brustschmerzen
— drückender, und das Gefühl beim Tiefatmen als ob ein kalter Luftstrom in die Luftröhre eindringt und Hustenreiz verursacht
Corallium rubrum
— und Schnupfen mit rauhem Hals
Sanguinaria
— heftige
Acalypha indica
— beim Husten
Arnica
Cetraria islandica
— und Pleuritis sicca mit trockenem Reizhusten
Tuberculinum
— schießende
Gnaphalium polycephalum

Bruststiche
Ferrum metallicum
Vaccininum
— beim Einatmen
Hyoscaymus
— und Husten bei Fieber
Aconitum
— Husten mit katarrhalischen Affektionen an den Atmungsorganen
Castoreum sibiricum
— links
Stannum
— rechts
Bryonia
— starke, Brust oder Leib müssen mit den Händen gedrückt werden
Drosera
Ranunculus bulbosus
— nur bei tiefem Atmen auftretend
Bryonia
— mit Zyanose und Erstickungsanfällen, Brechwürgen und großer Schwierigkeit, den Schleim auszuwerfen, wobei es auch zum Erbrechen von Speisen, evtl. auch zum Nasenbluten kommen kann, bei Keuchhusten mit pfeifendem Atem
Drosera

Brustwarzen
— Brennen und Jucken an den —
Sulfur
— Entzündung der —
Lycopodium
— Fissuren der —
Graphites
— juckende und gereizte bei schmerzhaften Brüsten
Psorinum

— rissige, geschwürige, äußerst empfindliche, verbunden mit heftigem Jucken in den Brüsten, gerötetem Warzenhof
  Castor equi
— Schmerz der — beim Stillen bis zum Schulterblatt ausstrahlend
  Croton tiglium
— Verhärtung der Drüsenläppchen unter der —
  Clematis
— Wundheit der — mit Rötung und Jucken der Haut
  Acidum fluoricum

Bulbärsymptome
  Cantharis
  Gelsemium
  Manganum phosphoricum
— mit Unmöglichkeit zu schlucken
  Arum maculatum
  China
— Zusammenschnüren im Hals, Sprachstörungen
  Coccus cacti

Cataracta (siehe auch unter Katarakt)
— beginnend, senilis
Ammonium carbonicum
Cineraria maritima

C-Avitaminose
— Beschwerden der —
Acidum citricum

Cerumen
— Störung der Absonderungen des —
Ductus auricularis externus suis

Chalazion
Adeps suillus
Graphites
Hepar sulfuris
Kreosotum
Staphisagria
Staphylococcus
Thuja
Mercurius solubilis Hahnemanni

Chemosis
Crabro vespa
Euphrasia

Cheyne-Stoke'sches Atmen
Acidum hydeocyanicum
Cuprum aceticum
Grindelia robusta

Chloasma uterinum
Cadmium sulfuricum
Sepia

Chlorose
Ferrum metallicum
Natrium muriaticum

Cholangitis
— mit Schmerzen im rechten Hypochondrium und Druck unter dem rechten Rippenbogen
Aesculus
Bacterium coli
Belladonna
Berberis
Boletus laricis
Calculi bili
Carduus benedictus
Chelidonium
Chinhydron
Chionanthus virginica
Colibacillinum
Fel tauri
Mandragora
Mercurius sublimatus corrosivus
Sutoxol
— akute
Crotalus
— chronische
Salmonella typhi
Vesica fellea suis

Cholelithiasis
Calculi bili
Carduus benedictus
Chelidonium
Fel tauri
Salmonella typhi
Sutoxol

Cholera infantum
Bismutum subnitricum
Calcium carbonicum
Calcium phosphoricum
Echinacea angustifolia
Kreosotum
Pyrogenium
Veratrum
— bei eisiger Kälte
Secale cornutum
— mit nachfolgender großer Erschöpfung
Aethusa

Cholerisches Temperament
— mit Konzentrationsschwächen
Natrium oxalaceticum
— wobei die Beschwerden häufig durch Zorn oder Ärger ausgelöst werden
Colocynthis

Cholesterinämie
Adeps suillus
Baryum oxalsuccinicum
Cholesterinum
Sanguis suis
Ubichinon

Cholezystitis
Belladonna
Berberis
Calculi bili
Chelidonium
Fel tauri
Mandragora
Sutoxol
— akute
Crotalus
Pyrogenium
— chronische
Chinhydron
Hydrochinon
Salmonella typhi
Tuberculinum
Vesica fellea suis
— — mit intermittierendem Fieber
Salmonella paratyphi B

Chorea minor
Agaricinum
Agaricus
Artemisia vulgaris
Corpus pineale suis
Crocus
Cuprum
Ignatia
Medulla oblongata suis
Medulla spinalis suis
Strychninum nitricum
Taenia solium
Zincum cyanatum
Zincum metallicum
Zizia aurea
— Delirium tremens, Melancholie
Cimicifuga
— mit Verdrehung der Glieder
Magnesium phosphoricum

Chorioiditis
Arsenicum album
Natrium nitricum
Retina suis

Ciliarneuralgie
Spigelia

Claudicatio intermittens
Aorta suis
Arnica
Arteria suis
Bacterium proteus
Chinhydron
Grippe-Nosode
Secale cornutum
Tabacum
Vena suis
Veratrum viride

Clavi
— und Schwielen an den Füßen
Antimonium crudum

Colitis mucosa
Aethiops antimonialis
Coxsackie-Virus-Nosode
Glandula suprarenalis suis
Tormentilla
Rectum suis
— et ulcerosa
Colon suis
Podophyllum

Commotio cerebri
Arnica
Hypericum

Cri encephalique
— (gellendes, durchdringendes Aufschreien)
Apis mellifica

Crusta lactea
Sarsaparilla
— mit trockener, kleienartiger Abschilferung
Dulcamara

Dämmerung
— Schreckhaftigkeit und Furchtsamkeit in der — und vor allem bei Gewitter (fürchtet das Alleinsein)
Phosphorus

Dakryozystitis
Petroleum

Dampfendes Bett
— bei Fieber
Belladonna

Darm
— Faktor der Eiweißfäulnis im —
Indol
— mangelnde Ausscheidung über den —
Rectum suis

Darmatonie
Colon suis
Naphthochinon

Darmbeschwerden
Lycopodium
— sich beim Niederlegen verschlimmernd, mit Poltern und Abgang vieler Blähungen
Dioscorea villosa
— spastische
Foeniculum

Darmbewegungen
— spastische
Filix
— — und Zucken in den Bauchmuskeln, Kollern in den Därmen
Guajacum

Darm- und Blasenmuskulatur
— Spasmen der —
Guajacum

Darmblutungen
Acidum succinicum
Carbo vegetabilis
— mit Abgang schleimiger Fetzen
Cantharis
— — unverdauter Stühle
Acidum aceticum

Darmentleerungen
— Erschwerung der —
Zincum metallicum
— mit gastritischen Symptomen, Aufstoßen und Übelkeit, Brennen im Magen, Knurren im Bauch und Hämorrhoidalblutungen
Ranunculus bulbosus
— heftige, hydrantenähnliche —
Croton tiglium
Podophyllum
— unfreiwillige — beim Wasserlassen
Acidum hydrochloricum

Darmentzündungen
— mit Entleerung blut-streifigen Schleims
Cantharis

Darmerkrankungen
Natrium muriaticum
— degenerative
Ubichinon

Darmexkretionsstörungen
Coecum suis

Darmfermentstörungen
Pankreas

Darmfloraschädigungen
— durch Antibiotika
Bacterium lactis aerogenes
— — und Chemotherapeutika
Chloramphenicol

Darmgase
— Bauchauftreibung infolge reichlicher —
Ammonium muriaticum
— nach oben drückend und Aufblähung mit übelriechenden Blähungen
Asa foetida

Darmgrippe
— mit Brennen im Magen, Bauch, große Hitze im Mastdarm, Stuhldrang und -zwang
Eucalyptus

Darmkatarrhe
— akute in Verbindung mit Koliken u. Dysenterie
Colocynthis
— chronische, bes. bei Kindern u. alten Leuten
Acidum aceticum
— mit Kolikschmerzen
Gutti

Darmkarzinom
Acidum succinicum
Naphthochinon
— Verschlechterung des — nach Genuß von Fleisch u. Eiern
Para-Benzochinon

Darmkollern
Mezereum
— spastische Darmbewegungen u. Zucken der Bauchmuskeln
Guajacum

Darmkoliken
— und Druckschmerz im Magen
Asarum
— mit diarrhöischen Stühlen, die hellgelb und weich sind
Gentiana lutea
— mit reichlich diarrhöischen Stühlen von eigentümlichem Geruch
Cubeba
— heftiges Erbrechen u. diarrhöische Stühle
Colchicum
— krampfhafte —
Arum maculatum
— mit Luftaufstoßen, das nicht bessert
Magnesium phosphoricum
— mit häufigem Stuhldrang, häufigen, wässrigen, schleimigen Stuhlabgängen u. brennendem Afterschmerz
Iris

Darm-Magen-Erkrankungen
— Kollapszustände bei —
Veratrum

Darm-Magenkatarrhe
Dulcamara
Origanum vulgare

Darm-Magen-Lähmung
Para-Benzochinon
Pyrogenium

Darm- und Magenschleimhautentzündungen
— mit Würgen, Erbrechen, Koliken und Durchfall
Hyoscyamus

Darmperistaltik
— mit häufigem, vergeblichem Drängen und Pressen zur Stuhlentleerung, wobei sich evtl. lediglich einige schleimig blutige Fetzen entleeren
Nux vomica

Darmschmarotzer
Variolinum
(in Verbindung mit *Tanacetum*)

Darmspasmen
Cuprum
Potentilla anserina
— u. übelriechender Flatus
China

Darmstörungen
— nach zurückgetriebenen Ekzemen
Ubichinon
— mit Gereiztheit und Elendsgefühl
Anthrachinon
— mit bitterem und süßlichem Geschmack und Speichelfluß, sowie Ekel und Widerwillen gegen Zucker
Zincum metallicum

Darmtätigkeit
— gebremste u. Verstopfung mit harten braunen Knollen
Thuja

Darmtenesmen
Colon suis
Cytisus laburnum
Mercurius sublimatus corrosivus
Rectum suis

Daumen
— Schmerzen u. Lähmungsgefühl des —
Piper methysticum
— rechts, rheumatisches Ziehen
Erigeron canadensis

Debilität
Baryum jodatum
Baryum oxalsuccinicum

Deblockierung
— geschädigter Atmungsfermente
Glyoxal

Defäkationsschwierigkeiten
— evtl. verbunden mit Einrissen u. heftigen Blutungen, wobei das Gefühl von starker Wundheit zurückbleibt
Natrium muriaticum

Degeneration
— fettige des Herzens
Phosphorus

Degenerationsphasen
Anthrachinon
Cerium oxalicum
Corpus pineale
Diencephalon
Ferrum-II-fumaricum
Phosphorus
Sulfur
Ubichinon
— und Neoplasmaphasen
Methylglyoxal

Dekubitalgeschwüre
Acidum fluoricum

Dekubitus
Acidum carbolicum
Acidum fluoricum
Acidum hydrochloricum
Cutis suis
Funiculus umbilicalis suis
Placenta maternalis suis
Pyrogenium
Quercus e cortice

Delirien
Absinthium
Aethusa
Anhalonium Lewinii
Glonoinum
Hyoscyamus
Stramonium
Vipera berus
— heftige, vor allem im Fieber, verbunden mit Ängstlichkeit
Belladonna
— mit musikalischen Ideen und Neigung zum Singen
Crocus
— bei septischen Reaktionsphasen
Ailanthus glandulosa

Delirium tremens
Papaver
Stramonium
Veratrum
— mit Melancholie und Chorea minor
Cimicifuga

Deltamuskel
— Schmerzen im — (kann den Arm nicht heben) mit nächtlicher Verschlimmerung
Sanguinaria

Demenz
— arteriosklerotische
Cerebrum suis
— fortschreitende bei Gefäßsklerose
Chinhydron

Denken
— erschwertes, Worte werden nicht gefunden oder können nur schwer ausgesprochen werden, dabei gewisse Verwirrungszustände
Dulcamara
— schwerfälliges (findet die Worte nicht beim Sprechen, schwieriges Erinnerungsvermögen)
Thuja
— — mit Schwere des Kopfes und betäubungsartigen Zuständen, evtl. heftige Kopfschmerzen und die Empfindung, als wenn das Gehirn beim Gehen und Auftreten in der Schädelhöhle hin- und herschwankte
Rhus toxicodendron
— und Sprechen, langsames, wobei allgemein eine Unlust zur Mitteilung und ein Mangel an Aufmerksamkeit besteht
Thuja
— Sprechen und Zerstreutheit, Schwerfälligkeit im —
Ignatia

Denkfähigkeit
— verminderte
Conium

Denk- und Gedächtnisschwäche
Hyoscyamus

Denkunfähigkeit
Abies nigra
Berberis
Magnesium phosphoricum
— und Müdigkeit
Berberis

Denkvermögen
— Schwäche des —
Ginseng
— — bei ungewöhnlicher Kraftlosigkeit, Erschöpfung bei reizbarer Gemütsstimmung, Ärgerlichkeit, Niedergeschlagenheit, Hang zur Einsamkeit
Helonias dioica
— schwaches mit Schwindel, Kopfschwere und Eingenommenheit
Petroleum
— Störungen des — und Intelligenzstörungen
Cerebrum frontalis

Dentition
— schwierige
Hekla Lava
— der Kinder mit Schmerzen im Zahnfleisch, wodurch sie am Einschlafen gehindert werden
Dolichos pruriens
— bei schmerzhaftem und geschwollenem dunkelrotem bis blauem Zahnfleisch
Kreosotum
— mit Diarrhö (Stühle, grünlich, wässrig und wundmachend, nach faulen Eiern stinkend)
Chamomilla

Dentitionsbeschwerden
— der Kinder mit Gehirnreizerscheinungen und beginnender Meningitis
Cypripedium pubescens
— der Kinder mit Krampferscheinungen und Fieber
Magnesium phosphoricum

Depositionsphasen
Hedera helix
Myoma uteri
Sulfur
— zystische Adnextumoren
Apis mellifica

Depressionen
Abies nigra
Lachesis
Luesinum
Platinum chloratum
Psorinum

— endogene
Toxoplasmose-Nosode
— exogene
Ignatia
Vaccininum
— und Furcht
Luesinum
— schwere psychische mit Suizidneigung und Lebensüberdruß
Aurum
— starke und ein Gefühl, als würde der Kranke nach rechts fallen, ferner die Empfindung eines kalten Reißens um den Kopf sowie Schmerzen, die im rechten Ohr beginnen und über den Hinterkopf nach dem linken Ohr ziehen
Heloderma
— und klimakterische Neurosen
Ovarium
— mit chronischem Kummer und Sorgen (alles wird von der schwärzesten Seite gesehen)
Causticum Hahnemanni
— und Melancholie
Colchicum
Helionias dioica
Kalium phosphoricum
— bei Menstruation
Aquilegia
— Neigung zu —
Lycopodium
— nervöse
Verbena officinalis
— mit nervöser Unruhe und Angstgefühl
Fraxinus americana
— psychische
Acidum salicylicum
Agnus castus
Carcinominum
Medorrhinum
Pyrimethamin
Tuberculinum
— — besonders in der Jugend und im Klimakterium
Mancinella
— tiefe, mit Schlaflosigkeit (es besteht Furcht, geisteskrank zu werden)
Cimicifuga
— des Sensoriums, durch Kummer und exogene psychische Belastungen bedingt
Acidum phosphoricum
— zentrale des Kreislaufes mit schwachen Herzkontraktionen, später mit kleinen, aussetzenden und unregelmäßigen Schlägen
Agaricus

Depressionsneigung
— und kummervolles Grübeln über die eigene Gesundheit bei ärgerlicher Reizbarkeit und tiefer Niedergeschlagenheit, besonders abends
Sepia

Depressionszustände
— mit Schlaflosigkeit und stechenden Schmerzen über den Augenhöhlen, schlimmer auf der linken Seite sowie durch Bewegung und gegen Abend
Saponaria

Depressive Stimmungslage
Natrium muriaticum
p-Aminobenzoesäureäthylester
— und Müdigkeit nach geringer Bewegung
Ferrum metallicum
— bei Verschlimmerung der Beschwerden in den Abendstunden
Mezereum

Dermatitis
— akute
Insektizid
— allergische
Acidum-p-aminosalicylicum
— exfoliativa neonatorum
Viola tricolor
— seröses Exsudat bei —
Sulfur

Dermatomykosen
Cutis suis
Hepar suis

Nagelmykose-Nosode
Nageltrichophytie-Nosode
Natrium muriaticum
Psoriasis-Nosode

Dermatosen
Acidum asparagicum
Acidum cis-aconiticum
Acidum citricum
Acidum fumaricum
Acidum α-ketoglutaricum
Acidum succinicum
Baryum oxalsuccinicum
Cutis suis
Glycerinum
Hydrochinon
Natrium oxalaceticum
Natrium pyruvicum
Sanguis suis
Sulfur
Veronica
— chronische
Mercurius salicylicus
Pyrogallolum
— und chronische Ekzeme
Medorrhinum
— und juckende Ekzeme, besonders auf dem Handrücken
Pix liquida
— juckende mit nächtlicher Verschlimmerung
Mercurius vivus

Desorientiertheit
Solanum nigrum

Diabetes mellitus
Acidum aceticum
Acidum α-ketoglutaricum
Acidum L (+)-lacticum
Adrenalinum (versuchsweise)
Arteria suis
Bacterium lactis aerogenes
Carcinominum
Chionanthus virginica
Curare
Galega officinalis
Helonias dioica
Jejunum suis
Kalium aceticum
Magnesium aceticum
Mercurius dulcis
Natrium sulfuricum
Pankreas suis
Papaver
Phaseolus nanus
Phloridzin
Sanguis suis
Sulfur
Sympathicus suis
Syzygium jambolanum
Zincum gluconicum
— und Albuminurie
Helonias dioica
— mit chronischer Furunkulose
Sulfur
— und Neuralgien
Kreosotum
— mit Obstipation
Natrium choleinicum

Diabetische Gangrän
Secale cornutum
Natrium pyruvicum

Diarrhö
Gentiana lutea
Geranium robertianum
Kalium aceticum
Sorbus aucuparia
Veratrum
— alter Leute
Baryum carbonicum
— bei Aufregungen
Argentum nitricum
— mit Austrocknung der Schleimhäute
Bryonia
— und Anschwellung der Beine bei aufgetriebenem Leib
Acidum aceticum
— mit Blähungsbeschwerden oder ungewöhnlicher spastischer Obstipation
Niccolum aceticum
— blutige
Bursa pastoris

— chronische
Natrium sulfuricum
— und dunkle Stühle
Medorrhinum
— erschöpfende und unstillbares Erbrechen bei Gastroenteritis
Arsenicum album
— grünschleimige, weißliche
Castoreum sibiricum
— häufige und Fieber
Chamomilla
— heftige morgens
Thuja
— und Erbrechen bei Meteorismus
Variolinum
— der Kinder
Magnesium sulfuricum
— und Kolikschmerzen besonders nach Früchten
Calcium phosphoricum
— mit Kollern im Bauch und Leibschmerzen
Hyoscyamus
— infolge Lampenfieber, Examensangst
Gelsemium
— mit Leibschmerz, Brechdurchfall und häufigem Blähungsabgang
Bismutum metallicum
— bei Leberstörungen
Yucca filamentosa
— nach Milchgenuß
Natrium carbonicum
— am Morgen
Gnaphalium polycephalum
Psorinum
— — drängende, schmerzlose gegen 5.00 Uhr
Luesinum
— die morgens früh aus dem Bett treibt
Dioscorea villosa
— wäßrige und spastische Obstipation mit Tenesmen
Gutti
— wechselnd mit Obstipation und dickbelegte, kalkweiße Zunge
Antimonium crudum
— plötzliche als natürlich regressive Vikariation
Gelsemium
— psychische
Kalium phosphoricum
— und Rheumatismus, Vikariation zwischen —
Abrotanum
— der Säuglinge
Arundo mauritanica
— saure
Calcium carbonicum
— — (das ganze Kind kann sauer riechen)
Hepar sulfuris
— schmerzhafte, Neigung zu — mit unverdauten Speisen und stinkenden Blähungen
China
— schmerzlose, profuse und saures Aufstoßen
Calcium aceticum
— mit schneidendem Schmerz um den Nabel
Dulcamara
— im Sommer, auf Reisen oder bei Kostveränderungen (Fleischgenuß)
Para-Benzochinon
— mit starkem Spritzen
Argentum nitricum
— stinkende
Anthracinum
— — nachts
Lithium carbonicum
— die während des Tages sich verschlimmert
Petroleum
— und unstillbares Erbrechen bei Gastroenteritis
Arsenicum album
— unverdaute, schmerzlose und wäßrige nach jedem Essen und nachts auftretend
Ferrum metallicum
— mit unverdauten Speisen, besonders bei Kindern
Oleander
— mit Verschlimmerung am Nachmittag
Calcium carbonicum
— wäßrige, schmerzlose und stinkende,

der eine große Schwäche folgt und die durch Essen gebessert werden kann
Kalium phosphoricum
— mit Würgen, Übelkeit, Erbrechen, Blähungsbeschwerden und Leibschmerzen sowie Polyurie und Kopfkongestionen während der Menstruation
Glonoinum
— mit übelriechenden Winden
Acidum fluoricum

Diätfehler
— Zustand nach — mit Ärger und auftretender Migräne rechts
Chelidonium

Diaphoretikum
Arundo mauritanica

Diathese
— exsudative
Calcium carbonicum
Glandula lymphatica suis
Tonsilla suis
— hämorrhagische
Lachesis
— harnsaure
Acidum benzoicum
Lycopodium
Pichi-Pichi
— — mit schießenden, stechenden Neuralgien sowie Knacken und Krachen der Gelenke
Thuja

Dickdarm
— Neoplasien des —
Polypus recti-Nosode
— Rumpeln und Kollern im — und große Schwäche nach Durchfall, stinkender Stühle mit dem Gefühl der Schwäche im Leib, als wolle alles herausfallen
Podophyllum

Dickdarmkrebs
Anthrachinon
Carcinoma coli (fermentatum)

Digestivum
Galanga
Imperatoria ostruthium

Diphtherie
Acidum nitricum
Echinacea angustifolia
Lachesis
— Erschöpfungszustände nach —
Phophorus
— rechts beginnend
Mercurius jodatus flavus
Rhus toxicodendron

Diphtherische Angina
Apis mellifica
Mercurius solubilis Hahnemanni

Diskusprolaps
— im Bereich der Brustwirbelsäule
Ranunculus bulbosus

Dislokationen
— des Uterus
Aletris farinosa

Distorsionen
Arnica

Diuretikum
Acidum DL-malicum
Acidum fumaricum
Arundo mauritanica
Cochlearia officinalis
Cynara scolymus
Galega officinalis
Kalium nitricum
Lupulus
Sorbus aucuparia
Stigmata maydis
— antiphlogistisches, mildes
Bucco

Divertikulitis
Funiculus umbilicalis suis
Rectum suis
Polypus recti-Nosode

Doppeltsehen
Agaricus
Belladonna
Gelsemium
Hyoscyamus
Oleander
— Empfindlichkeit gegen Lichteindrücke und Schwimmen der Gegenstände beim Fixieren
Ginseng
— mit dunklen Flecken vor den Augen und Regenbogenfarbensehen sowie ein Zucken der Augenlider mit Lichtscheu evtl. Schielen und Herabfallen der Lider bei supraorbitalen Kopfschmerzen, rechtsseitig
Magnesium phosphoricum

Drang
— sich zu bewegen und große Unruhe
Arsenicum album
— unwiderstehlicher, irgendwelche Gegenstände z.B. Papier oder Kleider zu zerschneiden oder zu zerreißen, wobei evtl. laszive und frivole Reden, zotige Witze und Redensarten gebraucht werden
Veratrum

Drehschwindel
Conium

Druck
— äußerer, Empfindlichkeit gegen —
Lachesis
— auf dem Scheitel mit Hinterkopf- und Nackenschmerz
Acidum phophoricum
— und Schmerzen in der rechten Nierengegend
Ammonium benzoicum
— und Schmerzempfindung in der Lebergegend, häufigen Stuhlgängen mit weicher Konsistenz und tonartiger Farbe mit Aufstoßen, Verdauungsschwäche und Meteorismus
Iberis amara
— schmerzhafter — in der rechten Lendengegend
Aquilegia
— und Schmerzhaftigkeit, leiseste bei Überempfindlichkeit des gesamten Körpers
Agaricus

Druckgefühl
— und Benommenheit im Kopf
Anacardium
— auf der Brust
Ferrum metallicum
— wie von einer Last in der Brust
Cactus
— am Herzen
Adonis vernalis
— und Krampfgefühl im Magen mit brennenden und stechenden Schmerzen, rechts und Entwicklung von Darmgasen
Niccolum aceticum
— in der Magen- und Unterrippengegend, mit schmerzhaftem Spannen
Bryonia
— im Magen nach dem Essen und Erbrechen des Genossenen
Bryonia
— in der rechten Niere, besser durch Gegendrücken
Ammonium bromatum
— wie von einem Pflock in verschiedenen Körperteilen mit Schwäche in den Gliedern
Anacardium
— wie eine Last auf dem Scheitel
Cactus
— und Schweregefühl im Kopf mit Schwindel
Ambra
— und Taubheitsempfindungen im Fuß mit schmerzhaften Zuckungen im

Unterschenkel, nachts aus dem Schlaf weckend
Cinnabaris

Drüsen
— Affektionen der —
Acidum nitricum

Drüsen- und Bindegewebseiterungen
Phosphorus

Drüseninfiltration
Natrium muriaticum

Drüsenschwellungen
Bromum
Calcium arsenicosum
Calcium carbonicum
Chamomilla
Jodum
Mercurius solubilis Hahnemanni
Thuja
— allgemeine
Spongia
— harte bei Lues und Skrofulose
Mercurius jodatus flavus
— und Karies profunda
Mezereum
— Neigung zu —
Cistus canadensis
— skrofulöse
Baryum jodatum
Calcium chloratum
Chamomilla
Ferrum jodatum
Mercurius bijodatus
— — Kinder
Schweinepest-Serum-Nosode
— steinhart sich anfühlende —
Conium
— — — — — und suspekt auf Karzinom
Calcium fluoratum
Conium
— der Unterkiefer- und Gaumenbogendrüsen, in der Achselhöhle, im Nacken, am Hals und am Ohr, in der Leistengegend
Silicea
— und Verhärtung
Graphites

Drüsenverhärtungen
Lapis albus

Dumping-Syndrom
Jejunum suis

Duodenalkatarrh
Anacardium

Duodenalsyndrom
Phosphorus
— Magenbeschwerden im Sinne des —
Petroleum

Duodenitis
Duodenum suis
Levisticum officinale
Pankreas suis
— chronica
Duodenitis-Nosode
— mit grünen Stühlen
Mercurius dulcis

Dupuytrensche Kontraktur
Arnica
Dupuytren-Nosode
Graphites

Durchblutungsstörungen
Aesculus
Arnica
Arteria suis
Baryum carbonicum
Coxsackie-Virus-Nosode
Funiculus umbilicalis
Placenta suis
Secale
Tabacum
Vena suis

— der Extremitäten mit blau-roten Flecken und Brennschmerz
Baryum oxalsuccinicum
— und Funktionsschwäche des Gehirns
Cerebrum
— periphere und zentrale mit Gangrän, Ulcus cruris, Frostbeulen, marmorierte Haut
Natrium pyruvicum

Durchfälle
siehe Diarrhö

Durchnässung
— nach und vor feucht-kaltem Wetter auftretende Beschwerden
Rhus toxicodendron
— oder Verschlimmerung bei naßkaltem Wetter bei Paresen verschiedener Art
Dulcamara

Durst
Acidum aceticum
Curare
Mygale avicularis
— auf große Mengen Bier
Bryonia
— großer — mit sofortigem Erbrechen nach jedem Schluck
Apocynum
— im Frost bei Fieber
Ferrum metallicum
— im Frost mit kräftigem Puls bei kaltem Körper und entzündlich-rheumatischen Fiebern
Ferrum metallicum
— großer, nach kalten Getränken und bitterer Geschmack
Bismutum metallicum
— — unstillbarer — auf warme oder halbwarme Getränke
Arsenicum album
— — — und Verlangen nach Salz
Natrium muriaticum
— auf kaltes Wasser und Verlangen nach Schnäpsen und nach Zucker
China
— und Verlangen nach Ruhe
Bryonia
— heftiger und Schlingbeschwerden bei Appetitmangel und abnormen Speisegelüste
Cicuta virosa
— — mit Schluckbeschwerden, bitterem Mundgeschmack, Heißhunger bei erheblicher Trockenheit des Mundes mit Empfindlichkeit der Zunge und des Gaumens
Gutti
— — und Schmerzen entlang der Speiseröhre
Arsenicum album
Colchicum
— — und zwischendurch ungewöhnlicher Hunger, bei Appetitlosigkeit und Ekelgefühl
Guajacum
— Unruhe und Übelkeit bei Magenbrennen
Ipecacuanha
— unlöschbar
Mercurius sublimatus corrosivus
— ungewöhnlicher nach Aufregungen mit nachfolgender Abspannung, Mattigkeit und Zittern
Hypericum
— starkes Verlangen mit Schlingbeschwerden und kaltem Atem bei kalter und empfindlicher und trockener Zunge
Heloderma
— und Verlangen nach saurem
Conium

Durstlosigkeit
Apis mellifica
— und Hitzewallungen bei Kälteempfindung in Haut und Gliedern
Aethusa
— bei Stühlen aus unverdauten Massen und Schleim
Ferrum arsenicosum
— trotz des Trockenheitsgefühls
Nux moschata

— Trockenheit im Munde und Widerwille gegen Wasser
Caladium seguinum

Dysbakterie
Pankreas suis
— des Darmes
Fel suis
— schwere, evtl. mit Störungen der Vitamine B-Produktion
Paracoli-Nosode

Dyskrasien
Baryum oxalsuccinicum
Hedera helix
Sanguis suis
— chronische
Natrium pyruvicum
— sonstiger Art
Sulfur
— sykotische —
Acidum nitricum
— auf syphylitischer Basis
Acidum nitricum
— verschiedenster Art
Sulfur
— zelluläre oder auch chronisch-humorale Phasen
Sepia

Dyskrasisch-chronische Zustände
— tiefgreifender konstitutioneller Belastung
Psorinum

Dysmenorrhö
Aletris farinosa
Aquilegia
Brucella abortus Bang-Nosode
Caulophyllum thalictroides
Cerium sulfuricum
Coffea
Cuprum
Cyclamen
Gelsemium
Glonoinum
Hypophysis suis
Ignatia
Lachesis
Lilium tigrinum
Melilotus
Niccolum metallicum
Ovarium suis
Placenta suis
Platinum metallicum
Potentilla anserina
Senecio fuchsii
Tarantula
Uterus
Viburnum opulus
Gnaphalium polycephalum
— Amenorrhö, Menorrhagien
Mitchella repens
— die nach Eintritt der Blutungen sich bessert
Lachesis
— mit Drängen nach unten
Pulsatilla
— mit Fluor albus und venöser Stase im Becken und Unterleib
Berberis
— mit Frösteln und Ohnmachtsanwandlungen
Ammonium carbonicum
— mit Kopfkongestionen
Glonoinum
— membranöse
Calcium aceticum
— Menorrhagie und Amenorrhö
Cimicifuga
— der jungen Mädchen bei extrem trockener Haut und spärlicher Menstruation
Jaborandi
— und heftige Migräne, die einen Tag vor der Menstruation mit Erbrechen einsetzt
Gelsemium
— und Menstruationskoliken mit neuralgischen Beschwerden, besser beim Einsetzen der Blutung (Lachesis)
Magnesium phosphoricum
— und verfrühte Menstruation, besonders wenn eine Anschwellung und Empfindlichkeit der Vagina besteht
Magnesium phosphoricum

— mit zu früher Periode und Fluor, Reizbarkeit und Erregung des Nervensystems bei —
Ammonium carbonicum
— mit starker Blutung, wobei Vollheits- und Zerschlagenheitsgefühl im Bauch besteht
Hamamelis

Dyspepsie
Acidum nitricum
Anacardium
Magnesium carbonicum
Natrium phosphoricum
Podophyllum
— und Alkoholunverträglichkeit
Carbo vegetabilis
— chronische
Phosphorus
— — (Säuferkatarrhe)
Acidum sulfuricum
— bei Leberleiden
Oxalis acetosella
— (Reaktionsphasen) mit psychischer Überlagerung
Chamomilla

Dyspepsia acida
Acidum carbolicum

Dyspeptische Zustände
Sulfur

Dysphagie
— spastische
Lyssinum

Dyspnoe
Kola
Ephedra vulgaris
Naja tripudians
Natrium nitricum
Para-Benzochinon
— asthmatische
Penicillinum
— und Asthma bronchiale
Lobelia inflata
— bei Bronchiolitis
Antimonium arsenicosum
— wie von innerer Erstickung, auch bei Asthma bronchiale
Ignatia
— bei hohem Fieber
Diphtherinum
— mit einem Gefühl retrosternaler Geschwürsbildung und Asthma bronchiale, das bei Kälte und im Winter schlimmer ist (abwechselnd mit Ekzem)
Psorinum
— mit Herzaffektionen und Kollaps
Bismutum metallicum
— Husten mit Brustschmerzen und blutigem Auswurf bei üblem Mundgeruch, Zahnfleischbutungen, Wackeln und Abblättern der Zähne an der Innenfläche (Parodontose), vermehrte Speichelabsonderung
Crotalus
— fortschreitende und Herzschwäche bei Lungenkrebs
Hydrochinon
— kann mit dem Kopf nicht tief liegen
Spongia
— bei nächtlichem Krampfhusten
Ambra
— und harte Krustenbildung bei chronischer Rhinitis
Melilotus officinalis
— bei Oberlappenpneumonie
Jodum
— mit Ödemneigung
Cerevisia
— schwere mit Ödem bei Herzpatient (kann sich kaum die Treppe heraufschleppen und in das Sprechzimmer treten)
Arsenicum album
— mit Ohnmachtsgefühl und Herzklopfen, großer Atemnot bei geringsten Bewegungen
Convallaria majalis
— sowie Pneumonie mit schwieriger

Lösung des Expektorates, Schleimanhäufung und Rasselgeräusche bei Bronchitis
Lycopodium
— mit Schmerzen in der rechten Brust
Mercurius sulfuricus
— und Schlaflosigkeit mit Schwäche und Zittern sowie Wallungen mit plötzlichem Wechsel von blasser Farbe in rotes Gesicht verbunden mit Pulsieren durch den ganzen Körper
Ferrum metallicum
— und Schwindel bei Emphysem
Curare
— mit Verschlimmerung durch jede Anstrengung
Laurocerasus
— und Myokardschwäche
Acidum DL-malicum

Dystonie
— humorale durch Säfteverluste bedingte —
China
— vegetative
Adrenalin
Diencephalon
Funiculus umbilicalis suis
Insektizid
Phenothiazin
Sulfaguanidin
Sympathicus suis
Tetracyclin
— — mit Nervosität, niedergedrückter Gemütsstimmung, Gedächtnisschwäche, Ängstlichkeit, Schlaflosigkeit
Kalium phosphoricum

Dystrophia adiposogenitalis
Cortison
Funiculus umbilicalis suis
Hypophysis suis

Dystrophia musculorum progessiva
Dystrophia musculorum progressiva-Nosode
Embryo totalis suis

Dysurie
Galium aparine
Nux vomica
Solidago virga aurea
Triticum repens
— beruhigende Wirkung bei —
Stigmata maydis

Eier
— Geschmack wie faule — (nach dem Essen)
Acidum phosphoricum
— starkes Verlangen nach —, bei Erkrankungen oder in der Rekonvaleszenz
Calcium carbonicum

Eierstock (siehe auch Ovar)
— Beschwerden des —
Lachesis
— Dysfunktion des —
Lachesis
— links, geschwollen und schmerzhaft
Ammonium bromatum
— — heftige Schmerzen im —
Thuja
— Neuralgien des —
Magnesium phosphoricum
Melilotos
— rechts, Empfindung von Brennen im —
Fagopyrum
— — Ziehen und Reißen im —, den rechten Oberschenkel entlang bis zum Knie ausstrahlend
Podophyllum

Eifersucht
— Raserei und Wutanfälle
Hyoscyamus
— Wahn
Ovarium suis
Sanguis menstrualis

Eindrücke
— äußere, Überempfindlichkeit gegenüber —
Coffea
Nux vomica

Eingeschlafenheitsgefühl
— in Armen und Hand
Hyoscyamus
— der Beine
Acidum fluoricum
— oder Kribbeln, Parästhesien bei stechenden Schmerzen, unabhängig von Bewegung, Berührung, Druck
Colocynthis
— und Taubheitsgefühl mit dem Gefühl von Schwere und Unruhe in Armen und Beinen
Glonoinum
— — — der Zehen
Gnaphalium polycephalum

Einrisse
— an allen Körperöffnungen
Graphites
— an den Nägeln (Niednagel) mit entzündlichen Reizungen der Nagelglieder
Natrium muriaticum
— und Ulzerationen an Körperöffnungen, an Haut-Schleimhautgrenzen, bes. bei dunkelhäutigen Personen jenseits des mittleren Lebensalters
Acidum nitricum

Einsamkeit
Helonias dioica
— Sucht zur —
Psorinum
Ignatia

Einschlafen
— schwieriges
Adonis vernalis
— spätes
Nux vomica
— Stockung der Atmung beim —
Grindelia robusta

Eisenbahnfahren
— Schwindel bei —
Cocculus

Eiseskälte
— kollapsbedingte der Haut
Carbo vegetabilis
— im Magen und heftiges Brennen
Colchicum

Eiter
— dick- und dünnflüssiger übelriechender
Asa foetida

Eiterabsonderungen
— von Karbunkeln oder Furunkeln, übelriechende
Lachesis

Eiterausfluß
— chronischer, aus dem Ohr (fistelnde Otitis media) mit Schwerhörigkeit
Asa foetida
— aus den Ohren, der übelriechend ist
Hepar sulfuris

Eiterblasen (Pemphigus)
— auf der Haut und Schleimhäuten
Bufo

Eiternde Wunden
Aristolochia clematitis

Eiterungen
(siehe auch unter Suppurationen)
China
— nach Durchbruch des —
Silicea
— langandauernde bei chronischer Zellgewebsentzündung an der Nase mit Abszeßbildung verbunden mit Nasenbluten
Corallium rubrum
— mit Neigung zu — und Karbunkel mit dunkler Röte
Rhus toxicodendron

Eiterungsneigung
Hepar sulfuris
Silicea
— bei Quetschwunden
Calendula
— jeder Art
Mercurius solubilis Hahnemanni
— und Lymphangitis
Pyrogenium

Eiweißfäulnis
— im Darm
Indol

Eiweißintoxikationen
Para-Benzochinon

Eiweiß- und zuckerhaltiger Urin
Acidum picrinicum

Ejaculatio praecox
— bei schlaffem Glied und Impotenz
Selenium
— bei unvollkommener Erektion und vermindertem Trieb
Caladium seguinum

Ekchymosen
— Neigung zu —
Secale cornutum
— und Sugillationen
Carbo vegetabilis

Ekel
— und Appetitlosigkeit, zwischendurch ungewöhnlicher Hunger und starker Durst
Guajacum
— und Brechneigung
Ammonium muriaticum
— vor Fleisch
Acidum nitricum
— vor Schwarzbrot
Acidum phosphoricum
— vor sich selbst
Luesinum
— gegen Speisen mit Erbrechlichkeit und anhaltendem Würgen
Helleborus
— Übel- und Appetitlosigkeit beim Geruch gekochter Speisen
Colchicum
— Übelkeit, Aufstoßen, Stomatitis, Glossitis, Völlegefühl mit Drücken im Magen (als wenn ein Gefühl von Kälte im Magen herrsche)
Castoreum sibiricum

— — und Erbrechen galliger Massen mit Appetitverlust (erbricht alles außer heißen Getränken)
Chelidonium
— und Widerwille gegen alle Speisen und Getränke
Ammonium muriaticum
— wobei die Übelkeit durch kühles Getränk gemildert wird und verminderter Appetit bei gewohntem Tabakrauchen
Gratiola

Eklampsie
Cina
Pyelon suis
— Konvulsionen bei —
Cuprum
— und Urämie
Chinhydron

Ekzeme
Berberis aquifolium
Cutis suis
Fagopyrum
Penicillin
Placenta suis
Pollis graminis
Scrophularia nodosa
Sepia
Sudor pedis
Viola tricolor
— akute
Vaccininum
— — chronische —
Adeps suillus
Comocladia dentata
Mercurius solubilis Hahnemanni
Psoriasis-Nosode
Serum ovile
— mit heftigem, besonders nächtlichem Juckreiz
Psorinum
— allergische
Natrium pyruvicum
— des Armes
Trichomonaden-Fluor
— und Asthma bronchiale u.a., Vikariationseffekte zwischen —
Arsenicum album
— mit Brennen der Haut und Juckreiz
Arsenicum album
— chronische
Acidum sulfuricum
Hepar suis
Manganum carbonicum
Ovum
Sepia
Veronica
— — und Angstzustände
Asthma-Nosode
— — des äußeren Gehörganges
Ductus auricularis externus suis
— — und Dermatosen
Medorrhinum
— — mit Hautverdickungen
Mercurius solubilis Hahnemanni
— — lichenifiziertes
Chinhydron
— — trockene, schlaffe Haut
Kalium arsenicum
— — — schuppende — mit heftigem Juckreiz
Acidum DL-malicum
— feuchte, wunde in den Gelenkbeugen und hinter dem Ohr
Petroleum
— des Gehörgangs
Acidum DL-malicum
Tellurium
— besonders im Gesicht und hinter den Ohren bei skrofulösen Kindern
Curare
— auf der Handoberfläche
Acidum hydrochloricum
— — — — feuchten
Bovista
— hartnäckige mit Lichenifikation der gesamten Körperhaut (Arme, Beine, Halsgegend, Gesicht)
Para-Benzochinon
— und Impetigo
Bacillinum
— mit intensiver Rötung
Croton tiglium

— juckende
Acidum carbolicum
— — und Dermatosen, besonders auf dem Handrücken
Pix liquida
— — am Hals und an den Fingern
Acidum oxalicum
— — schuppende, evtl. mit Asthma bronchiale abwechselnd
Natrium pyruvicum
— der Kopfhaut
Cicuta virosa
Graphites
Staphisagria
— bei Leberschädigung
Dolichos pruriens
— leicht nässende, rissige und jauchende Knötchen
Baryum oxalsuccinicum
— nässend
Lycopodium
Pyodermie-Nosode
Ranunculus bulbosus
— — allergische, die mit Asthma bronchiale abwechseln
Natrium oxalaceticum
— — und eiternde
Mercurius solubilis Hahnemanni
— — und skrofulöse Hautaffektionen
Lycopodium
Mercurius solubilis Hahnemanni
— — mit unerträglichem Juckreiz
Ubichinon
— — vesikulöse
Clematis
— nesselartige auf der Kopfhaut
Acidum cis-aconiticum
— und Neurodermitis an Stirn, Wangen und Gesicht mit Juckreiz
Arnica
— pustulöse mit Schorfen an den Streckseiten
Kreosotum
— — und vesikulöse
Croton tiglium
— Schuppen bei —
Arsenicum album
— schuppende und juckende mit Fissuren
Tuberculinum
— am Skrotum
Croton tiglium
— — — und am Penis
Acidum fumaricum
— seborrhoisches
Comedones
— seröses Exsudat bei —
Sulfur
— suppurierendes
Hepar sulfuris
— trockene chronische
Hydrochinon
— — schuppende
Streptococcus haemolyticus
— unterdrückte —
Arsenicum album
— vesikulöse
Acidum fluoricum
Cistus canadensis

Ellenbeuge
— Lymphknotenschwellungen in der —
Rubeolae-Nosode
— rechts, Schmerzen in der —
Lycopersicum

Ellenbogen
— und Arme, rheumatische Schmerzen in —
Acidum salicylicum
Gnaphalium polycephalum
— rechts, Handwurzelknochen, Handgelenke, Schmerzen in —, besonders bei regnerischem Wetter
Erigeron canadensis
— — Kribbeln im —
Lycopersicum
— Ekzem der Metallarbeiter
Chinhydron

Ellenbogengelenk
— und Handgelenkanschwellungen und Steifigkeit der Hände mit rheumatoiden Schmerzen
Hyoscyamus

— rheumatischer Schmerz im linken — mit Taubheit in der Hand und Schmerzen in der Handwurzel
Convallaria majalis
— Schmerzen im —, die sich bei Drehbewegungen verschlimmern mit Anästhesiegefühl in den Händen
Adonis vernalis
— Verrenkungsschmerzen in —
Petroleum

Embolie
— Gefahr der — postoperative
Ubichinon
— Prophylaxe
Acidum fumaricum

Empfindlichkeit
— abnorme gegen Kälte
Psorinum
— Ärgerlichkeit
Staphisagria
— gegen äußere Eindrücke
Castoreum sibiricum
— gegen Berührung
Aethusa
Belladonna
— — und Erschütterung
Apis mellifica
— — besonders stark ausgeprägt am Hals, Kette oder geschlossener Hals kann nicht vertragen werden
Lachesis
— gegen frische Luft
Carbo animalis
— gegen Geräusche, Schmerzen, Berührungen und Stöße, auch Todesfurcht
Acidum nitricum
— gegen die geringste Berührung an Hämmorrhoiden und Genitalien
Acidum hydrochloricum
— gegen den geringsten Luftzug (macht Schmerzen)
Calcium phosphoricum
— große, gegen Luftzug, der im geringsten bereits Niesen verursacht
Aralia racemosa
— — gegen Zugluft und Kälte mit brennendem Jucken in der Haut, urtikariellen Blasen und warzenähnlichen Effloreszenzen
Anacardium
— gegen Kälte und frische Luft
Ferrum sulfuricum
— gegen kalte Luft
Abrotanum
Mercurius solubilis Hahnemanni
Agaricus
— — bei drückenden, reißenden Ohrenschmerzen, die zum Schreien zwingen
Chamomilla
— gegen Kälte und Wind
Rhododendron
— gegen Licht und Lärm
Aquilegia
— gegen Luftzug
Medorrhinum
— gegen Wind und Temperaturschwankungen, verbunden mit Kopfneuralgien, Zahnschmerzen
Acidum cis-aconiticum
— gegen Zusammenschnüren
Lachesis

Empfindung
— von Druck und Schwere in der Brust mit dumpfen Schmerzen und scharfen Stichen sowie mit Brustbeklemmung und evtl. Blutspucken
Gutti
— „von Flüssigkeit im Kopf", „als ob das Gehirn wackle" oder als ob der Patient eine Kanne auf dem Kopf hätte
Magnesium phosphoricum
— eines Fremdkörpers im After und schmerzhaftes Stechen in der Harnröhre nach Miktion bei Prostatitis
Selenium

— eines heißen Fleckes auf dem Scheitel
Fraxinus americana
— als seien der Körper und die Glieder aus Glas, und würden leicht brechen
Thuja
— als wären Seele und Körper getrennt
Thuja
— als wenn ein Splitter oder eine Fischgräte im Schlund stecke
Hepar sulfuris
— zuckender und reißender Schmerzen im rechten Unterarm und in den kleinen Handmuskeln
Ranunculus bulbosus

Emphysem
Acidum α-ketoglutaricum
Asthma-Nosode
Bronchus suis
Carbo vegetabilis
Chinhydron
Ephedra vulgaris
Funiculus umbilicalis suis
Grindelia robusta
Ipecacuanha
Pertussis-Nosode
Pulmo suis
Querbracho
Senega
— alter Leute
Naphthalin
— mit Brustbeklemmung oder erschwertem Atem
Cactus
— Dyspnoe und Schwindel
Curare

Empyem
Hepar sulfuris
Mercurius solubilis Hahnemanni
Pyrogenium

Endocarditis
Adonis vernalis
Convallaria majalis
Diphtherinum
Phosphorus
Streptococcus haemolyticus
— akuter
Spigelia
— bei Gelenkrheumatismus
Kalmia
— und Perikarditis
Iberis amara
— bei Polyarthritis rheumatica und Hydrops (Pleura, Perikard, Peritoneum)
Colchicum

Endocarditis lenta
Streptococcus viridans

Endocarditis rheumatica
Polyarthritis-Nosode

Endogene Depression
Toxoplasmose-Nosode

Endogene Psychosen
Phenothiazin

Endokrinum
— Störungen des —
Hypophysis suis

Endometritis
Belladonna
Trichomonaden-Fluor

Endomyokarditis
Para-Benzochinon

Energie
— Mangel an —
Acidum picrinicum

Engbrüstigkeit und Erstickungsanfälle
— in der Herzgegend Stiche
Pulsatilla

Entbindung
— Harnverhalten und Harnzwang nach der — und während der Schwangerschaft
Equisetum arvense

— Schmerzen bei —
Chamomilla

Enteritis
Acidum succinicum
Aconitum
Antimonium crudum
Myrtillus
Quercus e cortice
Salmonella typhi
— acuta
Acidum salicylicum
Ubichinon
— chronica
Geranium robertianum
Pankreas suis
— Konjunktivitis, Urethritis
Mezereum

Enterokolitis
Nux vomica
Tuberculinum

Entwicklungsstörungen
Calcium silicicum
— und geistige Erschöpfungszustände
Cerebrum suis
— geistige, bei Kindern
Acidum glutaminicum
— — und körperliche
Tonsilla pharyngica suis
— bei Heranwachsenden (psychische und physische)
Toxoplasmose-Nosode
— der Kinder
Cerebrum frontalis
— — — (nach retoxisch behandelter Grippe, Angina usw.) bei retoxischen Phasen
Toxoplasmose-Nosode
— besonders bei Kindern
Luesinum
— des Skelettsystems bei leukophlegmatischem Temperament
Calcium carbonicum
— und Wachstumsstörungen
Glandula thymi suis

Entziehungserscheinungn
— bei Trunksucht
Phosphorus

Entzündungen
— jeder Art
Echinacea angustifolia
— der Augen, skrofulöse —
Arsenum jodatum
— bindegwebige
Rhus toxicodendron
— der Brustwarzen mit wunden, blutenden Warzen
Lycopodium
— chronische
Kalium phosphoricum
— erysipelartige, der Haut mit Blasenbildung im Gesicht, an Händen, Armen und an der Brust, stark juckend und brennend
Cantharis
— flächenhafte (Erysipel)
Belladonna
— mit Gangrän und Sepsis
Crotalus
— hämorrhagische, allgemeine Neigung zu —
Cantharis
— heftige, des gesamten Rachenringes
Phytolacca
— der Knochenhaut
Acidum nitricum
— lokalisierte, im ersten Stadium, wenn noch keine Suppurationen erfolgt sind
Belladonna
— mit psychischer Überlagerung
Chamomilla
— und Reizzustände
Apis mellifica
— der Schleimhäute
Mezereum
— septischer Entwicklung
Lachesis
— skrofulöse —
Aethiops antimonialis
— des gesamten Verdauungskanales
Acidum benzoicum

Entzündungsneigung
— die rasch in Suppurationen übergeht
Hepar sulfuris

Entzündungs- und Reizzustand
— konjunktivitischer mit Lichtscheue, Tränenfluß
Belladonna
Euphrasia

Enuresis nocturna
(siehe auch unter Bettnässen)
Acidum α-ketoglutaricum
Cina
Ferrum metallicum
Ferrum phosphoricum
Kalium phosphoricum
Lyssinum
Magnesium sulfuricum
Plantago major
Psorinum
Sepia
Taenia solium (als Nebenmittel)
— während des ersten Schlafes
Sepia
— wenn Urin im ersten Schlaf unfreiwillig entleert wird
Causticum Hahnemanni
— verbunden mit Blasenreiz
Equisetum arvense

Enzephalitis
Baptisia
Pyrogenium
— durch Frischzellenimplantation aktiviert
Aconitum
Helleborus
— mit Höchsttemperaturen
Aconitum
— postvaccinale
Variolinum
— postvakzinöse
Aconitum
— Zustand nach —
Coxsackie-Virus-Nosode
Cerebrum suis

Enzephalomalazie
Cerebrum suis
Solanum nigrum

Epididymitis
Balsamum copaivae
Clematis
Mercurius bijodatus
Mercurius solubilis Hahnemanni
Rhododendron
Spongia

Epigastrium
— Blähungen im —
Carbo vegetabilis
— rechtes, Schmerzen im —, zur rechten Schulter ziehend (Cholangitis)
Aesculus
— linkes, Stiche im — bei Angina pectoris
Oxalis acetosella

Epikondylitis
Spiraea ulmaria

Epilepsieartige Krämpfe
Aethusa

Epilepsie
Asterias rubens
Atropinum sulfuricum
Corpus pineale suis
Cresolum
Cuprum
Hyoscyamus
Lyssinum
Serotoninum
Stramonium
Zincum cyanatum
— wenn vor dem Anfall Blutandrang zum Kopfe besteht
Calcium arsenicosum
— vor dem Anfall wie ein Blitz vom Kopf in die Füße
Acidum hydrocyanicum

— wenn Keuchhusten in der Anamnese vorliegt
Pertussis-Nosode
— mit kurzen Vorstadien (Aura)
Naphthochinon
— mit Mydriasis einige Tage vor dem Anfall
Argentum nitricum
— traumatische
Naphthochinon

Epileptiforme Anfälle
Agaricinum
Agaricus
Bufo
Cicuta virosa
Ignatia
Glonoinum

Epistaxis
Hamamelis
— hellrot
Ferrum metallicum

Epitheliomen
Condurango
— im Gesicht, mit Schorfen
Kalium sulfuricum
— und Hautkrebs
Ranunculus bulbosus

Erbrechen
Acidum salicylicum
Acidum tartaricum
Cadmium sulfuricum
Calcium chloratum
Digitalis
Ferrum metallicum
Lobelia inflata
Phosphorus
Secale cornutum
— azetonämisches
Antimonium crudum
— chronisches, unverdauter Nahrung
Cerium oxalicum
— und Darmentleerung mit völliger Erschöpfung
Veratrum
— und Diarrhö bei Meteorismus
Variolinum
— und Durchfall mit Bauchschmerzen
Caltha palustris
— sofort nach dem Essen
Bismutum subnitricum
— nach dem Essen bei Druckgefühl im Magen nach dem Essen
Bryonia
— essigsaurer Massen, daß die Zähne stumpf werden (z.B. bei Ulcus duodeni et ventriculi)
Oxalis acetosella
— fortgesetztes (durch geringste Nahrungsaufnahme zu provozieren)
Gaultheria procumbens
— galliges und kopiöse reichliche, schmerzlose Stühle mit gallertartigem Schleim, die gußartig sind und übel riechen
Podophyllum
— galliger Massen, Ekel, Übelkeit und Appetitverlust (erbricht alles außer heißen Getränken)
Chelidonium
— von Galle, Schleim, bitteren Massen und Nahrung und die dadurch erfolgende Erleichterung
Sanguinaria
— grünliches, bitteres, Leberschwellungen, Ikterus bei Leberleiden
Lycopodium
— bei halbgeschlossenen Augenlidern, Kind schwitzt beim Schlaf auf dem Kopf, den es von einer Seite zur anderen rollt
Podophyllum
— und Harndrang, krankes Aussehen, Abmagerung des Gesichtes mit gelblicher Hautfarbe und Neigung zu Geschwürsbildungen mit stinkenden Sekreten
Kreosotum
— hartnäckiges
Calcium chloratum
— heftiges mit Darmkoliken und diarrhöische Stühle
Colchicum

— während des Hustens, wobei sich während des Essens oder anschließend Verschlimmerung zeigt
Myosotis arvensis
— und Husten während der Gravidität
Nux moschata
— bei Kindern, wobei derartige große, sehr saure und käsige Massen heraufgewürgt werden, daß es fast unmöglich scheinen möchte, daß sie Kinder ausgebrochen haben könnten
Aethusa cynapium
— von klarer, heller Flüssigkeit oder von schleimigen, galligen Massen bei akuter Gastroenteritis
Kalium bichromicum
— von klarem Schleim, schaumigen und kaffeesatzähnlichen Massen
Medorrhinum
— kleiner Flüssigkeitsmengen (es bleibt keine Nahrung und kein Getränk im Magen), gleichzeitig bestehen Kopfschmerzen und Durchfall
Sanguinaria
— Koliken, Durchfall und Würgen bei Magenschleimhaut- und Darmentzündungen
Hyoscyamus
— — und schleimig saure Stühle bei akuten Magenkatarrhen bei heftigen Schmerzen
Dulcamara
— Kopfschmerz und Brechreiz bei morgens auftretender Migräne, die bis Sonnenuntergang anhält
Natrium pyruvicum
— aller Nahrung, außer heißen Getränken
Chelidonium
— und Nasenbluten mit Hustenanfällen
Drosera
— Niesen, Aufstoßen von Luft und Magenschmerz, krampfartiger Husten, Würgen, Schwäche zurückbleibend
Lobelia inflata
— bei Peritonitis
Papaver
— saures
Natrium phosphoricum
— — wie Essig, ätzend
Iris
— — von geronnener Milch
Aethusa cynapium
— — — saure Durchfälle
Calcium carbonicum
— vom saurem Schleim, der Zähne stumpf macht
Acidum phosphoricum
— von Schleim und Blut bei Magenschmerz
Arum maculatum
— schleimig, galliges mit Magenkrampf und Auftreibung der Magengegend und des gesamten Bauches mit krampfhaftem Ziehen, Wühlen und Pressen
Gratiola
— der Schwangeren und chronische Verdauungsstörung
Ferrum metallicum
— der Speisen
Mercurius cyanatus
— — bei Keuchhusten mit pfeifendem Atem und Stichen auf der Brust mit Zyanose und Erstickungsanfällen, Brechwürgen und großer Schwierigkeit den Schleim auszuwerfen
Drosera
— — stundenlang nach dem Essen
Pulsatilla
— von süßem oder saurem Schleim
Acidum phosphoricum
— Tendenz zu ausgeprägtem — (sobald Speisen die Lippen berührt haben)
Cadmium sulfuricum
— nach dem Trinken
Arsenicum album
— Trockenheit des Mundes, klebriger Speichel, erdiger Geschmack, Aufstoßen, Übelkeit
Gentiana lutea
— der Tuberkulose- und Krebskranken

(können keinerlei Nahrung bei sich behalten)
Cerium oxalicum
— und Übelkeit sowie Brechwürgen, Auftreten bei Magenerkrankungen und beim Husten
Ipecacuanha
— — nach dem Frühstück und Mittagessen
Selenium
— — heftige, schneidende Magenschmerzen und besonders brennende Schmerzen in Gallenblasengegend
Boletus laricis
— — saurer Massen (wie Essig)
Ornithogalum umbellatum
— großer übelriechender Flüssigkeitsmengen und Auftreiben des Bauches
Abrotanum
— unstillbares — und Diarrhöen bei heftigster Gastroenteritis
Arsenicum album
— — besonders wenn dabei Durchfälle mit aashaft riechenden Stühlen vorhanden sind
Kreosotum
— — und erschöpfende Diarrhö bei Gastroenteritis
Arsenicum album
— unverdauter Speisen
China
— von unverdauten und sauren Speisen (3 bis 4 Stunden nach dem Essen)
Kreosotum
— und Widerwillen gegen alles Saure und Magenkrämpfe
Cocculus cacti
— und Würgen
Camphora
— — Blähungsbeschwerden, Übelkeit, Leibschmerzen, Polyurie und Kopfkongestionen bei Diarrhö
Glonoinum
— — morgens, besonders von Schleim und Galle
Nux vomica
— Würgen und Speiseröhrenkrämpfe bei akuten Magenkatarrhen der Säuglinge
Aethusa
— zerebrales
Apomorphinum hydrochloricum
Glonoinum

Erektionen
— anhaltende —
Agnus castus
— — morgens
Nux vomica
— häufige, mit vermehrtem Geschlechtstrieb, wobei oft Impotenz vorliegt
Gnaphalium polycephalum
— morgendliche, und vermehrter Geschlechtstrieb
Pulsatilla
— Nachlassen der — während des Koitus ohne Samenerguß
Acidum phosphoricum
— nächtliche mit brennenden Schmerzen in der Urethra beim Urinieren
Medorrhinum
— — ohne Pollution
Ginseng
— und Pollutionen in den frühen Morgenstunden
Ranunculus bulbosus
— und Satyriasis
Hyoscyamus
— schmerzhafte
Serpyllum
— — mit Pollution und Schmerzen in der Nierengegend, schmerzhaftes Ziehen vom Samenstrang in den Unterleib mit ziehendem Schmerz in der Eichel bei geringer Urinabsonderung und Brenngefühl beim Urinieren
Gratiola
— ständige — bei Prostatakrebs
Anthrachinon
— unvollkommene bei Ejaculatio praecox
Caladium seguinum

— vermehrte
Acidum oxalicum
— — und vermehrter Geschlechtstrieb
Gnaphalium polycephalum

Erethismus
— (gesteigerte Erregbarkeit)
Mercurius sublimatus corrosiuvs

Ergrauen
— und Ausfallen des Haupthaares bei Ausschlägen im Nacken
Acidum sulfuricum

Erguß
— bei Pleuritis und Perikarditis mit Verschlimmerung beim Essen und Hinlegen
Antimonium arsenicosum

Erkältlichkeit
Baryum jodatum
Kalium carbonicum
Natrium carbonicum
— chronische
Hepar sulfuris
— leichte
Acidum cis-aconiticum
— — sowie Empfindlichkeit gegen Kälte
Graphites
— verlangt dabei kühle Räume
Kalium jodatum

Erkältungen
Sanguinaria
— akute
Saponaria
— — und Husten
Conium
— — mit profusem wäßrigem Fließschnupfen, der die Nasenflügel wund macht und in den Hals heruntertropft
Lycopersicum
beginnende
Camphora
— und Grippe, inneres Frieren bei —
Aconitum
— grippöse mit Schnupfen, Husten, Hämatemesis
Dulcamara
— auf den Hals schlagend
Cistus canadensis
— leichte
Carbo animalis
— die von der Nase abwärts auf die Luftröhren und Bronchien übergehen
Phosphorus
— Neigung zu —
Acidum nitricum
Bacillinum
Grippe-Nosode
Natrium muriaticum
Nux vomica

Erkältungs- und Katarrhsymptome
Betonica
— allgemein, akute
Bryonia
— Heiserkeit mit Husten und Rauheit im Larynx (abends schlimmer), wobei der Kehlkopf gegen Berührung empfindlich ist
Phosphorus
— mit Husten, der sich bei jeder Luftveränderung verschlimmert
Rumex

Erkältungskrankheiten
Grippe-Nosode
— Anfälligkeit gegen —
Natrium oxalaceticum
— Empfindlichkeit gegen —
Ubichinon
— mit Fieber nach Erkältungen durch kalte Ostwinde
Aconitum
— der Luftwege
Anthrachinon
— Schleimhautentzündungen und -eiterungen und wundmachenden Sekreten
Ubichinon

Ernährungsstörungen
— chronische bei Erwachsenen wie bei Kindern
Sulfur
— mit Durchfällen und Pädatrophie
Silicea
— der Säuglinge
Bacterium lactis aerogenes
— der Vegetarier
Acidum succinicum

Erosio portionis uteri
Carbo animalis
Murex purpureus
Tartarus stibiatus
Trichomonaden-Fluor
Uterus
— Leukorrhö gelb-grüne, übelriechende und wundmachende bei —
Sepia

Erregbarkeit
— allgemeine und Reizbarkeit, mit Lachen und Weinen abwechselnd
Phosphorus
— erhebliche — aller Sinne
Belladonna
— leichte
Acidum hydrochloricum

Erregung
— abnorme sexuelle und nervöse Störungen
Acidum fluoricum
— und Durchfälle
Argentum nitricum
— geschlechtliche
Bufo
Lyssinum
Mygale avicularis
Veratrum
— der Geschlechtssphäre, zu frühe und zu starke Menstruation bei Blasenlähmung
Hyoscyamus
— plötzliche, schlimme Nachrichten, Schreck und Schicksalsahnungen bei nervenfieberartigen Erkrankungen
Gelsemium
— — geringfügige, beim Koitus
Bromum
— Steigerung der geistigen —, bis zur Tobsucht und Vernichtungswut
Agaricus

Erregungszustände
Agaricus
Chamomilla
— mit großer Unruhe, Beweglichkeit und vielem Reden
Hyoscyamus
— nervöse (als Beruhigungsmittel)
Ambra
Chamomilla
— zerebrale
Serotonin
— — mit Veitstanz, hysterische Krämpfe mit maniakalischen Erregungszuständen
Secale cornutum
— heiter und fröhliche mit erotischen Vorstellungen, verbunden mit Zornesausbrüchen, Wutanfällen, Traurigkeit, Mutlosigkeit, Schwermütigkeit und Mutismus bei Nymphomanie, puerperaler Manie oder Melancholie
Veratrum

Erröten
— chronisches, des Gesichtes
Amylium nitrosum
— oder Hitzegefühl mit Blässe sowie Neigung zu Schweiß
Ferrum sulfuricum

Erschöpfung
Aletris farinosa
Arsenicum album
Cadmium sulfuricum
Carbo vegetabilis
Cocculus
Ferrum arsenicosum
Ferrum phosphoricum
Senecio aureus

— allgemeine und depressive Stimmungslage
Berberis
— — (fühlt sich nur im Liegen wohl)
Penicillin
— — geistige — mit Altersschwäche
Ambra
— — Körperschwäche
Hydrastis
— allgemein-physische
Scarlatinum
— Arbeitsunlust mit apathischer, weinerlicher und wehmütiger Stimmung
Berberis
— nach Ausschweifungen
Zincum picrinicum
— und Beängstigung (sehen Ratten oder Mäuse, die durch das Zimmer laufen)
Aethusa cynapium
— nach Erbrechen und Darmentleerung
Veratrum
— und Ermüdungszustände (auch ohne Lebersymptomatik)
Hepatitis-Nosode
— und exzessive Nervosität, nachts besser, am Morgen schlimmer
Medorrhinum
— geistige
Acidum phosphoricum
— — mit Schwäche, Ermüdungsgefühl und geistiger Trägheit bis zur vollständigen Lähmung
Acidum picrinicum
— — nach Überanstrengung
Avena sativa
— große
Colchicum
— — nach Cholera infantum
Aethusa
— — und innere Kälte
Colchicum
— — mit Kältegefühl, Neigung zu Schwindel und Ohnmacht
Aethusa
— — bei Morgendiarrhö
Gnaphalium polycephalum

— und große Schwäche mit Ohnmachtsgefühl und Leereempfindung in verschiedenen Körperteilen und Organen
Cocculus
— und Hoffnungslosigkeit wobei der Patient an seiner Genesung verzweifelt
Luesinum
— bei Katarrhen der Luftwege
Manganum carbonicum
— und Kollapszustände, schwerste
Carbo vegetabilis
— nach körperlicher und geistiger Anstrengung mit Schlafsucht
Selenium
— mit Lähmigkeit und Steifigkeit in allen Gelenken
Berberis
— parasympathisch bedingte, als Kopfschmerz auftretend, der den Nacken herunterzieht (wie bei Zervikalmigräne)
Cocculus
— post coitum
Kalium phosphoricum
— und rasche Mattigkeit bei rascher Kräfteabnahme
Crotalus
— mit Schläfrigkeit und Gehirnkongestionen nach Art von typhösen Fieber
Gelsemium
— und Schwäche
Lyoopodium
Sepia
Silicea
— — große —
Alumina
— — Schwindel und Benommenheit bei Nervenaffektionen
Zincum metallicum
— und Schwächezustand mit Verlust des Gedächtnisses, Gesichts- und Gehörstörungen
Carboneum sulfuratum
— — Schwäche mit Zerschlagenheitsgefühl und Prostation mit Steifigkeit der Glieder und Lähmigkeit
Berberis

— Schweiße und Hinfälligkeit bei Degenerations- und Imprägnationsphasen
Selen-Schwefelsäure
— starke, bereits nach kurzen Spaziergängen
Sepia
— und Verfall der Lebenskräfte allgemein, auch bei Neoplasmaphasen
Carbo vegetabilis
— Verschlimmerung durch Kaffee, Spirituosen und Tabakrauchen
Ignatia
— völlige
Acidum picrinicum
— und Zervikalmigräne
Sepia

Erschöpfungszustände
Adrenalin
Berberis
Glandula suprarenalis suis
Kalium phosphoricum
Kola
Testis suis
— nach akuten Erkrankungen, Gemütsbewegung, Überarbeitung, Säfteverlust und sexuellen Exzessen
Phosphorus
— mit blauen Ringen unter den Augen
Berberis
— geistige und Entwicklungsstörungen
Cerebrum suis
— besonders nach geistiger Überarbeitung
Lecithinum
— infolge Giftüberlastung
Carbo vegetabilis
— nervöse
Ferrum picrinicum
Ginseng
— und Schwäche, vor allem in Waden und Unterarmen
Argentum nitricum
— und Schwäche nach Säfteverlusten jedweder Art
China
— schwere auch bei Infektionskrankheiten
Kalium cyanatum
— — (kann sich nicht zu der geringsten körperlichen oder geistigen Leistung aufraffen)
Kalium picrinicum

Erschütterung
— und Berührungsverschlimmerung
Belladonna
— Empfindlichkeit gegen —
Apis mellifica
— Verschlimmerung bei —
Spigelia
— gesteigerte Empfindlichkeit gegen —
Nux vomica

Erstickung
— Gefühl drohender — bei pfeifendem Atmungsgeräusch, besonders beim Einatmen, schlimmer im Liegen
Aralia racemosa
— innere, Atemnot wie —
Acidum fluoricum
— — bei Dyspnoe, auch bei Asthma
Ignatia
— und Asthmaanfälle, nächtliche aus dem Schlaf heraus auftretende, zu Aufspringen nötigende
Mercurius praecipitatus ruber

Erstickungsanfälle
Moschus
— nervöser Art
Lachesis
— periodische mit Ohnmächtigwerden und kaltem Gesichtsschweiß bis zu völliger Pulslosigkeit
Cactus
— und Stimmritzenkrampf mit Spasmen der Stimmbänder bei plötzlicher Atemnot
Chlorum
— und Zyanose, Brechwürgen und große Schwierigkeit den Schleim auszuwerfen, wobei es auch zum Er-

brechen von Speisen evtl. auch zum Nasenbluten kommen kann
Drosera

Erstickungsgefühl
— mit asthmatischer Kurzatmigkeit bei heftigem Erröten
Amylium nitrosum
— während des Schlafes
Pyrogenium

Erstickungsneigung
— mit großer Reizbarkeit bei rheumatoiden Schmerzen
Calendula

Erstickungszustände
Ammonium causticum

Eruptionen
— krebsartige
Sepia
— papulöse auf der Hand
Mercurius bijodatus
— pustulöse und blasige auf der Haut und an Narbengeweben mit Jucken
Acidum fluoricum

Erwachen
— frühes bei schlechtem Schlaf
Acidum sulfuricum
— mit Heißhunger
Acidum phosphoricum
— häufiges — bei sehr unruhigem Schlaf
Aranea diadema
— — bei unruhigem Schlaf mit verworrenen unangenehmen Träumen
Bursa pastoris
— leichtes, Stöhnen und Ächzen bei unruhigem, ängstlichem Schlaf
Caladium seguinum
— öfteres und lebhafte Träume und Aufschrecken bei nächtlichem unruhigen Schlaf
Sepia
— gegen zwei Uhr
Penicillin

Erysipel
Belladonna
Comocladia dentata
Lycopodium
Mancinella
Rhus toxicodendron
Rhus venenata
Vaccininum
— akutes
Galium aparine
— chronisches, rezidivierendes —
Arctium lappa
— mit großen Blasen
Euphorbium
— maligne und geschwollene Lymphdrüsen
Bothrops lanceolatus
— Nasenrücken
Cantharis
— mit flammender Röte
Rhus toxicodendron
— mit ödematösen Hautschwellungen
Apis mellifica
— rezidivierendes
Graphites

Erysipelartige Entzündungen
— und Gewebsschwellungen im Gesicht mit scharlachartigen Hautentzündungen und Fistelbildung
Croton tiglium
— der Haut mit Blasenbildung im Gesicht, an den Händen, Armen und an der Brust, stark juckend und brennend
Cantharis

Erythema nodosum
Rhus venenata

Erytheme
Belladonna
Grindelia robusta
— akute oder retoxisch behandelte Hauterkrankungen,
Zincum sulfuricum
— und Hautausschläge, unterdrückte (Masern, Scharlach, zu wenig ent-

wickelte Impfpusteln bei Pockenimpfung)
Zincum metallicum
— mit Jucken an Gesicht, Hals, Brust, Rücken, Armen und Schenkeln mit Gefühl von Hitze, Stechen, Jucken und Brennen an verschiedenen Hautstellen
Hydrocotyle asiatica

Essen
— häufiges Bedürfnis zum — besonders nachts (danach Besserung, wenn auch nur vorübergehend)
Phosphorus
— Frösteln nach —
Colibacillinum
— Übelkeit nach — mit Schleimerbrechen
Convallaria majalis
— Verschlechterung nach dem —
Phosphorus
— Verschlimmerung des Zahnschmerzes durch —
Antimonium crudum
— Widerwillen gegen —, schon bei bloßem Gedanken an Speisen und Geruch von gekochten Speisen
Sanguinaria

Essverlangen
— dauerndes (Nahrung wird leicht wieder erbrochen)
Calcium phosphoricum

Examensangst
Gelsemium

Exantheme
— akute —
Apis mellifica
— unterdrückte —
Arsenicum album

Exophthalmus
Natrium nitricum
— und Kopfschmerzen bei Struma
Ephedra vulgaris

Exostosen
Calcium fluoratum
Funiculus umbilicalis suis
Medulla ossis suis
Os suis
— an Füßen, auch am Kiefer und an anderen Lokalisationen
Hekla Lava
— der Tibia, wenn Empfindlichkeit bei der geringsten Bewegung besteht
Guajacum

Expektorans
Marrubium album
Serpyllum
— mildes
Veronica

Exsudat
— seröse —
Arsenicum album
— — bei Dermatitis
Sulfur
— — bei Ekzem
Sulfur
— schwer resorbierbare
Natrium muriaticum

Exsudative Diathese
Abrotanum
Calcium carbonicum
Glandula lymphatica suis
Tonsilla suis

Extremitäten
— Abmagerung der — bei Erkrankung der Mesenterialdrüsen (weist Dickbauch auf, mit eingesunkenen Augen)
Silicea
— Kälte der —
Oleander
— kalt, Kopf gerötet
Belladonna
— — Verlangen nach Wärme bei —
Naja tripudians
— Krampf- und Lähmungszustände der —
Secale cornutum

— Parästhesien in den —
Latrodectus mactans
Penicillin
— Schmerzhaftigkeit der unteren —
Agaricus
— Schweregefühl und schmerzhaftes Mattigkeitsgefühl in den —
Ginseng
— ungewöhnliche Steifigkeit der —
Helleborus
— untere, Abmagerung der —
Abrotanum
Pinus silvestris
— — Schwäche der —
Aethusa
— — — und Lähmung der —
Lathyrus sativus
— — Schweiße an den — (Haut dabei kalt)
Calcium carbonicum
— Zuckungen und Zittern der —
Tarantula

Exzesse
— sexuelle
Avena sativa
— — Erschöpfung nach —
Cobaltum metallicum
Phosphorus
— — Folgen von —
Acidum phosphoricum

Facialisparese
Calcium jodatum
Causticum Hahnemanni
Gelsemium

Fadenschmerz
— bei Gesichtsneuralgien
Cepa

Fahrkrankheiten
— (Eisenbahnkrankheit)
Cerebellum suis
Cocculus
Conium
Petroleum

„Fallträume"
Digitalis

Farbtäuschungen
— indem die Gegenstände sämtlich in weißer Farbe erscheinen
Gratiola

Feigwarzen
Acidum nitricum
Medorrhinum
Thuja

Ferse und Fußsohle
— schmerzhafte Empfindlichkeit der —
Medorrhinum
— krampfartige Schmerzen in den —
Aristolochia clematitis
— pulsierende Stiche in der — mit Klammschmerz in den Wadenmuskeln
Ranunculus bulbosus
— schneidende Schmerzen in der —
Zincum metallicum
— Schmerz
Nux vomica
— — wie von äußerem Druck
Ranunculus bulbosus

Fermentblockaden
— zur stimulativen Reaktivierung der —
cyclisches Adenosinmonophosphat
Sulfur
— — im Sinne von Imprägnationsphasen
Kalium phosphoricum
Ubichinon

Fertilitätsstörungen
Acidum citricum
Ductus deferens suis
Epididymis suis
Vitamin A
— männliche
Testis bovis

Fette
— und saure Speisen, Unverträglichkeit der —
Pulsatilla
— tierische —, auftretende Beschwerden nach Genuß von — (z.B. Schmalz, Rindertalg, Butter)
Adeps suillus
— Verlangen nach —
Acidum nitricum

Fettstoffwechsel
— Störung des —
Ubichinon
— — speziell der Fettsynthese
Glycerinum

Fettsucht (siehe auch unter Adipositas)
— endogene
Acidum α-ketoglutaricum
— endokrine
Cimicifuga
— hypophysäre
Hypophysis suis
— konstitutionelle
Calcium carbonicum

Fieber
Echinacea angustifolia
Nux vomica
Stramonium

— zwischen 13.00 und 18.00 Uhr
Cedron
— asthenisches, Schwindel, Nervosität bei Anämie
Ferrum metallicum
— und Bedürfnis nach Wärme (Schmerzen können durch Wärme gebessert werden, dabei meist starker Durst)
Arsenicum album
— chronisches
Chininum arsenicosum
— dampfendes Bett bei —
Belladonna
— Durchfälle, Koliken, verbunden mit Muskelschmerzen bei Tonsillarpfröpfen
Dulcamara
— mit Durst
Ferrum metallicum
— ohne Frost mit reichlichem, scharfem und übelriechendem Schweiß
Acidum fluoricum
— und Frost im Wechsel
Aconitum
— mit Gliederschmerzen
Poliomyelitis-Nosode
— und häufig Diarrhö bei Kindern
Chamomilla
— heftige, mit nachfolgender Prostration
Camphora
— hohes mit Dyspnoe
Diphtherinum
— innere Kälte bei —
Heloderma
— intermittierende
Natrium muriaticum
— katarrhalisches
Eupatorium perfoliatum
— zur Kreislaufstütze bei — (Grippe, Pneumonie)
Crataegus
— schweres typhöses
Streptococcus viridans
— septische
Baptisia
— speziell wenn heiße Haut, große Unruhe, harter, häufiger und gespannter Puls sowie verstärkter und evtl. unregelmäßiger Herzschlag vorhanden sind
Aconitum
— — Wechselfieber, wenn der Frost vormittags gegen 10.00 - 11.00 Uhr auftritt
Natrium muriaticum
— sich von einem Tag auf den anderen verschlimmernd
China
— mit trockener, heißer Haut, Husten und Bruststichen
Aconitum
— typhöses —
Echinacea angustifolia
Psoriasis-Nosode
Stramonium
— — oder biliöse, mit vorher eintretenden Sehstörungen
Gelsemium
— — bei braun belegter Zunge und Störung des Sensoriums (Delirien)
Bryonia
— — mit Frösteln, Erschlaffung und Erschöpfung
Gelsemium
— — — mit Neigung zu Kollaps, brandigem Zerfall und Krampfzuständen
Agaricus
— — und Sepsis
Baptisia
— Unterdrückung des —
Thuja
— vikariierendes und Kopfschmerzen nach Erkältung bei naßkaltem Wetter
Dulcamara
— und ein voller weicher Puls
Ferrum muriaticum
— Anfälle mit Frösteln
Natrium muriaticum
— — ausschließlich mit Frost, dem selten nur Hitze und kein Schweiß folgen
Aranea diadema

— Attaken, malariaähnliche
Ignatia
— — periodische bei Malaria
China
— — mit Bedürfnis nach Wärme
Arsenicum album
— Bläschen um den Mund
Rhus toxicodendron
— — die sich durch kaltes, feuchtes Wetter verschlimmern
Asclepias tuberosa
— — Steigerung abends
Aconitum
— — typhöse, gastritische, biliöse und enteritische
Baryum carbonicum
— Erkrankungen unklarer Genese
Acidum DL-malicum
— Zustände und Infektionen einhergehend mit Bewußtseinstrübungen
Kalium phosphoricum
— Hitze mit heißen und trockenen Händen
Aesculus
— Katarrhe, grippöse
Ipecacuanha

Fieberzustände
Aconitum
Echinacea angustifolia
Ferrum phosphoricum
— allgemein subakute sowie verschleppte mit Herzmuskelschwäche und flatterndem Puls
Salmonella paratyphi B
— chronische, jeder Art
Mastoiditis-Nosode
— mit großem Durst im vorangehenden Froststadium (fehlen während des Hitzestadiums)
Capsicum
— intermittierend auftretend
Aranea diadema
— die mit Schüttelfrost beginnen
Malaria-Nosode
— septische, wenn Hämaturie vorhanden ist
Malaria-Nosode

Fibrome
Fraxinus americana
Funiculus umbilicalis suis
Mamma suis

Finger
— Blasenbildung an den —
Ranunculus bulbosus
— Deformierung der — bei chronischer Gicht
Graphites
— juckende Ekzeme an den —
Acidum oxalicum
— kalte und Füße bei heißem Kopf und heißem Gesicht (das Gesicht kann rot aber kalt sein = Pseudoplethora)
Ferrum metallicum
— krampfhaftes Zusammenziehen in den —
Ginseng

Fingergelenke
— Anschwellung der —
Actaea
Spigelia
— und Handgelenke, Verformung der —
Medorrhinum
— stechende Schmerzen in —
Niccolum aceticum
— Verrenkungsschmerzen in —
Petroleum

Fingerkuppen
— Wundheits- und Rohheitsempfindung in —
Causticum Hahnemanni

Fingernägel
— Abbrechen der —
Acidum fluoricum
— gespalten
Antimonium crudum
— Sprödigkeit der —
Acidum fluoricum
— verkrüppelt wachsend, gespalten und hornartige Auswüchse aufweisend
Antimonium crudum
— weiße Flecken in den —
Baryum oxalsuccinicum

Finger- und Nagelgeschwüre
Sulfur

Fingerspitzen
— Fissuren an den —
Graphites
— Gefühlsmangel an den — und Klammschmerz im Daumenballen
Spigelia
— wie geschwürig
Sarsaparilla

Fingerverkrümmung
— infolge Verwachsung der Palmaraponeurose und entzündlich-narbige Schrumpfung
Dupuytren-Nosode

Finger- und Zehengelenkanschwellungen
— mit Rötungen nach Art des akuten Gichtanfalls
Lithium carbonicum

Finger- und Zehnägel
— verdickt und gespalten
Graphites

Fissura ani
Carbo animalis
Funiculus umbilicalis suis
Luesinum
Paeonia
Rectum suis
Sedum acre
— bei hartem Stuhl
Lac defloratum

Fissuren
Causticum Hahnemanni
Ratanhia
— an Fingerspitzen, Brustwarzen, Mundwinkeln, zwischen den Zehen
Graphites
— leicht blutend
Acidum nitricum
— und Rhagaden
Baryum oxalsuccinicum

Fistelnde Abszesse
Calcium sulfuricum

Fistelbildung
— chronische und periproktitischer Abszeß
Periproktitische Abszeß-Nosode

Fisteleiterung
Kalium sulfuratum
Sulfur
— chronische, der Ohren
Silicea
— mit grünlichem, dünnem Ausfluß
Mercurius solubilis Hahnemanni

Fistula ani
Calcium phosphoricum

Fixe Ideen
Helleborus
Thuja

Flatulenz
Gentiana lutea
Gutti
Majorana
Zincum valerianicum
— mit Aufstoßen (alles drückt nach oben, aber nichts nach unten)
Asa foetida
— übelriechende und Darmspasmen und Ikterus, Gallensteine und verminderte Harnsäureausscheidung
China

Flecken
— blaue im Hautgewebe der Bauchdecke
Aethusa
— — unter der Haut (Sugillationen)
Arnica
— brennende und Aufschießen von juckenden, roten Knötchen, Bläschen und Quaddeln
Berberis
— gelb-bräunliche, sich abschilfernde
Sepia

— gelbe auf der Nase
Cadmium sulfuricum
— kupferfarbene (wie Pocken aussehend)
Luesinum
— rote an der Gesichtshaut mit Hitzegefühl, Jucken und Brennen
Acidum benzoicum
— schwarze vor den Augen tanzend (Flimmerskotom)
Melilotus officinalis

Flecken- und Mückensehen
Agaricus
Melilotus officinalis

Fleisch
— Abneigung gegen —
Ferrum metallicum
— Ekel vor —
Acidum nitricum
— Widerwillen gegen —
Acidum hydrochloricum
— — — und Verlangen nach Saurem, wobei meist Obstipation besteht mit Übelkeit, Gastralgie, Magendruck, Speiseerbrechen
Ferrum metallicum

Fleischesser
— Verdauungsbeschwerden starker — mit Aufstoßen und Sodbrennen
Allium sativum

Fleisch- und Muschelvergiftungen
Salmonella paratyphi B

Fleischnahrung
— bei extremer — (zur Prophylaxe der Harnsäurebildung)
Acidum uricum

Flexura lienalis
— Blähungskolik in der —
Momordica balsamina

Fließendes Wasser
— Schwindel beim Sehen in —
Argentum

Fließschnupfen
Acidum sulfuricum
Arundo mauritanica
Mercurius sublimatus corrosivus
— akuter
Cepa
Jodum
Mercurius bijodatus
— — mit vermehrter Absonderung wäßrigen Schleimes aus der Nase mit und ohne Niesen
Camphora
— brennender —
Arsenicum album
— mit brennendem Sekret
Arsenicum album
— mit Geruchs- und Geschmacksverlust
Cyclamen
— heftiger — mit brennendem Sekret und wunden Nasenlöchern
Aesculus
— — und eitrige Sekretionen bei Grippe
Mercurius solubilis Hahnemanni
— — mit Niesen und Geruchs- sowie Geschmacksverlust, innere Wundheit der Nase und Trockenheit
Natrium muriaticum
— — wenn reichlich dünnflüssiger oder dünner Schleim mit blutiger Beimischung abgesondert wird
Mezereum
— nervöser, der plötzlich kommt und geht
Selenium
— profuser, wäßriger bei akuter Erkältung, der die Nasenflügel wund macht und in den Hals heruntertropft
Lycopersicum
— mit Tränenfluß, Chemosis, eitriger Sekretion
Euphrasia
— wäßriger
Chinhydron

— wochenlanger
Guajacum
— — mit reichlichem dünnem wässrigem Schleim, der ohne Ausschnauben abtropft
Corallium rubrum

Flimmern
— vor den Augen und vermindertes Sehvermögen bei Blutdrang zum Kopf
Acidum salicylicum

Flimmerskotom
Iris
Nervus opticus suis
— mit Stirnkopfschmerz
Kalium bichromicum
— läßt nach, dafür tritt typischer Kopfschmerz an einer eng umschriebenen Stelle ein
Kalium bichromicum
— schwarze Flecken tanzen vor den Augen
Melilotus officinalis

Fluor albus
Acidum fluoricum
Acidum fumaricum
Acidum nitricum
Aesculus
Aletris farinosa
Alumina
Aristolochia clematitis
China
Fagopyrum
Hydrastis
Hydrocotyle asiatica
Ignatia
Kalium bichromicum
Lilium tigrinum
Medorrhinum
Mezereum
Natrium carbonicum
Penicillinum
Sabina
Senecio fuchsii
Sepia
Sutoxol
Tartarus stibiatus
Thuja
— brennender —
Arsenicum album
— chronischer
Cimicifuga
— dicker, gelber stinkender mit typischen durchschießenden Rückenschmerzen nachts
Luesinum
— dicker, gelbgrüner, sowohl aus der Vagina als aus der Urethra fließend
Thuja
— dunkel, übelriechend
Helonias dioica
— dünnflüssiger
Acidum nitricum
— — wundmachend, nach Fischlake riechend
Medorrhinum
— mit Dysmenorrhö und venöser Stase im Becken und Unterleib
Berberis
— eitriger
Kalium bichromicum
— — und brennender
Cantharis
— eiweißhaltiger, bei Frauen
Petroleum
— und Gebärmuttererkrankungen
Hydrastis
— gelblich und wundmachend
Kalium phosphoricum
— bei Katarrhen der harnableitenden Wege
Ammonium carbonicum
— mit großen Klumpen und unerträglichem Geruch
Acidum phosphoricum
— kleiner Mädchen
Calcium carbonicum
Mercurius jodatus flavus
Mercurius sublimatus corrosivus
— bei Menstruation, Dauer 8 bis 14 Tage
Cinnamomum
— milchig, ohne Blutbeimengung
Calcium carbonicum

— bei Trichomonadenfluor
Saccharum (als Nebenmittel)
— mild, gelb-grün
Thuja
— mit Reizzuständen von Blase
Lamium album
— scharfer —
Acidum sulfuricum
— — gußweise hervorschießend und und Kältegefühl in der Vagina
Graphites
— — wässriger bei unregelmäßiger Menstruation
Natrium muriaticum
— und schmerzhafte Menstruation mit Zusammenpressen und Zusammenziehen der Gebärmutter und die in der Eierstockgegend schneidenden Schmerzen
Eupatorium purpureum
— mit großer Schwäche
Bursa pastoris
— schmerzloser —
Agnus castus
— stinkender
Baryum oxalsuccinicum
— übelriechend
Acidum carbolicum
— wundmachender, gelber, gelblicher
Kalium phosphoricum

Foci
— apikale
Dens suis
Gingiva suis
Pulpa dentis suis

Foetor ex ore
Ambra
Arnica
Kreosotum
— Zunge belegt, bitterer Geschmack
Chamomilla

Fokalerkrankungen
Dens suis
Granuloma dentis
Tonsillarpfröpfe-Nosode

Fontanellen
— verlangsamte Schließung der —
Calcium carbonicum

Frakturen
Arnica
Symphytum
— Anregung zur Kallusbildung bei —
Calcium phosphoricum
— zur Beschleunigung der Heilung
Calcium phosphoricum
— Zustand nach —
Osteomyelitis-Nosode

Frieren
— inneres — bei Grippe und Erkältung
Aconitum

Frieselausschläge
— juckende
Tartarus stibiatus

Frische Luft
— Verschlimmerung in der — bei chronischen Katarrhen der Atmungsorgane und Auswurf eitrigen Sputums
Hepar sulfuris

Frischzellenimplantantion
— Enzephalitis durch — aktiviert
Aconitum
— Kollapszustände nach —
Carbo vegetabilis

Frontalkopfschmerz
— mit Einschnürungsgefühl
Medorrhinum

Frost
— ausschließlich bei Fieberanfall
Aranea diadema
— mit Durst und Frostschauer mit wechselnder Hitze
Niccolum aceticum

— und Fieber im Wechsel
Aconitum
— am ganzen Körper
Cimex lectularius
— und Hitze, Wechsel zwischen — bei Fiebersteigerung, dabei reichliche, stark sauer riechende Schweiße, Kälte des Gesichts und der Extremitäten und Stiche am Herzbeutel
Colchicum
— nervöser ohne Kälte, mit Zittern
Cimicifuga
— und Schweiß
Veratrum

Frösteln
Mercurius sublimatus corrosivus
Natrium jodatum
Veratrum
— allgemeines
Natrium muriaticum
— und Druckgefühl hinter den Augen, evtl. auch betäubender Kopfschmerz, wie ein Brett vor der Stirn, wobei Besserung durch Bewegung und Wärme erfolgt
Rhus toxicodendron
— nach dem Essen
Bacterium coli
— Gefühl des —, wobei der Frost auf dem Rücken auf und nieder läuft
Gelsemium
— und Herzklopfen
Ferrum metallicum
— mit Hitze abwechselnd und Wadenkrämpfe
Fraxinus americana
— Neigung zum —
Mercurius solubilis Hahnemanni
— mit neuralgischen und rheumatischen Kopfschmerzen, nach geistiger Arbeit auftretend
Magnesium phosphoricum
— mit Ohnmachtsanwandlungen bei Dysmenorrhö
Ammonium carbonicum
— ständiges bei Schmerzen in der Herzgegend mit Brennen und Stechen bis in die Beine und die Arme ausstrahlend
Calcium arsenicosum

Frostbeulen
Acidum nitricum
Baryum oxalsuccinicum
Petroleum
Pulsatilla
Rhus venenata
— und Durchblutungsstörungen
Natrium pyruvicum
— hellrot-rosaartig, stark juckend
Acidum nitricum
— juckende
Abrotanum

Frostigkeit
Aranea diadema
— Abneigung gegen Kälte und frische Luft
Calcium carbonicum
— und Frieren über dem Rücken, selbst im warmen Zimmer
Pimpinella alba
— will trotzdem leicht gekleidet sein
Pulsatilla
— Mangel an innerer Wärme
Ledum
— über dem Rücken mit Gliederschmerzen (besonders an den Schienbeinen) bei Influenza
Eupatorium perfoliatum
— stetige
Acidum nitricum

Frostschaudern
— mit Brechwürgen und Übelkeit
Asarum
— leichtes (bei Ruhe sich verschlimmernd) und rheumatoide Schmerzen bei großer Reizbarkeit
Calendula
— mit eiskalten Händen und Füßen, können auch durch Ofenwärme nicht gebessert werden
Thuja

— mit fliegender Hitze
Asa foetida
— selbst in der Nähe der Heizung
Cadmium sulfuricum
— überlaufende, aufgetriebene Venen bei langsamem Puls und Beklemmungsgefühl am Herzen
Castoreum sibiricum
— mit wechselnder Hitze und Frost mit Durst
Niccolum aceticum

Frühdurchfälle
— schmerzlose, spritzende, die aus dem Bett treiben
Podophyllum

Frühinfiltrat
— linker Oberlappen
Theridion curassavicum
— der Lungenspitzen
Elaps corallinus

Frühjahrsverschlimmerung
Crotalus
— von Magengeschwüren
Anacardium

Funkensehen
Belladonna

Funktionsmittel
— Schüßlers, die Sauerstoffutilisation verbessernd
Kalium sulfuratium

Funktionsschwäche
— und Durchblutungsstörungen des Gehirns
Cerebrum suis

Furcht
— vor Erstickung und Schmerzen, die bis in die Achselhöhle den Arm herab bis in die Finger strahlen bei Angina pectoris
Latrodectus mactans
— der Kinder vor schwarzen Hunden
Bacillinum
— als stehe etwas Schreckliches bevor
Veratrum
— verrückt zu werden
Chlorum
— völlig gelähmt zu werden bei erschwertem Gehen mit einer gewissen Lähmigkeit
Selenium

Furchtsamkeit
— mit Angstgefühlen
Sepia
— und Schreckhaftigkeit in der Dämmerung und vor allem bei Gewitter (fürchtet das Alleinsein)
Phosphorus
— und Unentschlossenheit verbunden mit Meteorismus
Bacterium coli

Furunkel
Acidum nitricum
Anthracinum
Belladonna
Lachesis
Mercurius solubilis Hahnemanni
Psorinum
Sutoxol
— beginnende
Belladonna
— brennende
Arsenicum album
— wie Feuer brennende
Arsenicum album
— des Gehörganges
Ductus auricularis externus suis
— häufiges Auftreten bei Ulzerationen
Luesinum
— und Karbunkel
Echinacea angustifolia
Hepar sulfuris
— an den Nasenlöchern
Bacillinum
— schmerzhafte, einer nach dem anderen erscheinend
Arnica
— viele kleine, schmerzhafte —
Arnica

Furunkelartige Geschwüre
— von bläulichem Aussehen
Lycopodium

Furunkulose
Arctium lappa
Pyodermie-Nosode
Schweinepest-Serum-Nosode
Staphylococcus
Sulfur jodatum
Ubichinon
— mit äußerst schmerzhaften Furunkeln, einer nach dem anderen erscheinend
Arnica
— chronische bei Diabetes
Sulfur

Füße
— Aufstampfen mit den — bei Gefühl von Vibrieren in der Wirbelsäule bei ausgestrecktem Liegen
Streptococcus haemolyticus
— Brennen und Jucken
Sulfur
— Druck und Taubheitsempfindung i.d. — bei plötzlich auftauchenden Schmerzen in den Armvenen und schmerzhaftes Zucken im Unterschenkel, nachts aus dem Schlaf weckend
Cinnabaris
— eiskalt, und Brennen der —, wobei Strecken der Glieder die Schmerzen lindert
Heloderma
— und Hände, abwechselnd heiß und kalt
Sepia
— — kalte
Acidum DL-malicum
— — kühle — und bläuliche Verfärbung bei Perniones
Agaricus
— und Haut, Hitze in — Hitzewallungen im Kopf, evtl. mit Pulsieren und Herzklopfen durch den ganzen Körper und umschriebenen roten Wangenflecken (hektische Röte)
Sanguinaria
— Herausstrecken aus dem Bett
Sulfur
— kalt und feucht (mit dem Gefühl als habe man kalte feuchte Strümpfe an)
Calcium carbonicum
— — und kalte Finger bei heißem Kopf und heißem Gesicht (das Gesicht kann rot aber kalt sein = Pseudoplethora)
Ferrum metallicum
— — bis zu den Knien, bei zu früher und profuser Menstruation
Calcium carbonicum
— — und rotem Gesicht bei Schwindel und Taumeln
Ferrum metallicum
— Krämpfe in — (während des Tages verstärkt)
Petroleum
— rechte kalt, linke warm
Lycopodium
— rheumatische Beschwerden in den — abstrahlend und rechtsseitig auftretend
Chelidonium
— — Schmerzen an den —
Acidum salicylicum
— Schwielen und Clavi an den —
Antimonium crudum
— Unruhe der — (kann nicht stillsitzen, ist immer in hastiger Bewegung)
Medorrhinum

Fußexostosen
Hekla Lava

Fußgelenk
— Anschwellungen des —
Hyoscyamus
— chronische Luxation des —
Strontium carbonicum
— Entzündung des —
Mezereum
— Gicht und Rheumatismus des —
Stellaria media

— und Kniegelenke, Steifigkeit der — mit Knarren und Knacken bei Rheumatismus
Capsicum
— und Knierheumatismus
Gnaphalium polycephalum
— und Knieschmerzen
Hyoscyamus
— links, Schmerz im —, sich beim Gehen verschlimmern
Erigeron canadensis
— rheumatische
Gnaphalium polycephalum
— Schmerzen, stechende und klopfende
Lithium carbonicum
— ziehende Schmerzen an den —
Ranunculus bulbosus

Fuß- und Handkälte
Melilotus officinalis
— nachfolgende bei Pollutionen
Nux vomica

Fußschweiß
Baryum carbonicum
Calcium carbonicum
Psorinum
Silicea
— und Achselschweiß
Tellurium
— wenn Ekretionsphase vorliegt
Sulfur
— Nierenkoliken auftretend nach unterdrücktem —
Arsenicum album
— reichlich, nicht übelriechend
Acidum lacticum
— übelriechender
Acidum nitricum
Baryum carbonicum
Graphites
— — wobei allgemein starke Körperschweiße bestehen, die nachts sauer riechen
Silicea

Fußschwellung
— und Reißen in der Fußsohle
Hyoscyamus
— verbunden mit dem Gefühl, als ob der Kranke „auf einem Schwamm ginge" bei Gliederkälte und vorhandenem Zittern
Heloderma

Fußsohlen
— Brennen der —, muß die Füße aus dem Bett strecken
Sanguinaria
— und Fersen, schmerzhafte Empfindlichkeit der —
Medorrhinum
— und Hände, Schmerzen an — und brennende Hitze
Medorrhinum
— heiße bei trockenem Husten, Schweratmigkeit und Herzklopfen und Hitzewallungen mit Durst
Mercurialis perennis
— Hitze in —
Sanguinaria
— — und Brennen in —
Lilium tigrinum
— Krämpfe der —
Colchicum
— Parästhesien in den — (abwechselnd mal rechts mal links)
Cocculus
— Pemphigus auf den —
Bufo
— Reißen der — und Schwellung der Füße
Hyoscyamus
— Schwitzen der —
Thuja
— stechende und brennende Schmerzen in den —
Nux vomica
— Taubheit der —
Zincum metallicum

Fuß- und Wadenkrämpfe
— besonders im Bett
Gnaphalium polycephalum

Fußzehen
— heftiges Jucken der —
Nux vomica

Gähnen
— krampfhaftes
Agaricus
Ignatia
Rhus toxicodendron

Galaktorrhö
Calcium jodatum
Lac caninum
Pulsatilla
Urtica urens

Gallenblasenerkrankungen
Belladonna
Berberis
Carduus marianus
Chelidonium
Fel tauri
— mit Auftreiben und Stauungen im Pfortaderkreislauf mit Verlangen die Lebergegend zu reiben
Podophyllum
— bei Störung der Gallensekretion, Entzündung
Belladonna
— Schmerzen
Chionanthus virginica
— und das Gefühl, als wenn alles Blut in den Kopf oder in das Gesicht schösse
Ferrum sulfuricum
— brennonde Schmerzen in der — bei Übelkeit und Erbrechen, heftigen schneidenden Magenschmerzen
Boletus laricis
— Erbrechen von Galle
Eupatorium perfoliatum

Gallenkoliken
Adeps suillus
Atropinum sulfuricum
Carduus marianus
Chelidonium
Natrium choleinicum
— mit unerträglichen Schmerzen und Erregungszuständen (Verschlimmerung durch Ärger, Aufregung und Wärme) dabei gleichzeitige Empfindlichkeit gegen Kälte
Chamomilla

Gallen-(Leber-)erkrankungen
Agrimonia
Berberis
China
Mercurius dulcis
Nasturtium aquaticum
Pichi-Pichi
Taraxacum

Gallensteine
Acidum fumaricum
Calcium carbonicum
Chionanthus virginica
— Ikterus und verminderte Harnsäureausscheidung, verbunden mit Darmspasmen und übelriechendem Flatus
China

Gallensteinkoliken
Belladonna
Berberis
Carduus marianus
Magnesium phosphoricum
Sudor pedis
— Verhütung der Neubildung von —
Cholesterinum

Ganglion
— am Handgelenk
Acidum benzoicum
Ruta
— am Handrücken
Ammonium carbonicum

Gangrän
Anthracinum
Aorta suis
Arteria suis
Bothrops lanceolatus
Echinacea angustifolia
Kreosotum
Lachesis

— diabetische
Natrium pyruvicum
Secale cornutum
— und Durchblutungsstörungen
Aesculus
Natrium pyruvicum
— bei Entzündungen und Sepsis
Crotalus
— des Penis
Cantharis
— Schmerzen bei —
Arsenicum album
Stramonium

Gärungsdyspepsie
Acidum succinicum
Carbo vegetabilis
Ferrum sulfuricum
Ubichinon
— nach Knoblauch riechende Gase, bei Auftreibung der Bauchdecken
Agaricus
— und Aufstoßen mit schmerzlosem Durchfall unverdauter Speisen mit Abgang stinkender Flatus und Empfindlichkeit im linken Hypogastrium
China

Gastralgien
Bismutum subnitricum
Dioscorea villosa
Gaultheria procumbens
— Magendruck, Speiseerbrechen, Widerwille gegen Fleisch und Verlangen nach Saurem, wobei meistens Obstipation besteht
Ferrum metallicum

Gastritis
Acidum benzoicum
Antimonium crudum
Argentum nitricum
Betula alba
Guajacum
Levisticum officinale
Nux vomica
Quercus e cortice
Tartarus stibiatus
— akute
Belladonna
Natrium oxalaceticum
— anacida
Gastritis-Nosode
Sulfur
— chronica
Cardia ventriculi suis
Curvatura major ventriculi suis
Gastritis-Nosode
Gentiana lutea
Natrium choleinicum
— mit Druck im Magen
Berberis
— Säuferkatarrh
Acidum sulfuricum
— der Säuglinge nach künstlicher Ernährung mit Störung der Darmentleerung
Naphthochinon
— mit saurem Aufstoßen
Podophyllum
— — das nach verfaulten Eiern riecht
Psorinum
— verbunden mit Übelkeit, Gastralgie, Magendruck, Speiseerbrechen, Widerwillen gegen Fleisch und Verlangen nach Saurem, verbunden mit Obstipation
Ferrum metallicum

Gastroenteritis
Anthracinum
Geranium robertianum
Natrium muriaticum
Nux vomica
— acuta
Aconitum
Arsenicum album
Salix purpurea
Tormentilla
Veratrum
— mit spastischen Schmerzen und Stuhltenesmen
Mezereum
— nach Eisgenuß
Salmonella paratyphi B

— heftigster Art mit unstillbarem Erbrechen und Diarrhö
Arsenicum album
— mit heftigen Tenesmen
Nuphar luteum
— mit Kältegefühl und Hinfälligkeit
Aethusa
— mit kolikartigem Schmerz
Podophyllum
— mit wäßrigen, schleimig-blutigen Stühlen und Tenesmen
Rhus toxicodendron
— verbunden mit Erbrechen von klarer, heller Flüssigkeit oder von schleimigen, galligen Massen
Kalium bichromicum
— mit gegorenen, grasgrünen, schleimigen oder blutigen Stühlen
Ipecacuanha
— mit psychischer Überlagerung
Chamomilla

Gastrokardialer Symptomenkomplex
Argentum nitricum
Asa foetida
Mandragora
Momordica balsamina
— mit Herzbeschwerden und Schmerzen im linken Epigastrium
Kalium phosphoricum

Gaumen
— weicher, Ulzera am —
Acidum nitricum
— Kratzen und Brennen im — bei großer Trockenheit des Mundes
Hyoscyamus
— weicher, Affektionen des —
Gratiola

Gedächtnisschwäche
Acidum phosphoricum
Acidum succinicum
Ambra
Argentum
Cerebrum suis
Conium
Euphrasia
Iberis amara
Kalium bromatum
Kalium phosphoricum
Lycopersicum
Oleander
Rosmarinus officinalis
Tuberculinum
— außerordentliche evtl. mit Druckgefühl und Benommenheit im Kopf
Anacardium
— und Denkschwäche
Hyoscyamus
— und mürrische, verdrießliche Gemütsstimmung mit Wortkargheit
Guajacum
— schwerste mit starker Niedergeschlagenheit
Luesinum
— bei alten Leuten mit Nervenzerrüttung, Schwäche in den Gliedern und evtl. Kopfschmerzen (Pflockgefühl)
Anacardium

Gedunsenheit
— Geschwollensein des Gesichts mit törichtem Gesichtsausdruck (und nervösem Zittern)
Bothrops lanceolatus
— des Gesichtes
Kalium carbonicum
— der Glabella
Acidum fluoricum
— und Schweregefühl im ganzen Körper und Schwellung der Venen
Pulsatilla
— pastöse
Calcium carbonicum
Scarlatinum

Gefäßleiden
Arnica
Chinhydron
Funiculus umbilicalis suis
Grippe-Nosode
Insulinum
Secale cornutum

Gefühl

— von Abspannung und allgemeiner Ermüdung mit dem Verlangen, sich niederzulegen
Gelsemium

— von Angst und Schmerz in der Herzgegend
Echinacea angustifolia

— als wäre der Anus offen mit schmerzlosen Stühlen
Phosphorus

— eines aufsteigenden Körpers in der Speiseröhre
Asa foetida

— „wie ein Band um den Kopf" mit vom Nacken über den Kopf hinwegsteigenden Schmerzen
Gelsemium

— wie ein Band um die Stirn
Anacardium

— beißendes, prickelndes auf der Zunge, auf der Lippe und im Halse
Echinacea angustifolia

— bleierner Schwere in den Gliedern
Croton tiglium

— als wenn alles Blut in den Kopf und in das Gesicht schösse mit Schmerzen in der Gallenblase
Ferrum sulfuricum

— als sei die Brust wie wund und fliegende Stiche in der Brust
Ferrum metallicum

— als könne man sich nicht bücken
Ferrum jodatum

— drohender Erstickung bei pfeifendem Atemgeräusch besonders beim Einatmen, schlimmer im Liegen
Aralia racemosa

— von Druck und Hitze im Magen bei gastrischen Beschwerden, durch leeres Aufstoßen und Übelkeit
Guajacum

— wie Eis in den Knochen
Aranea diadema

— elendes und leeres — im Magen und ein Verlangen nach sauren Sachen sowie nach Alkohol und Gewürzen
Hepar sulfuris

— des Fröstelns, wobei der Frost auf dem Rücken auf und nieder läuft
Gelsemium

— einer Geschwulst und krampfhaftes Verschließen der Augenlider
Symphytum

— des Gespaltenseins (Schizophrenie)
Thuja

— von einem Gewicht oder einer Kugel im Rektum bei Stuhlverstopfung
Sepia

— großer Abspannung, Müdigkeit und Mattigkeit mit sehr unruhigem Schlaf und häufigem Erwachen
Aranea diadema

— eines Haares auf der Zunge
Natrium muriaticum

— wie ein harter Gegenstand am Mageneingang
Abies nigra

— als ob sich heiße Speisen im Munde befänden, bei feuerroter Zunge mit Brennen im Munde
Sanguinaria

— als sei das Herz zu groß, als pumpe es kaltes Wasser
Pyrogenium

— als wenn das Herz stillsteht
Digitalis

— als hüpfe etwas im oder am Körper umher
Crocus

— inneren Friedens bei motorischer Unruhe
Aconitum

— von Kälte und Betäubung in den Gliedern und das dabei vorhandene Zittern, begleitet von einem Gefühl, als ob der Kranke auf einem Schwamm ginge, als ob die Füße geschwollen wären
Heloderma

— von Kitzeln, Stechen und Brennen im Schlund, erschwertes Schlingen, mit Schmerz verbunden
Arum maculatum

— im Kopf, als wäre das Gehirn locker,

speziell beim Auftreten oder Schütteln des Kopfes
Rhus toxicodendron
— „als ob der Kopf vergrößert sei"
Hypericum
— als wenn der Kopf zerspringen würde
Ferrum metallicum
— als solle das Kreuz brechen
Hamamelis
— lähmendes
Aesculus
— „als ob etwas Lebendiges sich im Leib bewegte"
Inula helenium
— von Leerheit und Schwäche im Leib
Phosphorus
— eines Pflockes im Unterleib
Anacardium
— von Pulsieren mit Eiterungsneigung auf der Haut (unheilsame Haut)
Hepar sulfuris
— rauhes, durch kalte Luft in den Atmungswegen
Abrotanum
— salziger Lippen
Streptococcus haemolyticus
— von Sand in den Augen
Ammonium bromatum
— der Schwäche im Leib, als wolle alles herausfallen, verbunden mit Rumpeln und Kollern im Dickdarm und größter Schwäche nach Durchfall mit stinkenden Stühlen
Podophyllum
— — Müdigkeit und Zerschlagenheit allgemeiner Art
Arnica
— der Schwangerschaft und Empfindung von Kindsbewegungen
Thuja
— schweres, dumpfes — im Kopf
Ammonium benzoicum
— von Schwere und das eines Klumpens, z.B. im Rektum, wobei die Empfindung nach Stuhlentleerung nicht besser wird
Sepia
— der Unruhe in den Armen und Beinen, verbunden mit Taubheits- und Eingeschlafenheitsgefühl
Glonoinum
— beim Sitzen, als ob etwas nach oben drückte
Ferrum jodatum
— von Stechen in Muskeln und Gelenken mit nächtlicher Verschlimmerung, Müdigkeit und Steifigkeit der Glieder mit flechtenartigen Hautausschlägen und Anschwellung der Lymphknoten sowie rheumatische Schmerzen
Eucalyptus
— von Steifheit in den Gesichtsmuskeln mit Kältegefühl und Kribbeln im Gesicht bei Schwere der Augenlider
Heloderma
— von Stichen und Jucken in den Ohren
Acidum benzoicum
— trockenen Brennens im Munde, besonders auf der Zunge, die feuerrot ist und dem Gefühl, als ob sich heiße Speisen im Munde befänden
Sanguinaria
— großer Trockenheit in der Mundschleimhaut mit Hitze und Brennen, wobei Zunge weiß-schleimig belegt ist und sich Schleimmassen am Gaumensegel ansammeln
Mercurialis perennis
— Verwechselung des — bei Delirien und rotem Gesicht
Lachesis
— von Vibrieren in der Wirbelsäule bei ausgestrecktem Liegen und Aufstampfen mit den Füßen
Streptococcus haemolyticus
— des Vollseins in der Herzgegend mit Klopfen und Pulsieren durch den ganzen Körper (als wenn die Brust zerspringen wollte), verbunden mit ausstrahlenden Schmerzen, in die Arme und in den Hals
Glonoinum
— von Völle, Druck und Schwere (wie wenn ein Stein im Magen läge oder

wie wenn ein Apfel unter dem Brustbein festsäße)
Pulsatilla
— völliger Taubheit auf dem befallenen Ohr, evtl. auch verbunden mit Ohrensausen bei Hydrops des Mittelohres
Euphorbium
— wundes in Bauchwand und Abdomen
Bellis perennis
— als zitterten die Augen
Aranea diadema
— Abstumpfung in den Fingern und Fußzehen
Cubeba
Hyoscyamus
— und Unfähigkeit sich zu irgendeiner Tätigkeit aufzuraffen und ungewöhnliche Steifigkeit der Extremitäten bei großer Schwere und Empfindlichkeit der Muskeln aller Glieder mit Schmerzen verschiedener Art
Helleborus

Gehirn
— Funktionsschwäche und Durchblutungsstörungen des —
Ambra
Anacardium
Anhalonium lewinii
Cerebrum
Chinhydron
Cicuta virosa
Hypericum
Solanum nigrum
— Kongestionen
Curare
Gutti
Helleborus
Melilotus officinalis
Nux vomica

Gehörgang, äußerer
— Entzündung
Acidum DL-malicum
Ductus auriculus externus suis
Pulsatilla
Tellurium
Ubichinon

Geistige Erregung
Agaricus
Ambra
Cypripedium pubesceus

Geistige Erschöpfungszustände
Acidum phosphoricum
Acidum picrinicum
Argentum
Berberis
Natrium muriaticum
Selenium
— und Entwicklungsstörungen
Acidum glutaminicum
Baryum carbonicum
Cerebrum suis

Gelbsucht (siehe auch Ikterus)
Carduus marianus
— mit Hautjucken
Dolichos pruriens

Gelenke
— gerötete und Gelenk- und Muskelrheumatismus mit nächtlichen Schweißen
Mercurius solubilis Hahnemanni
— große, gichtisch-rheumatische Affektionen der — speziell der Hüften, des Schultergürtels sowie der Kniegelenke
Lithium carbonicum
— kleine der Finger, Deformationen in den —
Rhododendron
— Knacken der —
Natrium sulfuricum
— — in den —
Petroleum
— — und Krachen der — bei harnsaurer Diathese mit schießenden stechenden Neuralgien
Thuja
— und Nervenbahnen, rheumatische oder gichtische Affektionen in —
Hyoscyamus
— schlaffe und Neigung zur Abmagerung
Luesinum

— Steifigkeit in allen —
Causticum Hahnemanni
Petroleum
— Umknicken in den —
Cortisonacetat
Natrium carbonicum
Natrium muriaticum
Natrium pyruvicum
Psorinum

Gelenkrheumatismus
Acidum benzoicum
Mandragora
Mercurius solubilis Hahnemanni
Natrium muriaticum
— akuter
Streptococcus haemolyticus
— chronischer und gichtige Erscheinungen
Causticum Hahnemanni
Kalium bichromicum
Magnesium phosphoricum
Ranunculus bulbosus
Sulfur
— mit Endokarditis
Kalmia
— infolge Erkältung und Durchnässung mit Zucken der Muskeln, der Augenlider und des Mundes
Calcium phosphoricum
Dulcamara
— Finger
Caulophyllum thalictroides

Gelenkschmerzen
Ammonium phosphoricum
Argentum
Rhododendron
Silicea
— an Händen und Füßen mit Steifigkeit und Ziehen
Ignatia
— bei Nierenrindenfunktionsstörungen
Berberis
— rheumatische am Ellenbogen und Handgelenk
Bryonia
— — mit Knarren, Knacken und krachender Gelenke, klammartige Schmerzen und Steifigkeit der Knie- und Fußgelenke
Capsicum
— mit gesteigerter, allgemeiner Reizbarkeit und Verschlimmerung zur Nachtzeit sowie bei Bewegung des Körpers oder bei Berührung der schmerzenden Teile
Colchicum

Gelenkschwäche
— bei Wachstumsstörungen der Kinder
Abrotanum
Acidum succinicum

Gemütsstimmung
— ärgerliche und verdrießliche
Corallium rubrum
— bekümmerte
Anacardium
Ammonium phosphoricum
— erregte und Reizbarkeit
Colchicum
— wenn zu häufiger Erregung geneigt
Thuja
— gedrückte — mit Angst, Unruhe und Reizbarkeit
Aethusa
— — und unruhige, die auch schreckhaft, verdrießlich und ängstlich sein kann
Tartarus stibiatus
— gereizt, verdrießlich, bänglich, ärgerlich (auch weinerlich)
Bryonia
— gleichgültige, apathische
Saponaria
— — verdrießlich, unlustig
Rhododendron
— heitere, jedoch Indifferenz gegen die Familie, evtl. Gehässigkeit gegen Freunde
Acidum fluoricum
Argentum
— mürrische, verdrießliche mit Wortkargheit und Gedächtnisschwäche
Guajacum

— niedergedrückte, Gedächtnisschwäche, Ängstlichkeit, Nervosität und vegetative Dystonie
Kalium phosphoricum
— niedergeschlagene
Acidum sulfuricum
— — verzweifelte, bei fortschreitender Abmagerung
Acalypha indica
— reizbare, evtl. wechselnd mit euphorischer Gleichgültigkeit und zorniger Erregung
Thuja
— — und launenhafte, vom Lachen zum Weinen
Capsicum
— — (ist zu Rührung und zu ekstatischen Zuständen geneigt)
Crotalus
— — bei ungewöhnlicher Kraftlosigkeit, Schwäche und Erschöpfung mit Ärgerlichkeit, Niedergeschlagenheit und einem Hang zur Einsamkeit bei Schwäche des Denkvermögens
Helonias dioica
Sulfur
— von tiefster Traurigkeit und Todesahnung zu Glückseligkeit wechselnd
Medorrhinum
— traurige und weinerliche
Cyclamen
— unerträglich, verdrießlich und reizbar
Jodum
— ungewöhnlich heitere
Acidum fluoricum
— unzufriedene, ungeduldige und zornige
Melilotus officinalis
— verdrießliche, morgens und heitere Ausgelassenheit abends, zwischendurch Anwandlung von Melancholie
Castoreum sibiricum
— verschlossene, schweigsame, trübe, melancholische
Cactus
Rhododendron
Silicea
— mit hysterischem Charakter
Cimicifuga
— und Gehirnsymtome mit hypochondrischer Reizbarkeit, Verzagtheit und Befürchtung von Unglück und Gefahr
Anacardium

Gemütszustände
— depressive
Ammonium phosphoricum
Aurum
— melancholische und hypochondrische und Kopfschmerzen
Mercurius perennis
— wechselnde, zwischen Bangigkeit, Schwermütigkeit, Verdrießlichkeit, Zorn und Rauferei sowie heiterer Laune
Niccolum aceticum
— weinerliche, gedrückte — mit Zornausbrüchen
Ammonium carbonicum
— mit starkem Stimmungswechsel und Launen sowie neuralgische Schmerzen
Cimicifuga

Genick
— Schmerzen im — bei Wirbelsäulenirritationen
Adonis vernalis
— Schweiße am —
Calcium carbonicum

Genitalien
— herpetische Ausschläge an —, besonders auch vor jeder Menstruation
Dulcamara
— äußere, übler Geruch
Psorinum
— Jucken an den —
Acidum sulfuricum
Ambra

Medorrhinum
Niccolum aceticum
— Schweiße
Calcium carbonicum
Petroleum
Sepia
Thuja

Geräusche
— Empfindlichkeit gegen —
Belladonna
Chenopodium anthelminthicum
Nux vomica
Phellandrium
Phosphorus
Psorinum
Zincum metallicum

Gerstenkörner
Baryum oxalsuccinicum
Graphites
Pulsatilla
Sulfur
Staphisagria

Geruchsvermögen
— Herabsetzung des —
Baryum oxalsuccinicum
Medorrhinum
Natrium oxalaceticum
Pulsatilla
Selenium
— überempfindliches, verbunden mit Jucken in der Nase und mit entzündlichen Affektionen der Nasenschleimhaut
Cyclamen
Natrium muriaticum
Silicea
Veratrum

Geschmack
— abnorm, bitter oder sauer
Mercurialis perennis
— bitterer —
Aesculus
Natrium sulfuricum
Taraxacum
— — und großer Durst nach kalten Getränken
Bismutum metallicum
— — Zunge belegt und Foetor ex ore
Chamomilla
— — — dick-gelb belegt und rote Ränder mit Zahneindrücken
Chelidonium
— ekliger, Aufstoßen, Übelkeit, Brechneigung, Trockenheit des Mundes, klebriger Speichel
Gentiana lutea
— fauler, schlechter
Belladonna
— — schleimiger, ranziger
Pulsatilla
— wie faule Eier
Acidum phosphoricum
— fettiger und Brennen in der Speiseröhre
Asa foetida
— galliger sowie Speichelfluß mit Brennen bei Stomatitis oder Glossitis
Veratrum
— kupferähnlicher, fauler
Variolinum
— pappiger, bitterer
Ammonium muriaticum
— salziger
Natrium bromatum
— saurer, mit einseitigen Kopfschmerzen und Kältegefühl
Calcium aceticum
— schlechter, fader, bitterer — mit Appetitmangel und heftigem Durst bei Tag und Nacht
Bryonia
— süßlicher
Acidum nitricum
Stannum

Geschwüre
Comocladia dentata

Echinacea angustifolia
Galium aparine
— übelriechende Absonderungen der —
Asa foetida
Conium
— — Jucken und Brennen bei nässenden Hautausschlägen
Hydrastis
— in den Gelenkbeugen
Cuprum
— und Knochenleiden
Asa foetida
— leicht blutende, besonders am Gesäß
Acidum nitricum
— locheisenartig ausgestanzte bei subakuten, chronischen Affektionen katarrhalischer Art
Kalium bichromicum
— skrofulöser oder syphilitischer Art
Echinacea angustifolia
— tiefe, mit grünem stinkendem Eiter
Comocladia dentata
— mit übelriechendem Sekret und brandigem Aussehen, besonders an den Unterschenkeln
Acidum hydrochloricum
— an Weichteilen und am Knochengewebe mit Eiter
Asa foetida
— bei denen eine rasche Zersetzung von Flüssigkeiten und Sekreten erfolgt
Kreosotum
— bei eingewachsenen Nägeln
Marum verum
— oberflächliche, in Nasenlöchern und an den Mundwinkeln
Bovista

Gesicht

— Abmagerung im —
Selenium
— Angst und Brennen im — bei Blutandrang mit Hitzewallungen
Phosphorus
— aufgedunsenes und dunkel gerötetes mit Eiterbläschen an den Lippen und pustulösen Affektionen am Kinn und an den Wangen sowie in der Hüft- und Kniegegend
Hyoscyamus
— — mit zyanotischer Verfärbung und Schwindelgefühl
Acidum fumaricum
— Ausschläge im —
Acidum sulfuricum
— blasses
Cina
— — eingefallenes mit Angstschweiß
Selenium
— — — und gelbliche Gesichtsfarbe
Helleborus
— — fahles —
Argentum
— — gedunsen
Calcium carbonicum
— — voller Puls, mühsame Atmung bei Leerheitsgefühl in der Magengrube
Glonoinum
— bleich, wachsfarbig, blasse Lippen und fast weiße Schleimhäute, wobei plötzlich eine jähe Röte einschießen kann, verbunden mit heftigem Klopfen der Blutgefäße und mit Ödemen an den abhängigen Körperpartien, speziell an Fußknöcheln
Ferrum metallicum
— Brennen und Jucken
Gratiola
Sulfur
— dunkelrotes bei heftigen Kongestionen zum Kopf mit Neuralgien und Kopfschmerzen
Gelsemium
— — zyanotisch bei Neigung zu Kollapszuständen und kaltem Schweiß
Acidum fumaricum
— Ekzeme im — bei skrofulösen Kindern
Curare
— Erröten des —
Amylium nitrosum

— faltiges, trockenes und blasses mit blauen Ringen um trübe blickende Augen, sogenannte Halonierung der Augen
Abrotanum
— braune Flecken im —
Sepia
— Gedunsenheit des —
Kalium carbonicum
— gelbliches, blasses mit eingesunkenen, dunklen umränderten Augen, klopfende Kopfschmerzen und leichtes Schwitzen bei der geringsten Bewegung
China
— gerötetes und Schweißausbruch
Jaborandi
— — ungewöhnlich heitere Laune, Pupillenerweiterung und Gliederzittern mit krampfhaften Bewegungen und leichten Lähmungserscheinungen
Cubeba
— hager und bei Kindern den Ausdruck eines alten Mannes verleihend
Silicea
— und Hals, Roseola-ähnliche Hautausschläge im — zuweilen am ganzen Körper, verbunden mit Jucken und Brennen, auch Bläschen- und Pustelausschläge
Grindelia robusta
— — mit scharfer Linea nasalis
Aethusa
— Impetigo am — wenn heftiger Juckreiz vorliegt
Rhus toxicodendron
— und Kopf heiß, bei kalten Füßen und Fingern (Gesicht kann rot aber kalt sein = Pseudoplethora)
Ferrum metallicum
— — rot und heiß, Körper und Glieder dagegen kühl oder kalt
Arnica
— Milchschorf im —
Aethiops antimonialis
— Neurodermitis und Ekzeme im — mit Juckreiz
Arnica
— Ödeme
Ammonium benzoicum
— rotes und Schwindel
Ferrum metallicum
— rot-violettes
Tuberculinum
— skrofulöse Hautausschläge im —
Curare
— Verziehung des — nach einer Seite, paralytische Ptosis, Neuritis und Neuralgien, daß der Patient kaum sprechen kann
Luesinum
— Abmagerung des — mit gelblicher Hautfarbe, Neigung zur Geschwürsbildung mit stinkenden Sekreten mit Erbrechen und Harndrang, krankem Aussehen
Kreosotum

Gesichtsfarbe
— fahle
Convallaria majalis
— blasse, elende und fahle mit evtl. wechselnder Gesichtsröte
Nux vomica
— gelbliche, fahle, blasse, gelb-fleckige und gelbliche Verfärbung des Augenweißes
Sepia
— gelbe mit Schmerzen und Neuralgien
Causticum Hahnemanni
— graugelbe
Lycopodium
— plötzlich von blaß in rot wechseln mit Wallungen, verbunden mit pulsieren durch den ganzen Körper und mit Schwäche und Zittern sowie mit Schlaflosigkeit und Dyspnoe
Ferrum metallicum

Gesichtsfeld
— Flimmern und dunkle Punkte im — bei zeitweiliger Lähmung der Netzhaut
Hyoscyamus

— Funken und Blitzen im — Schwach- und Trübsichtigkeit bei geröteter Bindehaut
Glonoinum
— weiße, flimmernde glänzende Zacken
Ignatia

Gesichtsneuralgien
Acidum salicylicum
Gnaphalium polycephalum
Hydrocotyle asiatica
Luesinum
Mezereum
— mit Fadenschmerz
Cepa
— mit Zucken der Augenlider
Magnesium phosphoricum
— mit Eingenommenheit des Kopfes und Schwindel, Reißen in verschiedenen Teilen des Schädels und Neuralgien
Guajacum
— und Kopfschmerz bis in die Zähne ziehend, durch kaltes Wasser sich bessernd
Ferrum metallicum
— neuralgiformer Natur, evtl. mit Lähmungserscheinungen verbunden (Facialisparese)
Causticum Hahnemanni
— reißend-zuckende durch Zahnschmerzen mit Besserung nach dem Essen und durch Wärme
Rhododendron
— und Schwerhörigkeit
Hyoscyamus
— verschlimmern sich beim Kaltwerden
Magnesium phosphoricum

Gicht
Acidum benzoicum
Arthritis urica-Nosode
Bursa pastoris
Geranium robertianum
Lithium benzoicum
Natrium oxalaceticum
Orthosiphon stamineus
Silicea
Thuja
— chronische mit Deformierung der Finger
Graphites
— Gelenke krachen bei Bewegung
Causticum Hahnemanni
Cocculus
— mit Hitzegefühl
Guajacum
— — oder entzündliche mit Steifheit der Gelenke
Causticum Hahnemanni
— — der Fußgelenke
Stellaria media
— und chronischer Gelenkrheumatismus
Abrotanum
Acidum uricum
Berberis
Lithium carbonicum
Natrium muriaticum
Ranunculus bulbosus
Sulfur
— und Ablagerungen
Rhododendron
— und Beschwerden in Füßen und im Kreuz, verbunden mit Angst und Unruhe, stören den Schlaf
Lithium carbonicum
— und Entzündung der Großzehen
Colchicum
Pulsatilla
— und Erkrankungen mit wandernden Beschwerden
Colchicum
— Gelenkaffektionen, sich morgens und abends verschlimmernd, mit großer Schläfrigkeit am Tage, mit vielem Gähnen und Verlangen die Glieder zu strecken
Guajacum
— Anfall akuter, mit Ergiffensein der kleinen Zehen- und Handgelenke
Gnaphalium polycephalum
Lithium carbonicum
Sabina

— Knoten
Abrotanum
Clematis

Gingivitis
Acidum citricum
Acidum salicylicum
Kreosotum
Mercurius solubilis Hahnemanni
Mercurius sublimatus corrosivus
Nux vomica
— mit üblem Mundgeruch
Acidum nitricum
— mit vermehrter Speichelsekretion und Schlingbeschwerden
Bismutum metallicum
— und wunde Lippen
Alumina
Aristolochia clematitis

Glaukom (zusätzlich)
Corpus vitreum suis
Funiculus umbilicalis suis
Gelsemium
Mercurius solubilis Hahnemanni
Oculus totalis suis
Ubichinon

Gliedmaßen
— Gefühl von Kälte und Betäubung in den — und das dabei vorhandene Zittern, begleitet von einem Gefühl, als ob der Kranke auf einem Schwamm ginge und als ob die Füße geschwollen wären
Heloderma
— und Haut, Kälteempfindung in — mit Hitzewallungen und Durstlosigkeit
Aethusa
— kalte
Digitalis
— Kollapszustände mit Kälte der —, verlangsamtem Puls und verengten Pupillen
Helleborus
— und Kopf kühl
Ferrum metallicum
— und Körper kühl oder kalt, Gesicht und Kopf dagegen rot und heiß
Arnica
— Schmerzhaftigkeit aller —
Agaricus
— Schwäche und Schmerzen in allen —
Adonis vernalis
Psorinum
— und Gelenkschmerzen bei Wetterwechsel
Calcium phosphoricum
Nux vomica
— kalt, Kollaps mit Blässe, Zittern und kaltem Schweiß
Tabacum
— Kribbeln
Cicuta virosa
— untere, chronische Ödeme der —
Streptococcus haemolyticus
— mit Tendenz zum „Einschlafen" der Glieder
Baryum carbonicum

Gliederschmerzen
Acidum benzoicum
— mit Fieber
Poliomyelitis-Nosode
— bei Influenza, besonders der Schienbeine, Frost über den Rücken laufend
Eupatorium perfoliatum
— kreuzweise auftretende (rechter Arm), (linkes Bein), wobei die allgemeine Muskelunruhe mit Trieb zu ungewöhnlichen Bewegungen in einen Zustand von Starrsucht und Betäubung übergehen kann
Agaricus
Eupatorium purpureum
— reißende
Sanguinaria
— rheumatische, verbunden mit Schwäche in Armen und Händen sowie Steifheit und evtl. Taubheitsgefühl in den Fingern und allgemeine Muskelschwäche, wobei diese Beschwerden durch Kälte verschlimmert

und durch Wärme, Druck und Reiben gebessert werden können
Magnesium phosphoricum
— rheumatische und reißende mit Lähmigkeitsgefühl
Luesinum
— und Schwäche bei rheumatisch-neuralgischen Beschwerden mit Schwäche und Lähmungsgefühl der Nackenmuskulatur sowie schmerzhafte Empfindung entlang der Wirbelsäule
Eupatorium purpureum
— und große Schwere und Empfindlichkeit der Muskeln, dabei Unfähigkeit zu irgendeiner Tätigkeit sich aufzuraffen, Gefühlsabstumpfung und ungewöhnliche Steifigkeit der Extremitäten
Helleborus
— von kleinen umschriebenen Stellen der Knochenhaut ausgehend mit Ziehen in der Tiefe der Knochen
Rhododendron
— mit Unverträglichkeit von Zugluft
Selenium

Gliederzittern
Mercurius sublimatus corrosivus
— besonders der Arme
Silicea
— und Herzklopfen
Petroleum
— mit krampfhaften Bewegungen und leichten Lähmungserscheinungen bei heiterer Laune, gerötetem Gesicht und Pupillenerweiterung
Cubeba
— und Schwäche bei Krampf- und Lähmungserscheinungen, die sich nachts verschlimmern
Plumbum aceticum
— und Schwäche mit Mattigkeit und Krankheitsgefühl und juckendem, brennendem Stechen wie von Insekten bei Besserung in frischer Luft
Niccolum aceticum
— bei allgemeiner Schwäche oder sobald etwas in die Hand genommen wird
Phosphorus

Globus hystericus
Aquilegia
Ignatia
Lachesis
Moschus
Oesophagus suis
Paris quadrifolia
— mit Magen- und Schlundkrämpfen
Asa foetida

Glomerulonephritis
Cystopyelonephritis-Nosode
Juniperus communis
Ureter suis
— akute
Formica rufa
— mit Albuminurie
Mercurius sublimatus corrosivus
— Ödeme infolge Niereninsuffizienz bei —
Apis mellifica

Glossitis
Allium sativum
Mygale avicularis
Vinca minor
— aphthosa mit blutendem Zahnfleisch
Carbo vegetabilis
— Stomatitis, Aufstoßen, Ekel, Übelkeit, Völlegefühl mit Drücken im Magen
Castoreum sibiricum
— und Stomatitis bei aphthenähnlichen Ulzera der Zunge
Nux vomica
Veratrum
— ulcerosa
Capsicum
Conium

Glottiskrampf
Moschus
Sambucus nigra

— und Asthma
Medorrhinum
— der durch Kalttrinken gebessert wird und Heiserkeit
Cuprum

Gonorrhö
Kalium sulfuricum
Mercurius sublimatus corrosivus
Thuja
— abklingen des ersten Entzündungsstadiums mit Brennen in der Urethra
Cubeba
— Folgen durchgemachter —
Acidum citricum
Chinhydron
Mercurius solubilis Hahnemanni
Mercurius sublimatus corrosivus
Pulsatilla
Thuja
Ubichinon
— mit heftiger Reizung und Erektionen
Cantharis
— und Lues, Folgen von — (neurale Affektionen)
Rhododendron

Granulationen
— Förderung der —
Calendula
Galium aparine

Grauer Star (siehe auch unter Katarakt)
— beginnender (wie ein Nebel vor dem Auge)
Causticum Hahnemanni
Cineraria maritima
Naphthalin
Ubichinon

Gravidität
— Erbrechen und Husten
Nux moschata
— Hämorrhoiden blaurot und heiß, blutend, in der —
Acidum hydrochloricum
— nervös-hysterische Erscheinungen bei —
Cocculus

Grippe
Acidum α-ketoglutaricum
Aconitum
Belladonna
Bryonia
Causticum Hahnemanni
Eucalyptus
Eupatorium perfoliatum
Gelsemium
Lachesis
Mercurius sublimatus corrosivus
Stramonium
— decken sich ängstlich, bis an den Hals zu, weil jeder Luftzug stört
Nux vomica
— im Beginn
Camphora
Mercurius solubilis Hahnemanni
— und Erkältung, inneres Frieren bei —
Aconitum
— mit heftigem Fließschnupfen und eitriger Sekretion
Mercurius solubilis Hahnemanni
— fieberhafte mit gastrointestinalen Komplikationen
Leptospirose-Nosode
Mercurialis perennis
Pyrogenium
— wo der ganze Körper wie zerschlagen ist und ein dumpfes benommenes Gefühl im Kopf vorherrscht
Dulcamara
— nach retoxisch behandelter
Grippe-Nosode
Kalium phosphoricum
Thuja
Thyreoidin
— mit starker Schleimsekretion
Hydrastis
— mit erschöpfenden Schweißen
Mercurius vivus
— Zerschlagenheitsgefühl bei —
Causticum Hahnemanni
— Therapieschäden nach —
Klebsiella pneumoniae

Haare
— Ergrauen und Ausfallen der — bei Ausschlägen im Nacken
Acidum sulfuricum
— fettige bei pastösen, aufgedunsenen, kurzatmigen Patienten
Acidum fumaricum
— trockene, glanzlose
Thuja

Haarausfall
Acidum fluoricum
Graphites
Kalium phosphoricum
Luesinum
Nagelmykose-Nosode
Nageltrichophytie-Nosode
Plumbum metallicum
Selenium
Staphisagria
Thallium aceticum
Thallium sulfuricum
— allgemeiner nach schweren Erkrankungen sowie bei trophischen Störungen der Gefäßnerven und bei Zirkulationsstörungen
Kalium phosphoricum
— bei harten und brüchigen Haaren
Graphites
— und Seborrhö
Ubichinon
— kahle Stellen mit Pickeln auf der Kopfhaut
Hepar sulfuris
— urtikarielle Ausschläge
Ignatia

Haarschneiden
— Kopfschmerzen nach —
Natrium pyruvicum
— Verschlimmerung der Beschwerden
Glonoinum

Habitueller Abort
Brucella abortus Bang-Nosode
Plumbum metallicum
Sabina
Toxoplasmose-Nosode
Ustilago maydis
— Prophylaxe des —
Caulophyllum thalictroides

Hacken
— Empfindlichkeit des —
Medorrhinum
— Ulzera am —
Natrium carbonicum

Hackenschmerz
Aranea diadema
Kalium bichromicum
— durchdringend
Natrium sulfuricum
— geschwürig, nachts, besser durch Reiben
Ammonium muriaticum

Hagelkorn (Chalazion)
Thuja

Halbsichtigkeit
— rechts mit Reizung der Konjunktiva und teilweiser Lähmung der Netzhaut
Lithium carbonicum

Halonierung
— der Augen
Abrotanum
— bei Überlastung der Abwehrsysteme
Colchicum

Hals
— Abmagerung am —
Natrium muriaticum
— Brennen im —
Arsenicum album
— beißendes, prickelndes Gefühl im —
Echinacea angustifolia
— Druckgefühl im — (Globusgefühl)
Ignatia
— Drüsenanschwellung am — bei Parulis
Magnesium phosphoricum
— dunkelrot geschwollener
Phytolacca

— Gefühl wie ein Splitter im —
Argentum nitricum
— — der Zusammmenkrampfung im —
Cantharis
— und Gesicht, Roseola-ähnliche Hautausschläge, zuweilen am ganzen Körper, verbunden mit Jucken und Brennen, auch Bläschen- und Pustelausschläge
Grindelia robusta
— juckende Ekzeme am —
Acidum oxalicum
— Kehlkopf und Lungen, Trockenheit in —
Hyoscyamus
— Rauheit und Kratzen im —
Argentum nitricum
— rauher, schmerzhafter und stinkender
Mercurius cyanatus
— — bei Schnupfen mit Brustschmerzen und Durchfall
Sanguinaria
— eingeschnürt mit Schwierigkeiten beim Schlucken
Bothrops lanceolatus
— Splitter im — Gefühl als ob
Argentum nitricum
— Zusammenschnüren in — (Bulbärsyndrom, Sprachstörungen)
Coccus cacti
— — bei Schluckversuchen auch Tortikollis, besonders rechtsseitig
Magnesium phosphoricum
— — (Angina, beim Trinken)
Lyssinum

Halsaffektionen
Mercurius solubilis Hahnemanni

Hals- und Brustschmerzen
— während der Menstruation
Lac caninum

Halsdrüsenschwellungen
Silicea

Halsentzündungen
— besonders bei Rezidiven (in Verbindung mit Baryum carbonicum)
Diphtherinum
— der Sänger
Ferrum metallicum

Halserythem
— mit Gefühl von Hitze, Stechen, Jucken und Brennen an verschiedenen Hautstellen
Hydrocotyle asiatica

Halsgrube
— Kitzel in der —
Inula helenium

Halskratzen
— und Kitzel mit dem Gefühl, als ob Speise im Hals sitzen geblieben sei
Hepatica triloba

Hals- und Mundschleimhäute
— Trockenheit der —
Mandragora

Halsmuskeln
— krampfhaftes Zusammenziehen in den —
Acidum fluoricum

Halsmuskelschwäche
— mit Schwere des Kopfes (als wenn die Muskeln den Kopf nicht tragen könnten)
Cocculus

Hals- und Schläfenarterienpulsation
Aurum
Belladonna

Halsschmerzen
— („wie von Splittern")
Ferrum jodatum
— Besserung der — durch Schlucken
Ignatia
— brennende, wie rohes Fleisch
Causticum Hahnemanni

— mit Heiserkeit und Schlingbeschwerden
Argentum
— in die Ohren ausstrahlend
Lachesis
— und Schnupfen
Saponaria
— in Verbindung mit Paresen und der Unmöglichkeit, Wasser zu schlucken
Cantharis

Halstrockenheit
Hyoscyamus
— mit Kitzelhusten
Calcium phosphoricum
— mit rotem Rachen und Schluckbeschwerden
Belladonna

Halluzinationen
Aethusa
Anhalonium Lewinii
Carboneum sulfuratum
Hyoscyamus
— von schrecklichen Gesichtern mit Ängstlichkeit
Belladonna

Hämatemesis
Bacterium proteus
Cadmium sulfuricum
Ferrum metallicum
— mit Erbrechen dunklen Blutes
Hamamelis
— Husten, Schnupfen bei grippösen Erkältungen
Dulcamara
— und Magenblutungen
Bothrops lanceolatus

Hämatome
Arnica
Phosphorus
— ohne besonders auffallende Verletzungen
Phosphorus

Hämaturie
Bursa pastoris
Cantharis
Formica rufa
Mercurius sublimatus corrosivus
Stigmata maydis
— und Albuminurie bei postvakzinaler Nephritis
Vaccininum
— bei dumpfem Schmerz in der Nierengegend
Hamamelis
— und tropfenweise Urinentleerung
Cantharis

Hämoptysis
Erigeron canadensis
Millefolium
Myrtus communis
— Kopfschmerz gebessert durch —
Melilotus officinalis
— mit Völle- und Zerschlagenheitsgefühl in den Brustwanderungen
Hamamelis

Hämorrhagien
Carbo animalis
— Neigung zu —
Ferrum metallicum
Apocynum
— jeder Genese
Bothrops lanceolatus

Hämorrhagische Diathese
Lachesis

Hämorrhagische Entzündungen
— der Atmungsorgane
Cantharis
— allgemeine Neigung zu —
Cantharis

Hämorrhoiden
Aesculus
Allium sativum
Calcium fluoratum
Lachesis
Lycopodium

Nux vomica
Paeonia officinalis
Sulfur
— äußere und innere
Podophyllum
— blaurot und heiß, blutend, in der Gravidität
Acidum hydrochloricum
— bläuliche mit heraustretenden Knoten
Carbo vegetabilis
— blutende
Mandragora
Millefolium
Phosphorus
— — mit brennenden, stechenden Schmerzen
Luesinum
— — mit Entzündungserscheinungen
Mercurius solubilis Hahnemanni
— mit Blutabgang beim Stuhl
Abrotanum
— brennend
Acidum sulfuricum
— — und Jucken bei —
Sulfur
— evtl. mit Obstipation und erfolgloser Stuhldrang
Kalium carbonicum
— entzündliche
Ignatia
— — juckende, schmerzhafte und Magenkatarrhe mit Wundheitsgefühl
Causticum Hahnemanni
— geschwollen, blau und äußerst berührungsempfindlich
Acidum hydrochloricum
— mit Jucken und Brennen im After und hartem, blutbezogenem Stuhl (Stuhltenesmen, pulsierende Stiche im Os sacrum)
Berberis
— heraustretende mit bläulichen Knoten
Carbo vegetabilis
— — und vor Schmerz das Sitzen nicht erlauben
Graphites
— leicht blutende —
Acidum nitricum
— in der Schwangerschaft
Podophyllum
— stark blutende mit innerlichem Brennen und Jucken
Kreosotum
— — — mit dem Gefühl, als wolle der Rücken zerbrechen
Hamamelis
— wie Sand, Trockenheit, Holzstückchen im After
Collinsonia canadensis

Hämorrhoidalbeschwerden
Acidum fluoricum
Kalium carbonicum
Lycopodium
Sedum acre
Hyoscyamus
— meist ohne Blutungen
Nux vomica
— und Pflockgefühl im Mastdarm
Thuja

Hämorrhoidalblutungen
Ammonium muriaticum
Bursa pastoris
Melilotus officinalis
— mit viel Jucken und Abgang von Madenwürmern
Nux vomica
— bei gastritischen Symptomen mit Darmentleerungen, Aufstoßen und Übelkeit, Brennen im Magen, Knurren im Bauch
Ranunculus bulbosus
— Kopfschmerz gebessert durch —
Melilotus officinalis

Hämorrhoidalknoten
— ohne Blutungen
Aesculus
— mit schmerzhaftem Brennen und Stuhlgang mit breiigen, flüssigen Stühlen
Aloe

Hände
— Abmagerung an den —
Selenium
— Anästhesiegefühl in den —
Adonis vernalis
— Anschwellung der —
Spigelia
— und Arme, Steifigkeit und Zerschlagenheitsschmerz in —
Ginseng
— aufgesprungene, rissige
Petroleum
— rechte, Beugekrämpfe in der —
Ginseng
— Brennen in den — bei Blutandrang mit Hitzewallungen und Angst
Phosphorus
— — und Jucken der —
Sulfur
— brennende Hitze in den — und Schweiß zu Beginn des Schlafes
Phosphorus
— und Fußsohlen, brennende Hitze und Schmerzen an —
Medorrhinum
— und Füße, feuchte und kalte
Acidum citricum
— — abwechselnd heiß und kalt und umgekehrt
Sepia
— — kalte
Acidum DL-malicum
— — — auch bei Hitzegefühl am übrigen Körper
Asarum
— — und bläuliche Verfärbung bei Perniones
Agaricus
— heiß und trocken, bei Fieberhitze
Aesculus
— nasse
Acidum succinicum
— papulöse Eruptionen auf den —
Mercurius bijodatus
— Parästhesien der —
Acidum fluoricum
— Schwitzen der —
Acidum nitricum
— zittern, unruhig, nervös
Kalium bromatum
— und Zunge zittern
Gelsemium

Handanschwellungen
— mit rheumatoiden Schmerzen im Ellenbogen und Handgelenk
Hyoscyamus

Handflächen
— Blasenausschläge in den —
Ranunculus bulbosus
— harte, verdickte Stellen in der —
Cistus canadensis
— heiße bei trockenem Husten, Schweratmigkeit und Herzklopfen und Hitzewallungen mit Durst
Mercurialis perennis
— Hitze in —
Sanguinaria
— — und Schweiß in den —
Acidum fluoricum
— kühler Schweiß der —
Nux vomica
— trockene, faltige, heiße, evtl. verbunden mit kongestiven Kopfschmerzen, besonders auf der rechten Seite
Sanguinaria
— Warzen auf den —
Natrium muriaticum
— Risse der —
Cistus canadensis

Handgelenke
— rechter Ellenbogen und Handwurzelknochen, Schmerzen in —, besonders bei regnerischem Wetter
Erigeron canadensis
— Ganglion an den —
Acidum benzoicum
— rheumatische Gelenkschmerzen an den —
Bryonia
— Rheumatismus im rechten —
Viola odorata

— Rheumatismus der —
Ruta
— rheumatische Schmerzen in den —
Acidum salicylicum
Lycopersicum
— Steifigkeit der — bei Hüftgicht mit Zerschlagenheitsschmerz
Sanguinaria
— Verrenkungsschmerzen in —
Petroleum

Hand- und Fußgelenke
— Verformung der —
Medorrhinum

Handinnenflächen
— Brennen der — (muß die Hände aus dem Bett strecken)
Sanguinaria

Handmuskeln
— kleine, Empfindung zuckender und reißender Schmerzen in den —
Ranunculus bulbosus

Handrücken
— Ekzeme auf dem —
Acidum hydrochloricum
Bovista
— juckende Ekzeme und Dermatosen auf dem —
Pix liquida
— Ganglion am —
Ammonium carbonicum
— Jucken auf beiden —, besonders links
Arsenum jodatum
— Rhagaden auf dem —
Rhus toxicodendron

Handschweiß
Calcium carbonicum
Thuja
— kalter
Nux vomica
— stinkender
Petroleum

Handteller
— Hitze und Brennen in —
Lilium tigrinum
— Pemphigus auf den —
Bufo

Handwurzelknochen
— rechter Ellbogen und Handgelenke, Schmerzen in —, besonders bei regnerischem Wetter
Erigeron canadensis
— linker Ellbogen und Taubheit in der Hand
Convallaria majalis

Händezittern
Bacillinum
Psorinum

Händezyanose
— (muß eine halbe Stunde liegen, um wieder zu wagen, sich zu bewegen)
Natrium nitrosum

Harn
— Bildung einer Fetthaut auf dem — bei längerem Stehen
Acidum fumaricum
— brennender bei Harndrang mit Harnverhaltung und tropfenweisem Abgang, evtl. mit Blutgehalt
Digitalis
— — bei scharfen Schmerzen in den Nieren verbunden mit Entzündungserscheinungen
Thuja
— mit Brennen und nachhaltig andauernden Schmerzen, die bis ins Kreuz ausstrahlen (Empfindung als ob geschmolzenes Blei durch die Urethra liefe)
Cantharis
— dunkler mit viel Schleim und rotbraunem Satz sowie Besserung durch Essen und durch Harnlassen
Lithium carbonicum
— dunkelschäumend mit eigentümlichem Geruch, wobei an Harnröhren-

mündung brennendes Jucken mit Ausfluß besteht
Cubeba
— reichlicher, blasser
Kreosotum
— roter Absatz des — mit darauf schwimmendem Fetthäutchen
Acidum phosphoricum
— sandiger Satz in —
Triticum repens
— nur im Liegen möglich
Kreosotum
— schmerzhaftes bei ruckweisen weiblichen Genitalblutungen
Erigeron canadensis
— Stechen beim —
Adonis vernalis
— stinkender, Eiweiß enthaltend
Acidum nitricum
— trüber, durch Salzausscheidung
Aconitum
— — rötlich und häufiger Drang bei Katarrhen der harnableitenden Wege
Ammonium carbonicum
— zuckerhaltiger, von hohem spezifischem Gewicht
Chionanthus virginica

Harnabgang
— beim Gehen, unfreiwilliger und Nachträufeln bei Blasenkatarrh
Selenium
— reichlicher und Migräne (Kopfschmerzen wie ein Band um die Stirn)
Gelsemium
— tropfenweiser bei Harndrang mit heftigen Schmerzen nach dem Wasserlassen
Equisetum arvense
— unwillkürlicher
Acidum hydrochloricum
— — bei Husten, Schreck oder im Schlaf
Pulsatilla
— — bei Incontinentia urinae der Schwangeren und post partum
Causticum Hahnemanni
— — beim Niesen und Husten
Causticum Hahnemanni
— — während des Schlafes und häufiger Drang zum Urinieren
Cactus
— — und Wundheitsschmerz in der Harnblase bei Enuresis nocturna und Incontinentia urinae
Causticum Hahnemanni

Harnbeschwerden
— mit Nieren- und Blasenaffektionen, Zystitis und Blasenschwäche
Helonias dioica
— während der Schwangerschaft
Jaborandi

Harnblase
— Beschwerden der — mit Tenesmen und Brennen beim Urinieren
Pulsatilla
— Blutungen der —
Ipecacuanha
— entzündliche Erscheinungen und lähmungsartige Schwäche an — mit häufigem Harndrang und schmerzhaftem geringem Urinabgang
Hyoscyamus
— Katarrhe der
Dulcamara
— Krämpfe der —
Hyoscyamus
— krampfhafte und spastische Zusammenziehung
Cantharis
— Lähmung der —
Coffea
— Leiden der —
Petroselinum
— Muskelschwäche der
Causticum Hahnemanni
— und Nierenbeschwerden mit viel Urintenesmen und Schmerzen in der Urethra
Colchicum

— und Nierensteine
Orthosiphon stamineus
— Papillome der —
Para-Benzochinon
Vesica urinaria suis
— — mit plötzlich einsetzenden Blutungen
Ubichinon
— Polypen der
Calcium carbonicum
— Reizung der —
Camphora
— — chronische und Nachträufeln
Clematis
— — bei Prostatahypertrophie
Conium
— Reizerscheinungen der — bei stechenden Schmerzen in der Nierengegend mit Drängen nach der Blase
Digitalis
— Reizzustände der
Acidum phosphoricum
Mastoiditis-Nosode
— — bei Enuresis nocturna
Equisetum arvense
— — bei Flour albus
Lamium album
— Schließmuskels der —, Schwäche des —
Ubichinon
— Schmerzen der —, dumpfe, wunde
Equisetum arvense
— Schwäche der —
Kalium carbonicum
Lycopersicum
— — Zystitis bei Nierenaffektionen mit Harnbeschwerden
Helonias dioica
— Tenesmen der
Acidum sulfuricum
Scilla
Vesica urinaria suis
— — dauernde und schleimiger, übelriechender Urin bei Zystitis und Nephritis infolge Erkältung und Durchnässung
Dulcamara
— — mit Reizzuständen im Urogenitalsystem und tropfenweisem Urinabgang
Guajacum
— — mit trübem, schleimigem braunem Sediment (Pyelitis mit harnsaurer Grießbildung)
Lithium carbonicum

Harnblasenhals
— Reizzustände am —
Ferrum phosphoricum
— — mit Brenngefühl beim Urinieren
Aloe

Harnblasenkatarrhe
— und eitrig-schleimiges Sekret bei Nierenkoliken
Acidum benzoicum
— mit Nachträufeln beim Harnen und unfreiwilliger Harnabgang beim Gehen
Selenium

Harnblasenkrampf
Ignatia
Plumbum aceticum
— mit Kribbeln in der Harnröhre, Harntenesmen und vermehrter Urinausscheidung
Hydrocotyle asiatica

Harnblasenkrebs
Acidum DL-malicum
Baryum oxalsuccinicum
— mit quälenden Schmerzen
Naphthochinon

Harnblasenlähmung
— mit Erregung der Geschlechtssphäre, zu frühe und zu starke Menstruation
Hyoscyamus
— und Hauterkrankungen
Cicuta virosa
— unspezifische Entzündung im Sinne der —
Thuja

Harnblasenschließmuskel
— Paresen des —
Causticum Hahnemanni
— Schwäche des — und Empfindung von Wundheit oder Rohheit mit Jucken an der Harnröhrenmündung mit beständigen erfolglosen Harntenesmen (nur tropfenweise kann Urin entleert werden)
Causticum Hahnemanni
— Tenesmen des
Camphora

Harnblasenschmerzen
— drückende mit dunklem Urin, evtl. mit bedeutenden Ablagerungen von Schleim im Urin
Lithium carbonicum
— plötzliche, heftige, die nach der Harnblase schießen, so daß der Kranke aufschreien muß
Jaborandi
— vom Unterleib in die Oberschenkel ausstrahlend
Colchicum
— und Wundheitsschmerz, unwillkürlicher Harnabgang und Enuresis nocturna, Incontinentia urinae
Causticum Hahnemanni

Harndrang
Petroselinum
— und Anurie mit Nierenschmerz
Podophyllum
— mit Auftreibung des Bauches und geringer Urinentleerung
Helleborus
— und Erbrechen, krankes Aussehen, Abmagerung des Gesichtes mit gelblicher Hautfarbe, Neigung zur Geschwürsbildung mit stinkenden Sekreten
Kreosotum
— bei Harnverhaltung und Tenesmen des Blasenschließmuskels
Camphora
— — und häufigem Drang mit tropfenweisem Abgang brennenden Harns, evtl. mit Blutgehalt
Digitalis
— häufiger mit geringem Harnabgang, Harnzwang und Brennen in der Harnröhre
Mercurialis perennis
— — mit Schmerzen in der Nierengegend sowie in der Glans penis beim Urinieren
Acidum oxalicum
— — mit schmerzhaften, tropfenweisen Abgängen unter Brennen
Camphora
— mit heftigen Schmerzen nach dem Wasserlassen und tropfenweise Harnabgang
Equisetum arvense
— — Tenesmen
Cantharis
— nächtlicher
Lycopersicum
— plötzlich einsetzender unwiderstehlicher
Petroselinum
— — heftiger und Enuresis nocturna
Kreosotum
— starker —
Adonis vernalis
— und Unruhe in den Beinen
Gnaphalium polycephalum
— Verschlimmerung durch Bewegung, Druck beim Niedersitzen und Besserung beim Liegen, mit nach dem Unterleib ausstrahlenden Schmerzen von rechter Nierengegend und rechter Lende
Equisetum arvense

Harn- und Geschlechtsorgane
— Brennen an der Harnröhrenmündung bei vermehrtem und häufigem Harnabgang
Niccolum aceticum
— Reizzustände in den — mit häufigem Harndrang, Brennen, Jucken und Absonderung wäßrigen Urins mit Niederschlägen harnsaurer Salze
Ginseng

Harngrieß
Sarsaparilla

Harnlassen
— häufiges mit Auftreibung des Bauches unten
Sepia
— — Brennen in der Harnröhre
Lithium carbonicum

Harnleiter
— heftige schneidende Schmerzen, mit geringer Harnabsonderung, Harnverhaltung sowie Druckempfindung in der Harnblase bei unwillkürlichem Harnabgang
Eupatorium purpureum

Harnleitungssystem
— Reiz- und Entzündungszustände im —
Berberis

Harnnachträufeln
— und unfreiwilliger Harnabgang beim Gehen bei Blasenkatarrh
Selenium

Harnorgane
— Entzündungen der —
Mezereum
— Erkrankung der —, wobei besonders die rechte Körperhälfte befallen ist
Ammonium benzoicum
— Schleimhautentzündung der — mit Reizzuständen
Cantharis

Harnröhre
— Brennen in der — und heller, stark saurer, lange sauer bleibender Urin
Acidum oxalicum
— — und Erregungszustände in der —
Petroleum
— reißende Schmerzen in der — mit dem Gefühl, als ob ständig Harn durch die Harnröhre abträufelte
Thuja
— Schmerzhaftigkeit der — bei äußerem Druck
Clematis
— schmerzhaftes Stechen in der Tiefe der — nach Miktion mit der Empfindung eines Fremdkörpers im After bei Prostatitis
Selenium
— Zusammenziehen der — mit eitrigem Ausfluß bei Urethritis
Clematis

Harnröhrenbrennen
Sulfur
— mit Harndrang
Jaborandi
— mit häufigem Harnlassen
Lithium carbonicum

Harnröhrenkatarrhe
— (Harn hat eigenartigen, penetranten Geruch)
Iris

Harnröhrenmündung
— Jucken der — mit Harntenesmen
Causticum Hahnemanni

Harnröhrenstriktur
Clematis
Funiculus umbilicalis suis
Urethra suis
— krampfhafte, mit eitrigem Ausfluß (Urethritis)
Clematis

Harnsäurestoffwechsel
— intermediärer —, Störung des —
Acidum uricum

Harnsekretion
— Anregung der —
Ammonium muriaticum

Harntenesmen
Caltha palustris
Stigmata maydis
— mit Blasenschmerzen
Berberis
— mit häufigem, schmerzhaftem Urinieren
Triticum repens
— und juckende Harnröhrenmündung
Causticum Hahnemanni
— und Schmerzen beim Urinieren
Clematis
— vermehrte Urinausscheidung mit Blasenkrampf und Kribbeln in der Harnröhre
Hydrocotyle asiatica

Harnträufeln
Asthma-Nosode
Sabal serrulatum
— im Freien mit Rückenschmerzen in der Nierengegend und Blasenschwäche
Lycopersicum
— beim Gehen
Selenium
— und Schwäche des Blasenschließmuskels
Ubichinon
— im Sitzen
Sarsaparilla

Harnverhalten
Acidum phosphoricum
— mit Druckempfinden in der Harnblase bei unwillkürlichem Urinabgang mit heftigen in den Harnleitern entlang strahlenden Schmerzen
Eupatorium purpureum
— und Harndrang mit häufigem Drang und tropfenweisem Abgang brennenden Harnes, evtl. mit Blutgehalt
Digitalis
— und Harnzwang während der Schwangerschaft und nach der Entbindung
Equisetum arvense
— und Tenesmen des Blasenschließmuskels
Camphora
— mit urämischem Kopfschmerz
Ubichinon

Harnwege
— ableitende, entzündliche
Bucco
— — — Eiterung der —
Cystopyelonephritis-Nosode

Harnzwang
— und Harnverhalten während der Schwangerschaft und nach der Entbindung
Equisetum arvense
— unerschöpflicher, muß aufschreien vor Schmerzen, niederknien um Urin zu lassen
Pareira brava

Hartleibigkeit
(siehe Tenesmus)
— mit Stuhlverstopfung und vergeblichem Stuhldrang
Gutti

Hastigkeit
— Reizbarkeit und Überempfindlichkeit
Hepar sulfuris

Haut
— abschilfernde
Arsenicum album
— Affektionen der —
Acidum nitricum
— auffallende Rötung der —
Acidum fumaricum
— äußere, Trockenheit der —
Hyoscyamus
— Bläschenbildung auf — mit wundmachender Flüssigkeit
Cantharis
— Blaßwerden der — und Sinken der

Körpertemperatur mit Pulsverlangsamung
Camphora
— blaue Flecke unter der — (Sugillationen)
Arnica
— bläuliche Verfärbung der —
Acidum DL-malicum
— bleiche, blasse und anämische Schleimhäute
Ferrum metallicum
— brennende und der Schleimhäute, oft auch während des Klimakteriums
Sanguinaria
— erdfarbene
Arsenicum album
— Faltenbildung der —
Placenta materna suis
— feuchte und kalter Atem und Knie speziell nachts (wacht davon auf)
Carbo vegetabilis
— — ölig glänzende
Medorrhinum
— fettige, bei pastösen, aufgedunsenen kurzatmigen Patienten
Acidum fumaricum
— — evtl. purpurfarben (nach unterdrückten Hautausschlägen)
Abrotanum
— und Füße, Hitze in — Hitzewallungen im Kopf, evtl. mit Pulsieren und Herzklopfen durch den ganzen Körper
Sanguinaria
— gelbe, rote, blaue, auch grünliche und schwarz-blaue Flecken mit juckenden Stichen an verschiedenen Stellen
Crotalus
— geschwollene und gedunsene, weiß, blaß und pastös
Calcium carbonicum
— und Glieder, Kälteempfindung in — mit Hitzewallungen und Durstlosigkeit
Aethusa
— grindige, mit flachen Ulzerierungen und Neigung zur Pustelbildung
Hepar sulfuris
— Hitze der — und Stupor mit Gefühlslosigkeit
Gaultheria procumbens
— hornartige Auswüchse auf der —
Thuja
— ikterisch verfärbte
Bryonia
— Jucken, Brennen und Hitzegefühl in der —
Anacardium
— — nach dem Kratzen brennend
Sulfur
— kalt und blau oder trocken und in großen Schuppen sich abschälend
Arsenicum album
— kaltfeuchte
Laurocerasus
— — kalter Atem, kalte Knie
Carbo vegetabilis
— kühle, blasse und braun geränderte, tiefliegende Augen bei leidendem Gesichtsausdruck, der auf Hinfälligkeit hinweist, besonders bei gynäkologischen Affektionen (Neoplasien)
Colchicum
— kupferfarbene Flecken auf der — bei Ulzerationen
Luesinum
— marmorierte, empfindliche
Acidum oxalicum
— periphere Kreislaufstörungen an der —
Agaricus
— Pigmentanomalien der —
Neurofibroma
— schält sich in großen Stücken ab
Vipera berus
— seröse, Entzündungen und Reizzustände der —
Apis mellifica
— starke Gelbfärbung der —
Medorrhinum
— trockene
Calabar
Papaverinum
— — heiße bei Fieber
Aconitum

— — juckende
Magnesium carbonicum
— — rauhe
Glycerinum
— — schlaffe, chronische Ekzeme
Kalium arsenicum
— Überempfindlichkeit der —, verbunden mit heftigem Jucken, das durch Kratzen kaum zu lindern ist
Silicea
— Ulzerationen an —
Luesinum
— Unempfindlichkeit gegen Reize der —
Anacardium
— unheilsame, wobei Wunden meist flach sind mit Gefühl des Pulsierens
Hepar sulfuris
— Verdickung der —
Hydrocotyle asiatica
— wachs- und erdfarben- oder pergamentartig abschilfernd
Arsenicum album
— wunde, entzündliche
Pyrogallolum
— zerknitterte, schmutzig aussehend (scheut sich vor Wasser und Luftzug)
Psorinum

Hautabsonderungen
— dick-eitrig, wobei ein Geruch wie nach altem Käse besteht
Hepar sulfuris

Hautaffektionen
Veronica
— dyskrasischer Art
Psorinum
— ekzematöse Neigung
Calcium carbonicum
— entzündliche, vesikuläre
Ornithogalum umbellatum
— herpetische
Ranunculus sceleratus
— mit juckenden Bläschen, Pusteln
Berberis
— pustulöse
Strontium carbonicum
— skrofulöser Kinder mit Ekzemen im Gesicht und hinter den Ohren
Curare
— — mit nässenden Ekzemen im Gesicht
Lycopodium
— mit starker Schuppung
Hydrocotyle asiatica

Hautanhangsgebilde
— Erkrankungen der —
Nagelmykose-Nosode
Nageltrichophytie-Nosode

Hautanschwellung
— wassersüchtige
Crotalus

Hautausdünstung
— Steigerung der —
Ammonium muriaticum

Hautausscheidungen
— schlecht riechende, verbunden mit Ekzematisation
Ubichinon

Hautausschläge
Viola tricolor
— und Ausflüsse
Aethiops antimonialis
— chronische, die mit Jucken verbunden sind
Carboneum sulfuratum
— ekzematöse
Arsenum jodatum
— und Erytheme, unterdrückte (Masern, Scharlach, zu wenig entwickelte Impfpusteln bei Pockenimpfung)
Zincum metallicum
— flechtenartige mit Anschwellung der Lymphknoten sowie rheumatische Schmerzen mit dem Gefühl von Stechen in Muskeln und Gelenken mit nächtlicher Verschlimmerung, Müdigkeit und Steifigkeit der Glieder
Eucalyptus

— in den Handinnenflächen
Ranunculus bulbosus
— herpetischer Art an den Brüsten und Lippen
Dulcamara
— impetiginös-krustige
Thuja
— inveterierte, flechten- und krätzeartige mit starkem Juckreiz
Cuprum
— nässende und Geschwüre mit übelriechenden Absonderungen, Jucken und Brennen
Hydrastis
— pustulöse
Tartarus stibiatus
— — und juckende
Comocladia dentata
— nach retoxisch behandelten —
Pyodermie-Nosode
— retoxische Imprägnierungen nach unterdrückten oder zurückgetretenen —
Anacardium
— Roseola-ähnliche — im Gesicht und Hals, zuweilen am ganzen Körper verbunden mit Jucken und Brennen, auch Bläschen- und Pustelausschläge
Grindelia robusta
— schuppende
Natrium arsenicosum
— skrofulöse hinter den Ohren und im Gesicht
Curare
— an den Streckseiten, Neigung zu — in der Ruhe und Kälte
Kreosotum
— trockene und nässende auf dem behaarten Kopf und hinter den Ohren
Mezereum

Hauterkrankungen
— Asthma bronchiale vikariierend mit —
Arsenicum album
— auf den Beugeseiten
Graphites
— und Blasenlähmung
Cicuta virosa
— chronische und akute
Pyodermie-Nosode
— chronisch-entzündlicher oder degenerativer Art
Psoriasis-Nosode
— entzündliche
Ubichinon
— Juckreiz bei — mit nachfolgendem Brennen
Sulfur
— und Neurodermitis
Hypophysis suis
— retoxisch behandelte, nach akuten Erythemen (Masern, Scharlach)
Zincum sulfuricum
— Rückvergiftung durch Behandlung von —
Dystrophia musculorum progressiva-Nosode
— schuppige, rot-umrandete, trockene
Scarlatinum
— im Sinne von Depositionsphasen und auch Reaktionsphasen, sich aus Imprägnationsphasen entwickelnd
Thuja
— skrofulöse
Lycopodium

Hauterscheinungen
— Gesichtsröte mit brennenden Flecken und Aufschießen von juckenden, roten Knötchen, Bläschen, Quaddeln
Berberis

Hauteruptionen
— Vesiculae, Pusteln
Rhus radicans
— bläschenförmiger Art
Ranunculus bulbosus
— ekzematöse
Hydrastis
— mit feuchten, wunden Ekzemen in den Gelenkbeugen, hinter dem Ohr
Petroleum

— hartnäckige
Arsenicum album
— die nachts jucken und pustulösen Charakter haben
Varicellen-Nosode
— speziell Blasenausschläge, die in dichten Gruppen zusammenstehen (Herpes zoster mit Brennen und Jucken)
Ranunculus bulbosus

Hautfalten
— Jucken in den — und in der Lebergegend bei Vergrößerung der Leber und weißer Zunge
Selenium

Hautfarbe
— kachektisch gelbliche
Thuja

Hautfärbung
— allgemein gelbsüchtige und Blutergüsse aus dem Kapillarnetz der Haut, verbunden mit Ausschlag kleiner Pusteln an Gesicht, Rumpf und Gliedern mit ausgebreiteten blaurötlichen Flecken und größeren Beulen mit Bildung jauchigen Eiters
Crotalus

Hautflecken
— braune, verschiedener Lokalisation bei schnellem Auftreten und Verschwinden
Hyoscyamus
— gelbliche
Lycopodium

Hautfunktionsstörungen
— und allergische Manifestationen
Acidum p-aminosalicylicum

Hautgewebe
— der Bauchdecke, blaue Flecken im —
Aethusa

Hautjucken
Cadmium sulfuricum
Hydrocotyle asiatica
Viscum album
— und Brennen
Imperatoria ostruthium
— in der Hitze und in der Bettwärme schlimmer
Graphites
— heftiges, unaufhörliches, besonders auf dem Rücken und in der Genitalgegend (kupferrote Flecken, gelb bis braun werdend und eine reine Haut hinterlassend)
Medorrhinum
— bei Ikterus
Dolichos pruriens
— und kribbeln
Veratrum
— und Rötung
Hyoscyamus
— durch heißes Wasser besser
Rhus venenata
— und stechende Schmerzen in der Brustdrüse
Asterias rubens

Hautkapillaren
— Erweiterung der —
Acidum fluoricum

Hautkarzinom
— mit Absonderung jauchiger Flüssigkeiten
Ubichinon

Hautkrankheiten
Agrimonia
Arctium lappa
Kalium sulfuratum
Medorrhinum
Sudor pedis
— chronische, entzündliche, die eine dunkle Röte zeigen und schleppend sind
Rhus toxicodendron
— juckende
Grindelia robusta

— und nächtliche Verschlimmerung in der Bettwärme
Mercurius solubilis Hahnemanni
— und Rheumatismus, Vikariation zwischen —
Tuberculinum
— retoxisch behandelte mit nachfolgenden Konvulsionen (Imprägnationsphasen)
Veratrum viride

Haut- und Nervenreizung
Euphorbia cyparissias

Hautpartien
— bläuliche Verfärbung von —
Lachesis

Hautprozesse
— eitrige, geschwürige, Anlage zu —
Ubichinon

Hautrötung
Hydrocotyle asiatica
Ubichinon
— scharlachähnliche
Belladonna
Hyoscyamus

Haut-Schleimhautgrenzen
— Ulzerationen und Einrisse an —
Acidum nitricum

Hautschuppung
Vitamin A
— übermäßige — mit Brennen und Jucken auf der behaarten Kopfhaut, im Gesicht und an der Hand sowie an den Fingern
Gratiola

Hautschwellungen
— livide und kalt mit hämorrhagischen Infiltrationen
Bothrops lanceolatus
— ödematöse bei Erysipel
Apis mellifica

Hauttrockenheit
— („wie Pergament") heiß, rissig werdend, sich an den Handrücken und Fingerspitzen abschälend
Baryum carbonicum
— und übermäßige Fettigkeit der —
Natrium pyruvicum

Hautüberempfindlichkeit
— gegen Zugluft
Ignatia

Hautunempfindlichkeit
— gegen Reize
Anacardium

Hautveränderungen
— rissige, hornige
Hydrochinon

Hautverfärbung
— bläuliche
Carbo vegetabilis

Hautverletzungen
— kleine, bei schwerer Heilungstendenz und Eiterung
Silicea

Hautwassersucht
— allgemeine — (Anasarka)
Arsenicum album

Haut- und Zellgewebsanschwellung
— wassersüchtige, mit Schmerzhaftigkeit einzelner Lymphknoten
Helleborus

Heftigkeit
— Reizbarkeit, Ärgerlichkeit, Weinerlichkeit sowie zänkische Laune bei melancholischer Hypochondrie
Nux vomica

Heimweh
— Mittel gegen —
Capsicum

Heiserkeit
Ammonium bromatum
Belladonna
Causticum Hahnemanni
Ferrum metallicum
Hyoscyamus
Larynx suis
Magnesium phosphoricum
Medorrhinum
Polypus laryngis
Verbascum
— bei Berufsrednern
Graphites
Manganum metallicum
— chronische bei Phthisikern
Drosera
— — bei Rednern und Sängern
Argentum
— — und tiefe heisere Stimme (Kehlkopftuberkulose)
Drosera
— und Glottiskrampf, der durch Kalttrinken gebessert wird
Cuprum
— mit Husten, besser durch einen Schluck kalten Wassers
Causticum Hahnemanni
— — und Rauheit im Kehlkopf abends schlimmer, wobei der Kehlkopf gegen Berührung empfindlich ist (kann vor Schmerzen nicht sprechen)
Phosphorus
— — der sich im warmen Raum verschlimmert, morgens locker mit gelbgrünem Auswurf, schlimmer im Liegen
Pulsatilla
— anhaltende und trockener kitzelnder Husten, verbunden mit Gesichtsröte und Speiseerbrechen bei Empfinden von Druck und Schwere auf der Brust (muß langsam umhergehen)
Ferrum metallicum
— mit trockenem Husten
Acidum nitricum
— und Hustenanfälle mit Nasenbluten
Niccolum aceticum
— und Katarrhe bei Sängern, Rednern, Lehrern usw. nach Stimmüberanstrengung
Argentum nitricum
— Krampfhusten und Nasenbluten
Niccolum metallicum
— langwierige
Manganum aceticum
— — ohne organischen Befund
Carcinoma laryngis-Nosode
— und Laryngitis, Verschlimmerung in der feuchten Luft oder abends
Carbo vegetabilis
— bei Laryngitis (schlimmer durch kalte Luft)
Phosphorus
— — Trockenheit und Wundheitsgefühl im Hals, Schmerzen beim Husten, welche in eine Bauchseite oberhalb der Hüfte abstrahlen
Causticum Hahnemanni
— und ständiges Räuspern
Calcium phosphoricum
— der Redner
Aluminium
Arum triphyllum
— — und Sänger
Alumina
Arnica
— der Sänger
Argentum nitricum
— — (gleich zu Beginn des Gesanges auftretend)
Selenium
— bei Schleimhautkatarrh
Ammonium muriaticum
— und Schlingbeschwerden bei Halsschmerzen
Argentum
— schmerzlose, mit Verschlimmerung nachmittags
Calcium carbonicum
— — periodisch auftretende
Paris quadrifolia
— — schlimmer am Morgen
Calcium carbonicum

— mit rauher Stimme und beständigem Räuspern
Lycopersicum
— nach Überanstrengung der Stimme, evtl. mit blutigstreifigem Auswurf verbunden
Selenium
— unbeeinflußbare
Grippe-Nosode

Heißhunger
Phosphorus
— Erwachen mit —
Acidum phosphoricum
— und Gefräßigkeit bei Verdauungsstörungen
Cina
— heftiger Durst und bitterer Mundgeschmack bei erheblicher Trockenheit des Mundes mit Empfindlichkeit der Zunge und des Gaumens sowie Schluckbeschwerden
Gutti
— nachts und mittags
Abies nigra
Abrotanum
— des Nachts
Psorinum
— und Ohnmachtsgefühl mit Nervosität, schlimmer gegen 10 bis 11 Uhr vormittags
Phosphorus
— mit schneller Sättigung
Petroleum
— zeitweiliger
Acidum hydrochloricum

Heißwetterverschlimmerung
Podophyllum

Heiterkeit
— exzessive, mit Lust und Laune zu scherzen und zu spaßen, übermäßiges Lachen
Crocus

Hemianopsie
Aurum

Hemikranie
Sepia
— Flimmerskotom, anschließend Kopfschmerz
Iris
— mit Gesichtsverdunkelung
Cyclamen
— bei Apoplexie
Luesinum

Hemmung
— psychische —
Acidum succinicum

Hepatitis
Para-Benzochinon
— chronische
Carcinominum
— contagiosa, infectiosa, epidemica, interstitialis chronica, parenchymatosa acuta, suppurativa, purulenta, syphilitica interstitialis und gummosa
Hepatitis-Nosode
— degenerative mit Ikterus
Phosphorus
— infektiöse und Hepatosen
Chinhydron
— Zustand nach —
Coxsackie-Virus-Nosode

Hepatisation
— der Lungen bei Pneumonie und Kurzatmigkeit
Tartarus stibiatus

Hepatosen
— und Zustände nach infektiöser Hepatitis
Chinhydron

Herabfallen
— des Unterkiefers
Acidum hydrochloricum

Herabrutschen
— im Bett bei typhösen Krankheitszuständen
Acidum hydrochloricum

Herabsinken
— lähmiges — der oberen Augenlider
Acidum sulfuricum

Herbizide
— chlorierte, Schädigung durch —
Trichlorphenol

Herbstdurchfälle
— blutig-schleimig, wie Darmschabsel
Colchicum

Herbstruhr
— mit weiß- oder blutig-schleimigen Ausleerungen, wie mit Schleimhautfetzen durchsetzt
Colchicum

Herdnephritis
— akute, hämorrhagische mit rauchigem Urin, nach Veilchen riechend, bluthaltig
Terebinthina Chios

Heringe
— Verlangen nach —
Acidum nitricum

Hernia inguinalis
— rechtsseitiger
Lycopodium
— mit Neigung zu Einklemmungserscheinungen
Tabacum

Herpes circinatus
Tellurium

Herpes labialis
Natrium muriaticum
— und praebuccalis
Thuja
— oder vaginalis
Herpes zoster-Nosode

Herpes simplex
Ubichinon
Vaccininum
— rezidivierendes
Varicellen-Nosode

Herpes zoster
Bacterium proteus
Cantharis
Cistus canadensis
Croton tiglium
Herpes zoster-Nosode
Luffa operculata
Mezereum
Rhus toxicodendron
Sepia
Ubichinon
Vaccininum
Variolinum
Veratrum
— und Pemphigus
Ranunculus bulbosus
— und Brennen und Jucken
Ranunculus bulbosus
— an der Brust
Thuja
— rezidivierender
Varicellen-Nosode

Herpes-Ausschlag
— vor jeder Menstruation, evtl. mit Krustenbildung und leicht einsetzenden Blutungen
Dulcamara

Herpetische Hautaffektionen
Ranunculus sceleratus
— an den Wangen um den Mund herum
Herpes simplex-Nosode
— mit dicken, hohen Schorfen
Mezereum

— an den Genitalien, Brüsten, Lippen, besonders auch vor jeder Menstruation
Dulcamara

Herz

— fettige Degeneration des —
Phosphorus
— Druck am —
Asa foetida
— Druckgefühl, Herzklopfen, Herzschmerzen, Atemnot und Angst am —
Adonis vernalis
— Erethismus des —
Vaccininum
— typisches Kältegefühl am — und in den Lungen
Heloderma
— sichtbares Pulsieren des —
Iberis amara
— Schwächegefühl am — nach leichter Anstrengung
Rhus toxicodendron
— Spannungszustände am —
Iberis amara
— degenerative Zustände am —
Crataegus

Herzaffektionen

Ammi visnaga
Carbo vegetabilis
Glonoinum
— und Syphilis
Aurum jodatum
— mit Dyspnoe und Kollaps
Bismutum metallicum
— und Neuralgien
Mastoiditis-Nosode

Herzangst

— und Herzbeklemmungen mit stürmischem Herzklopfen
Amylium nitrosum

Herzattacken

Arsenicum album
Sanguis menstrualis

— die nach retoxisch behandeltem Fluor albus auftreten
Trichomonaden-Fluor

Herzbeengungen

— beim gastrokardialen Symptomenkomplex
Cactus
— infolge von retoxischer Imprägnierung bei der Behandlung von akuten Erkrankungen
Sulfur
— nach übermäßigem Essen mit Arrhythmie und Pulsieren der Karotiden, dabei Beklemmungs- und Angstgefühl
Nux vomica

Herzbeklemmungen

— und Herzangst und stürmisches Herzklopfen
Amylium nitrosum

Herzbeschwerden

— ohne Fiebererscheinungen
Aconitum
— geringfügiger Art (sog. Neurose)
Grippe-Nosode
— wobei das Herz oft stärker schlägt
Rhododendron
— krampfhaftes
Spigelia
— bei pastösen, aufgedunsenen, kurzatmigen Patienten
Acidum fumaricum
— und rheumatische Beschwerden
Lithium carbonicum
— und Schmerzen im linken Epigastrium bei gastrokardialem Syndrom
Kalium phosphoricum
— mit stark klopfendem oder stärker schlagendem Herzen, verbunden evtl. mit Angstgefühlen und Verschlimmerung vor Wetterwechsel
Rhododendron

Herzdekompensation
Cor suis
Strophanthus

Herzdurchblutungsstörungen
— und Pulsieren und Klopfen in den Gefäßen
Glonoinum

Herzerkrankungen
— chronische
Sulfur
— — bei gleichzeitigem Vorliegen von Anämie (als Zwischengaben)
Ferrum metallicum
— Kollapszustände bei —
Veratrum
— Ödeme bei —, dabei Schmerzen in der Glans penis
Prunus spinosa

Herzflattern
— bei Anstrengung, Gefühl des —
Convallaria majalis
— und Herzklopfen, sowie ausstrahlende Herzschmerzen, die durch geringste Bewegung verschlimmert werden
Medorrhinum
— — — mit zeitweiligem Aussetzen der Herztätigkeit
Natrium muriaticum

Herzfehler
— mit Geräuschen
Spongia

Herzgegend
— Brennen und Stechen in der —
Aesculus
— Druck in der —, Beklemmungsgefühl und leichte Atemnot
Crataegus
— Empfindung einer drückenden Last in der — bei sicht- und fühlbaren Herzpulsationen mit Brustbeklemmung
Spigelia
— klemmende, bohrende, wühlende Schmerzen in der — mit Stichen auf der Brust
Aconitum
— Klopfen und Stiche in der —
Podophyllum
— Schmerzgefühl in der —
Glonoinum
— Stiche in der —, verbunden mit Engbrüstigkeit sowie Erstickungsanfällen und Empfindungen im gesamten Thorax
Pulsatilla

Herzgrube
— Schwächegefühl in der —
Lobelia inflata

Herzhypertrophie
— und Fettherz bei Arteriosklerose
Plumbum metallicum
— bei Hypertonie
Crataegus
— speziell bei Sportherz
Rhus toxicodendron

Herzinfarkt
— und Angina pectoris
Aconitum
— Kollapszustände bei —
Veratrum
— Nachbehandlung des —
Cor suis
— Verhütung des —
Digitalis (Crataegus)
— Vorbeugung des —
Kalium carbonicum
Strophanthin
— Zustand nach —
Chinhydron

Herzinsuffizienz
Carbo vegetabilis
Cor suis
Crotalus
Digitalinum
Naja tripudians

— mit typischer Dyspnoe, evtl. Lungenödem und beginnende Atemlähmung
Carbo vegetabilis
— manifeste
Crataegus

Herzjagen
Lycopus virginicus

Herzklappenfehler
— mit laut blasenden Herztönen
Spigelia
— verbunden mit Myokardschwäche und Herzstichen
Kalium carbonicum

Herzklopfen
Adonis vernalis
Ferrum metallicum
Iberis amara
Mygale avicularis
Tuberculinum
— mit Angst
Veratrum
— — und Unruhe bei Schlafstörungen gegen 2 bis 4 Uhr
Acidum benzoicum
— mit Arrhythmie
Natrium muriaticum
— mit Dyspnoe und Ohnmachtsgefühl großer Atemnot bei geringsten Bewegungen
Convallaria majalis
— und Frösteln
Ferrum metallicum
— nach geringer Bewegung
Iberis amara
— und Gliederzittern
Petroleum
— bis zum Halse
Glonoinum
— heftiges
Spigelia
— — wie wenn die Brust zerspringen müßte
Mercurius praecipitatus ruber
— und Zirkulationsstörungen mit Verschlimmerung beim Linksliegen
Cactus
— und Herzflattern sowie ausstrahlende Herzschmerzen, die durch die geringste Bewegung verschlimmert werden
Medorrhinum
— — mit zeitweiligem Aussetzen der Herztätigkeit
Natrium muriaticum
— und Herzstiche nachts (muß aufstehen und umherwandern)
Spartium scoparium
— mit langsamem Puls und Angstzuständen
Saponaria
— nervöses
Convallaria majalis
— — krampfhaftes und Zusammenschnürungsgefühl am Herzen
Magnesium phosphoricum
— mit Pulsieren in den Ohren und Kollapsneigung
Pyrogenium
— rechts am Hals hochschlagend
Kalmia
— schlimmer beim Liegen
Belladonna
— mit Schmerzen unter dem Brustbein und Tachykardie
Penicillinum
— mit schnellem, schwachem, unregelmäßigem und zitterndem Puls
Rhus toxicodendron
— mit Schwindel und Angstgefühl sowie Schwere und Druck in der Herzgegend mit Durchschießen von Schmerzen
Iberis amara
— und Stiche in der Herzgegend mit dem Gefühl als steige das Herz zum Halse hinauf
Podophyllum
— stürmisches, mit Herzbeklemmungen und Herzangst
Amylium nitrosum
— und unregelmäßige Herztätigkeit mit Ungeduld und Reizbarkeit, unruhigen

Nächten, wobei gleichzeitig unangenehme Erinnerungen aus dem ganzen Leben eindringlich in Erscheinung treten
Thuja

Herzkollaps
— und Ohnmachtsanwandlungen
Veratrum

Herzkontraktionen
— flatternde — mit kleinem unregelmäßigem Puls
Iberis amara
— schwache — bei zentraler Depression des Kreislaufes
Agaricus
— verstärkte, unregelmäßige
Hyoscyamus

Herzleiden
— funktionelle (Angst als wenn etwas passieren müßte)
Gelsemium

Herzmuskel
— zur Kräftigung des —
Stigmata maydis

Herzmuskelinsuffizienz
Convallaria majalis

Herzmuskelkraft
— zur Steigerung der —
Adonis vernalis

Herzmuskelschäden
Coenzym A
Phosphorus
— infolge von retoxischer Imprägnierung bei der Behandlung von akuten Erkrankungen
Sulfur

Herzmuskelschwäche
Convallaria majalis
Digitalis
Digitalinum
Laurocerasus
— mit Arrhythmie, evtl. Aussetzen jedes dritten Schlages, Herzstiche und elektrokardiographische Veränderungen, speziell retoxische Phasen nach Infektionskrankheiten
Kalium carbonicum
— mit typischer Dyspnoe, evtl. Lungenödem und beginnende Atemlähmung
Carbo vegetabilis
— infektiös toxische
Crataegus
— postinfektiöse
Acidum DL-malicum
— mit Stauungskatarrhen
Ammonium carbonicum
— auch solche toxischer Art
Crataegus

Herz- und Nierenerkrankungen
— mit Hydrops
Scilla

Herzpalpitationen
Aurum
Carbo vegetabilis

Herzpatient
— mit Ödem und schwerer Dyspnoe (kann sich kaum die Treppe heraufschleppen und in das Sprechzimmer treten)
Arsenicum album

Herzpulsationen
— mit Brustbeklemmung und Empfindung einer drückenden Last in der Herzgegend
Spigelia

Herzschlag
— Aussetzen des —
Iberis amara
— im ganzen Körper zu spüren
Heloderma
— Regulierung des —
Stigmatia maydis

— verstärkt und unregelmäßig
Aconitum

Herzschmerzen
Adonis vernalis
— gichtisch-rheumatischer Grundlage, Verschlimmerung beim Beugen des Rumpfes, durch Harnlassen zu bessern
Lithium carbonicum
— und Stenokardien
Coxsackie-Virus-Nosode

Herzschwäche
Crotalus
Naja tripudians
— bei Bronchiolitis
Antimonium arsenicosum
— Erscheinungen von — mit Unmöglichkeit den zähen Schleim auszuwerfen (muß Aufsitzen um Atmen zu können)
Grindelia robusta
— und Hypotonie in der Dyspnoe, die bereits nach kurzem Spaziergang auftritt, sich in horizontaler Ruhelage bessert und im Sitzen oder Stehen verschlimmert
Psorinum
— bei Lungenkrebs und fortschreitender Dyspnoe
Hydrochinon
— Neigung zu —
Cactus
— postinfektiöse
Crataegus

Herzstiche
Cimicifuga
Iberis amara
Spigelia
— in den rechten Arm ziehend
Kalmia
— und elektrokardiographische Veränderungen, speziell retoxische Phasen nach Infektionskrankheiten bei Herzmuskelschwäche mit Arrhythmie, evtl. Aussetzen jedes dritten Schlages
Kalium carbonicum
— und Herzklopfen mit dem Gefühl als steige das Herz zum Halse hinauf
Podophyllum
— — nachts (muß aufstehen und umherwandern)
Spartium scoparium
— daß der Patient kaum atmen kann
Aristolochia clematitis

Herztätigkeit
— beschleunigte
Glonoinum
— — mit Erhöhung der Körpertemperatur
Camphora
— — und späteres Absinken der allgemeinen Energie
Colchicum
— Herabsetzung der —
Hyocyamus
— ungestüme
Spigelia
— unregelmäßige und Herzklopfen mit Ungeduld und Reizbarkeit, unruhigen Nächten, wobei gleichzeitig unangenehme Erinnerungen aus dem ganzen Leben eindringlich in Erscheinung treten
Thuja
— Verlangsamung der —
Stigmata maydis

Herzunruhe
— und Angst
Spartium scoparium

Heuasthma
Serum ovile

Heufieber
Galphimia
Serum ovile
Sinapis alba
Sinusitis-Nosode

— Atemnot , Kopfschmerzen und Neigung zu Durchfällen bei katarrhalischen Erkrankungen jeder Art mit Magen- und Leberbeschwerden gleichzeitig mit säuerlichem Aufstoßen
Sanguinaria
— mit Brennen in der Nase und im Hals
Sanguinaria
— Desensibilisierung bei —
Pollis graminis
— mit Sperrung der Sekretion
Lachesis

Heuschnupfen
Acidum cis-aconiticum
Acidum fumaricum
Arum maculatum
Cumarinum
Psorinum
— Prohylaxe
Nervus olfactorius suis
— zur Desensibilisierung des —
Pollis graminis

Hexenschuß
Acidum succinicum
Lyssinum
— infolge Erkältung und Durchnässung mit Zucken der Muskeln, der Augenlider und des Mundes
Dulcamara

Hinfallen
— ohne Bewußtseinsverlust mit kaltem Stirnschweiß und Krämpfen oder plötzliches Zusammensinken
Helleborus

Hinfälligkeit
Chininum arsenicosum
— kann kaum sprechen
Colchicum
— und Anwandlung von Ohnmacht, wobei auch starrkrampfähnliche Zustände mit klarem Bewußtsein beobachtet wurden und Konvulsionen
Gratiola
— und große Schwäche
Kalium carbonicum
— und Kältegefühl bei Gastroenteritis
Aethusa
— evtl. mit Kollapserscheinungen
Selenium
— bei septischen Reaktionsphasen
Ailanthus
— bei wäßrigen Stühlen
Apocynum

Hilusdrüsen
— Anschwellungen der —
Silicea
— Tuberkulose
Abrotanum
— Vergößerung der —
Veronica

Hineinschlafen
— in die Verschlimmerung
Lachesis

Hinterhaupt
— Kältegefühl im — bei dumpfem Kopfschmerz gepaart mit Schwerhörigkeit
Dulcamara
— reißende Kopfschmerzen
Anacardium
— Kopfschmerz dumpfer
Asterias rubens
— — verbunden mit Augenflimmern
Aesculus

Hinterkopf
— und Nacken, Klopfen im —, schlimmer beim Bücken und Husten
Ferrum metallicum
— Schwitzen am — bei der geringsten Anstrengung
Calcium carbonicum
— Ausschlag mit heftigem Jucken am —
Clematis

Hinterkopfschmerzen
— drückende
Kalium phosphoricum
— dumpfe und Schwindel
Gnaphalium polycephalum
— bei geistiger Anstrengung mit Leeregefühl im Kopf und Gedächtnisverlust
Argentum
— hartnäckige mit Druck auf Nasenwurzel
Zincum metallicum
— heftige, unerträgliche
Variolinum
— Kopf schwer wie Blei mit einem Schwindelgefühl
Petroleum
— und Migräne (als wenn ein Keil in den Kopf eingetrieben werde), links
Cimicifuga
— morgens, verbunden mit Sehstörungen, Übelkeit und Erbrechen
Lac defloratum
— in den Nacken hinunter schießend und über den Augen als Supraorbitalneuralgie besonders links lokalisiert
Cimicifuga
— und Nackenschmerz bei zermalmendem Druck auf dem Scheitel
Acidum phosphoricum
— nach dem linken Ohr ziehend und Kältegefühl im Schädel sowie Schwindel
Heloderma
— mit Schwäche und Schmerzen im Kreuz, in Hüften und Knien, als wenn die Glieder den Dienst versagen
Cocculus
— mit Schwere und Druck auf dem Scheitel, wobei sich der Kopfschmerz durch Husten verschlimmert
Medorrhinum
— die wandern und evtl. über den Scheitel bis in die Stirn ziehen und am Nasenknochen herunterlaufen
Symphytum
— nach oben ziehend und sich über dem rechten Auge und in der rechten Schläfe festsetzend, wobei eine Verschlimmerung während des Tages durch Licht erfolgt
Sanguinaria

„Hippokratisches Gesicht"
Carbo vegetabilis
— eingefallenes mit fahler Gesichtsfarbe
Convallaria majalis
— mit scharfer Linea nasalis
Aethusa

Hirnabszeß
Mercurius praecipitatus ruber
— Verdacht auf —
Mercurius solubilis Hahnemanni

Hirndruck
Asterias rubens

Hirnermüdung
Zincum picrinicum

Hirnhäute
— Entzündungen und Reizzustände der —
Apis mellifica

Hirnhautreizung
— vor allem nach unterdrückten Ausschlägen
Apis mellifica

Hirnhyperämie
— aktive mit Erscheinungen wie bei Sonnenstich
Glonoinum

Hirnmüdigkeit
— bei geistigen Arbeitern
Argentum

Hirnreizungen
— Erscheinungen von — mit Konvulsionen, Muskelzuckungen, Katalepsie und epileptiformen Krämpfen
Hyoscyamus

Hirntumore
— schnell wachsende
Naphthochinon

Histaminentgiftung
— Anregung der —
Asthma-Nosode
— mangelnde
Sanguis menstrualis

Hitze
— und Berührung unerträglich
Guajacum
— — im Rachen und Kehlkopf
Antimonium sulfuratum aurantiacum
— brennende — im Kreuz
Arsenum jodatum
— — und Schmerzen an Händen und Fußsohlen
Medorrhinum
— fliegende
Nux vomica
— — mit Frostschauer
Asa foetida
— in den Füßen und der Haut, im Kopf Hitzewallungen, evtl. mit Pulsieren und Herzklopfen durch den ganzen Körper und umschriebenen roten Wangenflecken (hektische Röte)
Sanguinaria
— der Haut und Stupor mit Gefühllosigkeit
Gaultheria procumbens
— innere, Herumwerfen im Bett bei unruhigem Schlaf und großer Aufregung
Petroleum
— — trockene (kann deshalb nicht Schlafen)
Phosphorus
— im Kopf, Neigung zum Schlafen, halbseitiger Kopfschmerz mit Schwere der Augenlider
Ginseng
— und Schweiß, kalte Hände und Füße bei Husten, abends und heftigem Kopfschmerz links
Adonis vernalis
— und Schweiße, die einander folgen
Veratrum
— — in den Handflächen
Acidum fluoricum
— Trockenheit und Schweiß, Wechsel zwischen —
Apis mellifica
— und Unruhe, Besserung in kühler Luft, in kühlen Räumen und beim Umhergehen
Jodum
— und Brenngefühl mit Rötung des linken oberen Augenlids, Tränen der Augen und ikterische Verfärbung der Skleren, verbunden mit Pupillenerweiterung
Crotalus
— in der Mundschleimhaut bei reiner, rauher und trockener Zunge
Coccus cacti
— am Anus und im Rektum
Aloe
— mit Blässe oder Erröten und Neigung zu Schweiß
Ferrum sulfuricum
— Brennen und Jucken der Haut
Anacardium
— — im Mund und im Schlund bei belegter Zunge und eigenartigem typischem Sekretgeruch
Cubeba
— bei Gicht
Guajacum
— und Hitzewallungen, sowie Brennen an den verschiedensten Körpergegenden evtl. mit Schweißausbrüchen und mit Verlangen nach frischer Luft
Sulfur
— mit Kopf- und Gliederschmerzen bei

unruhigem Schlaf mit häufigem Erwachen
Niccolum aceticum
— im ganzen Körper, abwechselnd mit Frösteln, mit dumpfen Schmerzen in der Nierengegend und dickem zähem Schleimsediment im Urin, oft verbunden mit Herzklopfen und Schwäche, besonders bei hochgradiger Muskelschwäche
Hydrastis

Hitzeunverträglichkeit
— mit Verschlimmerung nach Mitternacht, ebenso wird Kälte schlecht vertragen
Ferrum metallicum

Hitzewallungen
Acidum sulfuricum
Amylium nitrosum
Isonikotinsäurehydrazid
Lapathum acutum
— mit Blutandrang, Angst und Brennen in Gesicht und Händen sowie zwischen den Schulterblättern
Phosphorus
— mit Durst und heißen Handflächen und Fußsohlen bei trockenem Husten, Schweratmigkeit, Herzklopfen
Mercurialis perennis
— und Durstlosigkeit bei Kälteempfindung in Haut und Gliedern
Aethusa
— mit Hitzegefühl sowie Brennen an den verschiedensten Körpergegenden evtl. mit Schweißausbrüchen und mit Verlangen nach frischer Luft
Sulfur
— im Klimakterium
Sanguinaria
Sulfur
— und profuse Nachtschweiße
Boletus laricis
— welche aus dem Schlaf heraus auftreten, im Klimakterium oder bei heruntergekommener Konstitution
Lachesis
— Schweiße nach — im Klimakterium, Hyperhidrosis allgemein
Jaborandi
— mit Schweiß und Schwäche
Sepia

Hochdruck
— renaler
Naphthochinonum

Hochfahrendes Wesen
Palladium

Hochwürgen
— des Mageninhalts mit Übelkeit
Nux vomica

Hoden
— und Samenstränge, Ziehen in — bei pathologisch erhöhtem Trieb
Agnus castus
— Schmerzen und Brennen in den —
Pulsatilla
— — vom —, zum Leistenring strahlend
Acidum fluoricum
— unklare Schmerzen im —
Teratoma

Hodenaffektionen
Rhododendron

Hodenekzeme
— hartnäckige
Ubichinon

Hodenmetastasen
Mumps-Nosode

Hodenneuralgien
Hydrastis
Staphisagria
— und Samenstrangneuralgien
Mezereum
Petroleum

Hodenschmerz
Plumbum aceticum
— mit einem Gefühl wie gequetscht, wobei diese Beschwerden auch in der Glans penis auftreten können
Rhododendron

Hodenverhärtungen
Aurum

Hoffungslosigkeit
Arsenicum album
— (alles wird von der schwärzesten Seite gesehen) bei chronischem Kummer und Sorgen
Causticum Hahnemanni
— und Erschöpfung wobei der Patient an seiner Genesung zweifelt
Luesinum

Hohlhand
— Rhagaden in — nässend, schmerzhaft
Mercurius bijodatus

Holzkohle
— Verlangen nach — und anderen unverdaulichen Sachen
Cicuta virosa

Homotoxinbelastung
— allgemeine
Berberis
— Blutreinigungsmittel bei —
Fumaria officinalis
— schwerste bei Kindern und Greisen
Bacillinum
Ubichinon

Homotoxinlagen
— schwere
Sanguis suis

Homotoxisches Terrain
— Beseitigung des —
Sanguis menstrualis
Sutoxol

Hordeolum
Adeps suillus
Graphites
Hepar sulfuris
Kreosotum
Mercurius solubilis Hahnemanni
Staphisagria
Staphylococcus

Hormonfehlsteuerungen
— (Hypophyse, Nebenniere)
Para-Benzochinon

Hormonfunktionsstörungen
— besonders im Klimakterium
Lachesis

Hormonhaushalt
— Störungen im —
Norandrostenolon-phenylpropion
— — des weiblichen —
Corpus luteum suis

Hornhautflecken
Acidum nitricum
Calcium fluoratum

Hornhautgeschwüre
Conium
— syphilitische mit Perforationsgefahr
Mercurius cyanatus

Hornhauttrübungen
Cornea suis
Naphthalin
— und Katarakt
Cineraria maritima

Hornhautulzera
Mercurius dulcis
— chronische und chronische Konjunktivitiden
Cornea suis

Hornhautverletzungen
Ubichinon

Hörstörungen
— verbunden mit chronischem Ohrausfluß, der wie Heringslake riecht
Graphites

Hüfte
— gichtisch-rheumatische Affektionen der —
Lithium carbonicum
— rheumatische Beschwerden in die — abstrahlend und rechtsseitig auftretend
Chelidonium
— Fettansatz um — mit Ausbildung sekundärer Geschlechtsmerkmale beim Mann
Baryum oxalsuccinicum
— Krampfwehen von — zu Hüfte herüberziehend, Herabdrängen im Uterus und Uterusschmerzen
Cimicifuga
— Reißen in der —
Adonis vernalis
— ziehende Schmerzen in der —
Ranunculus bulbosus
— Zerschlagenheitsgefühl in der linken —
Acidum fluoricum

Hüftbeschwerden
— bei rechtsseitiger Pneumonie
Chelidonium

Hüftgelenkentzündungen
— mit Synovialmembranbeteiligung
Mezereum

Hüftgelenkschmerzen
Hyoscyamus

Hüftgicht
— mit Zerschlagenheitschmerz und Steifigkeit der Handgelenke
Sanguinaria

Hüft- und Kreuzschmerz
— dauernd und beständig, ausgeprägt beim Bücken und Aufstehen vom Sitzen, nach Gehen Besserung
Aesculus

Hüftschmerzen
Ginseng
Niccolum aceticum
— abstrahlend oberhalb in eine Bauchseite, Heiserkeit mit Laryngitis, Trockenheit und Wundheitsgefühl im Hals, Schmerzen beim Husten
Causticum Hahnemanni
— links (Koxitis)
Medorrhinum
— die morgens aus dem Bett treiben
Staphisagria
— reißende
Luesinum
— kann nicht auf niedrigem Stuhl sitzen, Verschlimmerung nachts, Besserung durch kaltes Wasser
Luesinum
— bis zu den Zehen strahlend, verbunden mit Taubheitsgefühl und Eingeschlafensein, wobei das taube Gefühl mit Schmerzen wechselt
Gnaphalium polycephalum
— bei Koxitis, besonders nachts mit schießenden, stechenden Schmerzen, dabei ängstliche und besorgte, evtl. auch mürrische, ärgerliche und ungeduldige Gemütsstimmung
Sanguinaria

Hühneraugen
Antimonium crudum

Humorale Phasen
— die in ein chronisches Stadium geraten sind (Hautkrankheiten, Katarrhe, Fisteleiterungen, verzögerte Menstruation, rheumatische Kopfschmerzen)
Kalium sulfuratum

Hunger
— nächtlicher, Aufwachen vor —
Selenium
— ungewöhnlicher, bei zeitweiser Appetitlosigkeit und Ekelgefühl
Guajacum
— vermehrter, der sich bis zur Gefräßigkeit steigern kann
Acidum fluoricum
— bei vollem Magen
Staphisagria

Hungergefühl
— und Schwächegefühl während des Kopfschmerzes
Sanguinaria

Hungerschmerz
Anacardium

Husten
Acidum salicylicum
Belladonna
Hydrastis
— hält Kopf und Brust mit den Händen
Bryonia
— anfallsweiser, tiefer —
Argentum
— Atmen und Sprechen, mit nächtlicher Verschlimmerung, wobei die Patienten nicht im kalten Zimmer liegen können
Sanguinaria
— und Auswurf bei Kitzel in Luftröhre und Kehlkopf
Aesculus
— — von klebrigem, dickem, blutigem Schleim
Variolinum
— mit Beklommenheitsgefühl
Asa foetida
— bellender
Belladonna
Lyssinum
— mit Brechwürgen, als wenn der Magen sich umdreht
Ipecacuanha
— mit Brustbeklemmung und Kurzatmigkeit bei Bronchialkatarrhen mit grün-schleimigem Auswurf
Hyoscyamus
— mit Brustschmerzen und blutigem Auswurf, Dyspnoe, übler Mundgeruch, Zahnfleischblutungen, Wackeln und Abblättern der Zähne an der Innenfläche (Parodontose) und vermehrte Speichelabsonderung
Crotalus
— mit drückendem Schmerz in der Brust und ein Gefühl beim Tiefatmen, als ob ein kalter Luftstrom in die Luftröhre eindringt und Hustenreiz und Schleimauswurf verursacht
Corallium rubrum
— bei Eintritt in ein warmes Zimmer (draußen Besserung)
Bryonia
— der bei Entblößung eines Körperteils auftritt
Hepar sulfuris
— und Erbrechen während der Gravidität
Nux moschata
— und Erkältungskatarrh, der sich bei jeder Luftveränderung verschlimmert
Rumex
Serpyllum
— nach dem Essen auftretend und aus dem Magen kommend
Allium sativum
— bei Fieber
Aconitum
— mit grünschleimigem Auswurf
Hyoscyamus
— harter, trockener mit Stichen, Wundheit und Schmerzen
Bryonia
— abends, dabei heftiger linksseitiger Kopfschmerz bei kalten Füßen und Händen, Hitze im Kopf und Schweiß
Adonis vernalis

— heftiger trockener nachts mit blutigem Auswurf
Acalypha indica

— und Heiserkeit, besser durch einen Schluck kalten Wassers
Causticum Hahnemanni

— hoher und rauher, besonders vormittags, wobei evtl. Brechwürgen erfolgt
Nux vomica

— tiefer hohler (Basso profundo)
Verbascum

— und Katarrhe bei Leberleiden
Ammonium muriaticum

— mit Kitzel im Kehlkopf
Acidum phosphoricum

— — bei Schleimhautkatarrh
Ammonium muriaticum

— krampfartig (wie Maschinengewehrfeuer)
Corallium rubrum

— — Würgen, Erbrechen, Niesen, Aufstoßen von Luft und Magenschmerz, Schwäche zurück bleibend
Lobelia inflata

— krampfhafter, trockener bei nächtlicher Verschlimmerung und beim Liegen (beim Aufrichten Besserung)
Hyoscyamus

— — mit Speiseerbrechen
Mephitis putorius

— — mit trockenem Katarrh bei Asthma bronchiale
Naphthalin

— kratzender, rauher bei Affektionen der Magenschleimhaut und der Bronchien
Hydrastis

— kurzer, trockener und Bronchitis
Acidum fluoricum

— langwieriger, trockener mit brennenden Halsschmerzen wie rohes Fleisch und Kitzel, am Ende Auswurf
Causticum Hahnemanni

— Linderung durch ein Schluck kalten Wassers (wenn Besserung des Hustens durch heiße Getränke, dann Spongia)
Causticum Hahnemanni

— nachfolgender bei heftigem Kehlkopfkatarrh mit Kitzeln
Inula helenium

— nächtliches, bei asthmatischen Beschwerden, was zum Aufsitzen nötigt, durch Auswurf lockeren Schleims beendet wird, sowie Empfinden von Druck und Schwere in der Brust
Gutti

— mit profusem, schleimig-eitrigem Auswurf
Myosotis arvensis

— quälender
Sticta

— — nächtlicher
Abrotanum

— — — der besonders bei jeder Bewegung ausgelöst wird
Ubichinon

— — und trocken und Asthmabeschwerden
Abrotanum

— — — — mit eitrigem blutigem Sputum
Rhus toxicodendron

— mit Seitenstichen
Carduus marianus

— bei unruhigem Schlaf, Aufwachen mit Angstgefühlen
Tuberculinum

— mit schwer löslichem Schleim, speziell bei Masern
Pulsatilla

— mit schleimigem, blutstreifigem, rostfarbenem evtl. salzigem Sputum
Phosphorus

— besonders schlimm im warmen Raum mit Heiserkeit, morgens locker mit grüngelbem Auswurf, schlimmer im Liegen
Pulsatilla

schmerzhafter, trockener, schlimmer in der Nacht
Medorrhinum

— mit Schmerzen in der Brust
Arnica
Cetraria islandica
— stechende Schmerzen beim —
Bryonia
— Schneuzen, Niesen und unwillkürlicher Harnabgang
Causticum Hahnemanni
— Schnupfen, Hämatemesis bei grippösen Erkältungen
Dulcamara
— schüttender, tiefer und rauher mit Brustbeklemmung, der nachts als großer trockener — nicht schlafen läßt
Lycopersicum
— im Stadium des Frostes bei Wechselfieber
Rhus toxicodendron
— mit stechenden Schmerzen bei Pleuritis acuta
Bryonia
— Stiche auf der Brust und katarrhalische Affektionen an den Atmungsorganen
Castoreum sibiricum
— trockener —, auch anfallsweise bei Rauchern
Allium sativum
— — mit Atemnot
Ferrum metallicum
— — mit schwer löslichem Auswurf
Bryonia
— — bei Heiserkeit
Acidum nitricum
— — harter, bei chronischem Asthma bronchiale im Sommer
Luesinum
— — heftiger bei Katarrhen der oberen Luftwege
Farfara
— — heiserer
Penicillin
— — kitzelnder und anhaltende Heiserkeit mit Gesichtsröte, Speiseerbrechen mit Empfinden von Druck und Schwere auf der Brust, kann nur langsam umhergehen
Ferrum metallicum
— — rauher, bellender
Belladonna
— — reißender bei salzigem Sputum
Kalium jodatum
— — mit Stichen in den Pleuren
Bryonia
— — Schweratmigkeit, Herzklopfen, Hitzewallungen mit Durst und heißen Handflächen und Fußsohlen
Mercurialis perennis

Hustenanfälle
— mit Aufschwulken von Speisen
Acidum sulfuricum
— mit häufigen Stößen (kann zwischendurch kaum zum Atmen kommen, Verschlimmerung nachts)
Drosera
— bei Kindern und Greisen, morgens und abends
Baryum carbonicum
— Kinder pflegen sich während des Hustens die Brust und den Leib zu halten
Drosera
— nachts
Ammonium bromatum
— kurze, trockene und Brustbeklemmung
Camphora
— nächtliche mit Druckgefühl auf der Brust und Kurzatmigkeit im Sitzen
Niccolum aceticum
— mit Nasenbluten und Heiserkeit
Niccolum aceticum
— mit schaumigem Schleim
Acidum fluoricum

Hustenreiz
— mit Ansammlung von zähem Schleim
Bryonia
— beruhigend auf den —
Serpyllum
— dauernder (wie von einem trockenen Fleck im Hals oder an der Zungen-

wurzel ausgehend) bei chronischer Bronchitits
Stannum jodatum
— Kitzel im Kehlkopf mit —
Aconitum

Hustenschmerz
— heftiger, zerreißender bei Laryngitis (muß mit der Hand an den Kehlkopf greifen)
Cepa
— Heiserkeit mit Laryngitis, Trockenheit und Wundheitsgefühl im Hals (Schmerzen in eine Bauchseite oberhalb der Hüfte abstrahlend)
Causticum Hahnemanni

Hüsteln
— kurzes, trockenes und Brustbeklemmung
Camphora

Hydrogenoide Konstitution
Acidum nitricum
Aranea diadema
Dulcamara
Medorrhinum
Natrium sulfuricum
Tonsillarpfröpfe-Nosode
— und Verschlimmerung der Symtome und Beschwerden beim Übergang zu feuchtkaltem Wetter
Dulcamara

Hydronenphrose
Mercurius solubilis Hahnemanni
Pyelon suis
Ren suis
Ureter suis
Vesica urinaria suis
— konsekutive
Cystopyelonephritis-Nosode

Hydrophobie
Cantharis
Stramonium

Hydrops
Cynara scolymus
Helleborus
Kalium aceticum
Solidago virga aurea
— verschiedener Genese
Apocynum
— bei Herz- und Nierenerkrankungen
Scilla
— des Mittelohres
Euphorbium
Jaborandi
Tuba Eustachii suis
— — mit Gefühl völliger Taubheit Taubheit auf dem befallenen Ohr, evtl. auch verbunden mit Ohrensausen
Euphorbium
— (Pleura, Perikard, Peritoneum) bei Polyarthritis rheumatica mit Endokarditis
Colchicum
— Wirkung purgierend und diuretisch bei —
Luffa operculata

Hydrozele
Digitalis
Funiculus umbilicalis suis
Testis suis
— der Knaben
Abrotanum
Rhododendron

Hydrocephalus
Apocynum
Bacillinum
Funiculus umbilicalis suis
Sulfur
— acutus
Cuprum
Helleborus
— chronicus
Calcium jodatum
Hedera helix

Hyperästhesie
Tarantula
Lyssinum

Hyperemesis
Acidum carbolicum
Acidum oxalicum
Acidum tartaricum
Apomorphinum hydrochloricum
Cerium sulfuricum
Ferrum metallicum
— gravidarum
Aletris farinosa
Cerebellum suis
Digitalis
Fagopyrum
Gossypium herbaceum
Kreosotum
Sepia
Urinum gravidarum
— — und Puerperal-Fieber mit übelriechenden, schwarzen Lochien und zurückgebliebenen Plazentaresten
Kreosotum
— — Verschlimmerung nachts und morgens nach dem Schlaf, Besserung nach dem Essen
Lobelia inflata

Hyperhidrosis
Acidum carbolicum
Bacterium pyocyaneus
Calcium carbonicum
Cutis suis
Ren suis
Salix nigra
Strychninum nitricum
Sudor pedis
— allgemein, Schweiße nach Hitzewallungen im Klimakterium
Jaborandi

Hypermenorrhö
Ovarium suis
Vaccininum

Hyperthermie
— Temperaturen bis an 41 Grad
Aconitum

Hypertonie
Aurum
Cor suis
Glandula parathyreoidea suis
Luesinum
Viscum album
— exzessive
Toxoplasmose-Nosode
— und Herzhypertrophie
Crataegus
— und Nephrose
Acidum fumaricum
— bei Nierenerkrankungen
Plumbum
— renale
Melilotus officinalis
Ureter suis
— bei retoxisch behandelten Hauterkrankungen
Veratrum viride

Hypochondrie
Agnus castus
Kalium phosphoricum
Tuberculinum
Zincum valerianicum
— berichtet über seine Leiden, obwohl keinerlei objektivierbare Befunde erhoben werden könnnen
Pulsatilla
— melancholische mit erhöhter Reizbarkeit, Ärgerlichkeit, Heftigkeit und Weinerlichkeit sowie zänkischer Laune
Nux vomica

Hypochondrische Reizbarkeit
Anacardium

Hypochondrium
— Druck im — Empfindlichkeit gegen —
Lachesis

Hypogastrium
— links, Empfindlichkeit des — bei Osteochondrose der Wirbelsäule
China
— — krampfartige Beschwerden im — bei Blähsucht, besonders im Unterbauch
Lycopodium

Hypoglykämie
Hepar suis
Jejunum suis

Hypohysen- und Nebennierenrinden-Dysfunktionen
ACTH

Hypophysenstörungen
— bei endokriner Fettsucht und Magersucht
Cimicifuga

Hypoplasie
— der Mammae
Jodum

Hypotone Kopfschmerzen
Acidum fumaricum

Hypotonie
Anthrachinon
Aorta suis
Glandula suprarenalis suis
Medulla oblongata suis
Psorinum
Spartium scoparium
Sympathicus suis
Tuberculinum
— und Herzschwäche in der Dyspnoe, die bereits nach kurzem Spaziergang auftritt, sich aber in horizontaler Ruhelage bessert und sich im Sitzen und beim Stehen verschlimmert
Psorinum
— bei Nierenerkrankungen
Cuprum
— mit Schwäche und zyanotischem Gesicht, irregulärem Puls, Besserung durch horizontale Ruhelage
Psorinum

Hysterie
Artemisia vulgaris
Castoreum sibiricum
Crocus
Kalium phosphoricum
Tarantula
— während der Menstruation
Zizia aurea
— Neigung zu —
Asa foetida
— Wein- und Schreikrämpfe
Moschus

Hysterische und hypochondrische Symptome
Nux moschata

Hysterische Krämpfe
— mit maniakalischen Erregungszuständen bei zerebralen Erregungszuständen mit Veitstanz
Secale cornutum

Hysterische Launenhaftigkeit
Hyoscyamus

Hysteroepilepsie
Tarantula
Veratrum
Viscum album
— wenn die Menstruation aussetzt oder der Schweiß unterdrückt wird, auch als Folge von Schreck, Furcht, Zorn und Ärger
Veratrum

Ikterus (siehe auch Gelbsucht)
Acidum nitricum
Agaricus phalloides
Berberis
Carduus marianus
Chelidonium
China
Cynara scolymus
Geranium robertianum
Myrica cerifera
Natrium choleinicum
Plumbum metallicum
Podophyllum
Ptelea trifoliata
Vipera berus
— Gallensteine und verminderte Harnsäureausscheidung, verbunden mit Darmspasmen und übelriechendem Flatus
China
— mit Hautjucken
Dolichos pruriens
— grünlichem, bitterem Erbrechen
Lycopodium
— toxischer
Crotalus
— verschiedener Genese
Hydrochinon
— bei Steinverschluß
Chelidonium

Ileus
Colocynthis
Jalapa
Lycopodium

Impetigo
Bacillinum
Calcium chloratum
Hepar sulfuris
Mercurius solubilis Hahnemanni
Psorinum
Silicea
Staphylococcus
Tuberculinum
Variolinum

Impfungen
— Beschwerden nach —
Brucella abortus Bang
Chinhydron
Echinacea angustifolia
Medorrhinum
Ubichinon

Impotenz
Acidum phosphoricum
Damiana
— und Ejaculatio praecox bei schlaffem Glied
Selenium
— männliche
Acidum phosphoricum
Baryum carbonicum
— speziell nach Onanie und geschlechtlichen Ausschweifungen
Lycopodium
— temporäre, verbunden mit Erektionen und gesteigerter Sexualität
Hyoscyamus
— virilis
Acidum citricum
Acidum hydrochloricum
Ductus deferens suis
Testis bovis
Yohimbinum

Imprägnationsphasen
Acetylcholinchlorid
Acidum (+)asparagicum
Acidum citricum
Acidum DL-malicum
Acidum fumaricum
Acidum α-ketoglutaricum
Acidum oroticum
Acidum succinicum
Acidum sulfuricum
Anthrachinon
Carboneum sulfuratum
Cardia ventriculi suis
Cresolum
Glyoxal
Granuloma dentis
Histamin

Hydrochinon
Natrium oxalaceticum
Orthosiphon stamineus
Sulfur
Ubichinon
Viscum album
— Asthma
Natrium pyruvicum
— besonders im Gebiet des Neuroderms (Nervensystem)
Aranea diadema
— chronische
Acidum nitricum
Natrium pyruvicum
— und Degenerationsphasen
Diencephalon suis
NAD
Phosphorus
— — mit Erschöpfung, Schweißen und Hinfälligkeit
Selen-Schwefelsäure
— — des Innenohres
Os petrosum suis
— bei infektiösen, chronischen, verschleppten Erkrankungen
Medorrhinum
— Störungen im Ablauf der —
Acidum cis-aconiticum
— welche die Tendenz zeigen, sich regressiv umzusetzen
Sulfur
— mit der Tendenz, sich in Entzündungen zu setzen mit zeitweilig eintretenden Fiebererscheinungen, Schwindel und Schwächezuständen
Niccolum aceticum
— der verschiedenesten Art
Methanal
— und Degenerationsphasen bei denen unklare fieberhafte Erkrankungen vorhergegangen sind
Leptospirose-Nosode
— — verschiedener Art
Carcinoma hepatis metastatis
— jedoch auch humorale Phasen, die in ein chronisches Stadium geraten sind (Hautkrankheiten, Katarrhe, Fisteleiterungen, verzögerte Menstruation, rheumatische Kopfschmerzen u. a.)
Kalium sulfuratum
— die sich regressiv in Reaktionsphasen umzusetzen versuchen
Silicea
— retoxische
Crataegus
— — besonders nach Hemmung von Ausscheidungen
Cuprum
— nach retoxisch gehemmten Schweißabsonderungen
Bacterium pyocyaneus

Incontinentia ani
— (Stuhl geht unbemerkt ab)
Aloe

Incontinentia urinae
Acidum DL-malicum
Acidum oxalicum
Kalium phosphoricum
Para-Benzochinon
Tilia europaea
Uva ursi
— beim Husten
Acidum α-ketoglutaricum
— der Schwangeren und post partum
Causticum Hahnemanni
— am Tage
Ferrum phosphoricum
— verbunden mit Lähmungszuständen
Gelsemium

Infektionskrankheiten
Aconitum
Belladonna
Echinacea angustifolia
Natrium oxalaceticum
— des Magen-Darmkanals
Chinhydron
— nach retoxischer Behandlung von —
Kalium phosphoricum
— mit schwerem Verlauf
Acidum DL-malicum

— chronische, verschleppte (Imprägnationsphasen)
Medorrhinum
— zur Kreislaufstützung bei —
Crataegus

Influenza (siehe auch unter Grippe)
— mit Erschöpfung des Nervensystems (Imprägnationsphasen)
Cypripedium pubescens
— wobei der ganze Körper wie zerschlagen ist und ein dumpfes benommenes Gefühl im Kopf vorherrscht
Dulcamara
— mit Gliederschmerzen, besonders der Schienbeine, Frost über den Rücken laufend
Eupatorium perfoliatum
— Nerven- und Muskelschmerzen bei —
Cimicifuga
Grippe-Nosode

Insektenstiche
— zur Juckreizbeseitigung und der begleitenden Entzündungserscheinungen der —
Apis mellifica
Arundo mauritanica
Belladonna
Thuja

Insomnie
(siehe auch unter Schlaflosigkeit)
Avena sativa
Coffea
Colon suis
Musculus suis
Passiflora incarnata
Valeriana

Interkostalneuralgie
Asclepias tuberosa
Bryonia
Dulcamara
Magnesium phosphoricum
Ranunculus bulbosus

Intertrigo
Graphites
Sulfur
— in der Leistengegend
Bovista
— bei Säuglingen
Chamomilla

Iriserkrankungen
— und Störungen des Akkomodationsvermögens
Calabar

Iritis
Euphrasia
Grindelia robusta
Luesinum
Mercurius solubilis Hahnemanni
Vaccininum
— chronische
Asa foetida
— rheumatische
Colchicum
— rheumatica et luetica
Kalmia

Ischiasneuralgie
Acidum formicicum
Acidum salicylicum
Acidum succinicum
Carboneum sulfuratum
Cimicifuga
Cynara scolymus
Gaultheria procumbens
Gnaphalium polycephalum
Lycopodium
Polypus recti-Nosode
Zincum sulfuricum
— bei Albuminurie
Kreosotum
— mit bohrenden, schießenden Schmerzen, die Stelle wechselnd, durch leichte Berührung sich verschlimmernd
Magnesium phosphoricum
— bei Diabetes mellitus
Kreosotum

— stechende, schießende Schmerzen, wie lahm und ausgerenkt (Hüfte)
Iris
— schmerzhafte Sensationen entlang dem — mit großer Mattigkeit der Unterglieder und Schweregefühl im Kopf
Castoreum sibiricum
— mit Schmerzen in der Kniekehle
Ammonium muriaticum
— verbunden mit Taubheitsgefühl bis in die Fußzehen ausstrahlend
Gnaphalium polycephalum
— entlang der Außenseite des Oberschenkels
Phytolacca
— schlimmer beim Sitzen, besser beim Gehen
Ammonium muriaticum

Jodmangelerscheinungen
Calcium jodatum
Fucus vesiculosus
Silicea
Spongia
Thyreoidea suis
Thyreoidin

Juckreiz
— in After, Scheide und am Hodensack
Acidum phosphoricum
— alter Narbengewebe
Acidum fluoricum
— in den Augenwinkeln
Acidum flouricum
Argentum
— und Brennen mit Besserung durch Wärme
Arsenicum album
— — der Genitalien
Thuja
— — im Gesicht und am Hals, zuweilen am ganzen Körper bei Roseola-ähnlichen Hautausschlägen
Grindelia robusta
— — der Haut bei großer Empfindlichkeit gegen Zugluft und Kälte
Agaricus
Anacardium
— — bei Papeln, Stippchen und Bläschen
Ammonium carbonicum
— — und Hitzegefühl in der Haut
Anacardium
— — bei übelriechenden Absonderungen, nässenden Hautausschlägen und Geschwüren
Hydrastis
— — verschiedener Körperstellen, besonders am Skrotum (ist durch Kratzen nicht zu stillen)
Acidum muriaticum
— — Rötung
Croton tiglium
— auf beiden Handrücken, besonders links
Arsenum jodatum
— an Harnröhrenmündung mit beständigen erfolglosen Urintenesmen (nur tropfenweise kann Urin entleert werden) bei Schwächen des Blasenschließmuskels und von Wundheits- und Roheitsempfindung
Causticum Hahnemanni
— und Ausschlag am Hinterkopf
Clematis
— und Krusten mit gelb-grüner Absonderung
Luesinum
— der Oberschenkel, Nacken usw., nachts auftretend
Baryum carbonicum
— und Rötung der Haut bei Wundheit der Brustwarzen und Brustdrüsen
Acidum fluoricum
— an den äußeren Genitalien bei Katarrhen der harnableitenden Wege
Ammonium carbonicum
— unerträgliches über den ganzen Körper hinab, sich nachts verschlimmernd und am Schlafen hindernd, durch Kratzen nicht zu bessern
Dolichos pruriens
— am Hals und an den Fingern
Acidum oxalicum
— und Brennen der Haut bei Ekzemen
Acidum carbolicum
Arsenicum album
— bei Hauterkrankungen mit nachfolgendem Brennen
Sulfur
— heftiger, am gesamten Körper, der behaarten Kopfhaut mit abendlicher Verschlimmerung
Bovista
— nächtlicher bei chronischen und akuten Ekzemen
Psorinum
— bei Neurodermitis und Ekzemen an Stirn, Wangen und Gesicht
Arnica
— und Psoriasis
Acidum DL-malicum

— quälender, besonders abends im Bett
Anthrachinon

— unerträglicher bei nässenden Ekzemen
Ubichinon

Kachexie
Chininum sulfuricum
Funiculus umbilicalis suis
Naphthochinon
Pankreas suis
Thuja
— fortschreitende
Conium
— mit großer Schwäche
Zincum metallicum
— bei Tuberkulose
Kreosotum
— mit Verdacht auf Neoplasmaphasen, besonders bei völligem Versagen des Magens
Hydrastis

Kaffee
— Verlangen nach —
Acidum fluoricum
China
— Verschlimmerung durch — bei Erschöpfung und Schwäche
Ignatia

Kaffeemißbrauch
Cypripedium pubescens
Nux vomica

Kalk
— Verlangen nach — bei Schwangerschaft
Acidum nitricum

Kalkstoffwechsel
— Störungen des —
Glandula parathyreoidea suis
Methylguanidin
Tetanus-Antitoxin

Kalkweiße Zunge
Antimonium arsenicosum

Kallusbildung
— Anregung der — bei Frakturen
Calcium phosphoricum

Kalte Bäder
— Besserung durch —
Natrium muriaticum
— Verschlimmerung der Magenbeschwerden durch —
Antimonium crudum

Kalte Füße
— und Hände, Hitze im Kopf und Schweiß bei Husten abends und heftigem Kopfschmerz
Adonis vernalis

Kalte Getränke
— Magenschmerzen durch —
Arsenicum album
— Verschlimmerung des Zahnschmerzes durch —
Antimonium crudum

Kalte Hände
— und Füße
Acidum DL-malicum
Colchicum

Kalte Luft
— Verschlimmerung durch —
Ammonium bromatum

Kalte Speisen
— Eis, Kopfschmerzen nach —
Natrium pyruvicum

Kaltes Zimmer
— Niesen beim Eintritt in ein —
Ammonium bromatum

Kälte
— Besserung durch —
Apis mellifica
— eisige, und choleraartige Stühle
Secale cornutum
— Empfindlichkeit gegen — (fühlt sich aber in der Umgebung des Meeres besser)
Medorrhinum
— des Gesichtes und der Extremitäten und Stiche am Herzbeutel, bei Fieber-

steigerung mit Wechsel zwischen Frost und Hitze
Colchicum
— große Empfindlichkeit gegen —, verbunden mit brennendem Jucken der Haut
Anacardium
— und Hitze, Unverträglichkeit mit Verschlimmerung nach Mitternacht
Ferrum metallicum
— Hypersensibilität gegen —
Silicea
— innerliche und große Erschöpfung
Colchicum
— Abneigung gegen frische Luft
Calcium carbonicum
— bei Fieber
Heloderma
— der Körperoberfläche mit Zyanose und Dyspnoe bei Kollapsneigung
Cuprum
— und Nässe verschlimmern alle Beschwerden
Aranea diadema
— über den Schulterblättern
Heloderma
— (Über)empfindlichkeit gegen —
Baryum carbonicum
Chamomilla
China
Ferrum sulfuricum
— — abnorme
Psorinum
— — und leichte Erkältlichkeit
Graphites
— und Zugluft, große Empfindlichkeit gegen —
Anacardium

Kältegefühl
Arsenicum
Calcium carbonicum
Cistus canadensis
Heloderma
— bei großer Erschöpfung und Neigung zu Schwindel und Ohnmacht
Aethusa
— und saurer Geschmack bei einseitigem Kopfschmerz
Calcium aceticum
— an Händen und Füßen mit der Empfindung wie nasse Strümpfe
Calcium carbonicum
— und Hinfälligkeit bei Gastroenteritis
Aethusa
— im Hinterhaupt bei dumpfem Kopfschmerz gepaart mit Schwerhörigkeit
Dulcamara
— innerliches und äußerliches
Calcium carbonicum
— und Kribbeln im Gesicht und ein Gefühl von Steifheit in den Gesichtsmuskeln sowie Schwere der Augenlider
Heloderma
— in den Lungen und am Herzen
Heloderma
— im Magen mit heftigen Magenschmerzen
Acidum oxalicum
— mit Parästhesien (Taubheit und Kribbeln)
Agaricus
— zwischen den Schulterblättern
Lachnanthes tinctoria
— in der Tiefe der Magengegend mit Schmerzen und Krämpfen
Colchicum
— in der Vagina und scharfer weißer Fluor albus, gußweise hervorschießend
Graphites

Kalte Luft
— rauhes Gefühl in Atmungswegen bei —
Abrotanum
— Verschlimmerung
Belladonna

Kanzerophobie
— unberechtigte bei Krampfgefühl im linken Oberbauch, evtl. bis unten entlang dem Sigmoid strahlend
Lachesis

Kapillaren
— der Haut, Erweiterung der —
Acidum fluoricum

Karbunkel
Acidum hydrochloricum
Anthracinum
Lac caninum
Lachesis
Mercurius solubilis Hahnemanni
Rhus toxicodendron
Schweinepest-Serum-Nosode
Sutoxol
— mit bläulichem Aussehen
Tarantula
— wie Feuer brennende —
Arsenicum album
— und Furunkel
Echinacea angustifolia
— mit dunkler Röte und Neigung zu Eiterungen
Rhus toxicodendron
— rezidivierendes
Pyodermie-Nosode

Kardiale Insuffizienz
— Ödeme infolge —
Apis mellifica

Kardiospasmus
Cardia ventriculi suis
Oesophagus suis

Karies
— des Os mastoideum
Acidum nitricum
— der Zähne mit nächtlichem Schmerzen
Mercurius vivus
Acidum succinicum
— der Knochen
Aurum
Acidum fluoricum
— — — mit heftigen nächtlichen Schmerzen
Asa foetida

Karies dentis
Acidum nitricum
Acidum succinicum
Calcium jodatum
Cistus canadensis
Dens suis
Mercurius vivus
Pulpa dentis suis

Karotiden
— pulsierende
Glonoinum

Käsegeruch
— der Haut
Hepar sulfuris

Katalepsie
— epileptiforme Krämpfe, Muskelzuckungen
Hyoscyamus

Katarakt
Cineraria maritima
Chinhydron
Corpus vitreum suis
Hedera helix
Naphthalin
Naphthol
Oculus totalis suis
Rubeolae-Nosode
— beginnendes
Ammonium carbonicum
— seniles
Lens suis

Katarrhe
Aconitum
Ammonium nitricum
Kalium sulfuratum
Sambucus nigra
— absteigende
Sanguinaria
— akute —
Arum triphyllum
— jeder Art
Luffa operculata

— asthmatischer Natur
Anisum stellatum
— auf skrofulöser Basis
Veronica
— der Blase
Dulcamara
— chronische
Ammonium jodatum
Baryum oxalsuccinicum
Hydrastis
— — der Ohrtrompete mit Ohrensausen und Schwerhörigkeit
Tuba Eustachii suis
— des Entoderms mit belegter Zunge (wie flüssiger Mostrich)
Kalium phosphoricum
— und parenchymatöse Entzündungen
Phosphorus
— und Erkältungssymptome, Heiserkeit mit Husten und Rauheit im Larynx (abends schlimmer), wobei der Kehlkopf gegen Berührung empfindlich ist (kann vor Schmerzen nicht sprechen)
Phosphorus
— der Eustachi'schen Röhre mit Empfindung, als wenn das Ohr innerlich juckt
Ubichinon
— grippöse, fieberhafte
Eucalyptus
Sanguinaria
— des weichen Gaumens mit entzündlicher Schwellung, von den Mandeln übergreifend mit heftigem Durst
Belladonna
— heftige, der oberen Luftwege
Chlorum
— und Heiserkeit bei Sängern, Rednern, Lehrern usw. nach Stimmüberanstrengung
Argentum nitricum
— und Husten bei Leberleiden
Ammonium muriaticum
— der Konjunktiva und Rötung des linken oberen Augenlids mit Hitze- und Brenngefühl, Tränen der Augen und ikterische Verfärbung des Skleren, mit Pupillenerweiterung
Crotalus
— der oberen Luftwege mit heftigem trockenem Husten
Belladonna
Farfara
— der Lungen, verschleppte
Kreosotum
— der Nase mit dickem, fadenziehenden Schleim und krampfartigem Kitzelhusten
Ammonium bromatum
— — mit dickem Schleim
Natrium carbonicum
— — schorfige, krustöse, eitrigblutige
Lemna minor
— und Reizhusten
Drosera
— der Schleimhaut
Acidum sulfuricum
Aconitum
Basilicum
— — der Respirationsorgane
Ammonium carbonicum
— mit zähsträhnigen Sekreten, schleimigeitrig
Aristolochia clematitis
— trockene mit krampfhaftem Husten bei Asthma
Naphthalin
— — der Nasenschleimhaut mit Brennen
Chinhydron
— im Urogenitalsystem
Thuja
— und Ulzerationen
Kalium chromicum
— der harnableitenden Wege
Ammonium carbonicum

Katarrhalische Bronchitis
— Laryngitis, Tracheitis mit Heiserkeit und reichlichem Schleimauswurf
Dulcamara

Katatonie
Psorinum

Katzenschlaf
— nachts, leiser
Selenium

Kaubewegungen
— ständige und aufwärts gekehrte, unempfindliche Augäpfel
Helleborus

Kehlkopf
— Angst und Würgen im — nach dem Erwachen
Valeriana
— Brennen und Hitze im —
Antimonium sulfuratum aurantiacum
— — — Stechen
Cantharis
— und Bronchialkatarrhe mit schwieriger Expektoration
Scilla
— und Bronchialkatarrh, chronischer mit Neigung zu Blutungen, Trockenheit und Rauheit im Hals
Acidum phosphoricum
— Empfindlichkeit des —
Aconitum
— katarrhalische Erscheinungen am — mit Hustenanfällen, wobei schaumiger Schleim entleert wird
Acidum fluoricum
— Hals und Lungen, Trockenheit in —
Hyoscyamus
— Kitzel im —, Beklemmungsgefühl, Seufzen und Gähnen bei Reizzuständen
Aethusa
— Kratzen im —
Allium sativum
— Rauheit im — bei Heiserkeit mit Husten, abends schlimmer, wobei der Kehlkopf gegen Berührung empfindlich ist (kann vor Schmerzen nicht sprechen)
Phosphorus
— schmerzhafte Empfindlichkeit des — bei Berührung mit schwacher, heiserer Stimme
Crotalus
— Schmerzen und Brennen im —
Sanguinaria
— Zusammenschnürungs- und Erstickungsgefühl — mit Atembeklemmung, Kurzatmigkeit und Atemnot
Iberis amara

Kehlkopfentzündung
— mit Schmerzen und Kitzelgefühl, Heiserkeit und trockenem Husten
Mezereum

Kehlkopfkatarrhe
Ammonium causticum
Ammonium jodatum
Bryonia
Euphorbium
Guajacum
Hyoscyamus
— mit blutigem Auswurf
Cantharis
— heftiger mit Kitzeln und nachfolgendem Husten, der sich durch Niederlegen und nachts verschlimmert
Inula helenium
— bei interkurrenten Pleurareizungen mit tiefer heiserer Stimme
Drosera
— und heftige Schleimhautreizung
Euphorbium

Kehlkopf- und Luftröhrenkatarrhe
Ammonium bromatum
— chronische
Acidum phosphoricum
— mit heftigem Scharren und Kratzen
Pulsatilla
— mit wenig Schleimabsonderung, wobei Kitzelgefühl im Kehlkopf besteht
Belladonna

Kehlkopf- Nasen- und Rachenkatarrhe
— chronische und akute mit heftigem Kitzelhusten und erheblichen Absonderungen von Schleim
Sepia

Kehlkopfwundheit
— und Roheit der Schleimhäute, Empfindung von —
Causticum Hahnemanni

Keloidbildung
Graphites

Keratitis
Aurum jodatum
Mercurius jodatus flavus
Mercurius solubilis Hahnemanni
Mercurius sublimatus corrosivus
Rhus toxicodendron
Tuberculinum
— und Konjunktivitis mit Eiterungen
Calcium sulfuricum
— und große Lichtscheu bei skrofulöser Konjunktivitis
Aethiops antimonialis
— Ozaena
Kalium jodatum
— ulcerosa
Kalium chloratum

Keratokonjunktivitis
Listeriose-Nosode

Keuchhusten
Ambra
Atropinum sulfuricum
Bromum
Cina
Drosera
Grindelia robusta
Kalium carbonicum
Magnesium phosphoricum
Mephitis putorius
Naphthalin
Serpyllum
— mit krampfhaftem Erbrechen bei Beendigung des Anfalles
Cuprum
— und sonstige Hustenformen
Ipecacuanha
— ähnliche Paroxysmen mit dickschleimigem, fadenziehendem Auswurf, wobei sich über den Lungen strahlenförmig sich ausbreitende Stiche und Druck finden mit Beengungsgefühl und einem Gefühl vermehrter Wärme in der Brust
Coccus cacti
— Weinen vor dem Anfall bei —
Arnica

Keuchhustenanfälle
Asthma-Nosode
— Kind schreit vor —
Arnica

Kieferexostosen
Hekla lava

Kiefergelenkentzündungen
Bryonia

Kiefersteifigkeit
— (Mund kann nicht geöffnet werden)
Causticum Hahnemanni
— mit Trismus
Causticum Hahnemanni

Kinder
— schwer erziehbare
Para-Benzochinon
— Gereiztheit der — (können es nicht vertragen, angesehen oder berührt zu werden)
Antimonium crudum
— Krampfbeschwerden der —
Cina
— Launenhaftigkeit der —
Chamomilla
— reizbare, unartige, werfen alles fort, wollen alles haben, schlagen die Eltern
Staphisagria
— riechen säuerlich
Calcium carbonicum
Rheum
— schwächliche, kränkliche mit wohlgebildeten Köpfen
Lycopodium
— schweißköpfige, unterernährte
Silicea

— skrofulöse mit Hautaffektionen, Ekzemen besonders im Gesicht und hinter den Ohren
Curare
— skrofulöse, mit Ulcera cornae und geschwollenen Tonsillen
Calcium jodatum
— übernervöse und gereizte
Antimonium crudum
Ascariden-Nosode
Chamomilla
Staphisagria
— unterentwickelte in den Entwicklungsjahren
Calcium phosphoricum

Kindsbewegungen
— im Leib, Gefühl wie —
Crocus
— ohne wirklich schwanger zu sein
Thuja

Kinetosen
Cerebellum suis
Cocculus
Conium

Kinn
— Aknepusteln am —
Ignatia
— rheumatische Schmerzen am —
Acidum salicylicum

Kinnbackenkrämpfe
— mit Blutandrang zum Kopf und Kopfschmerzen bei Epilepsie
Hyoscyamus
— und schlaffes Herabhängen des Unterkiefers
Crotalus
— bei Tetanus
Curare

Kitzelempfindungen
— heftige, in der Nase und vergebliches Drängen zum Niesen
Asarum

Kitzelhusten
Ignatia
— heftiger, der besonders nachts beim Liegen auftritt
Conium
— krampfartige, blutstreifiges Sputum
Jodum
— — mit Schmerzen im Magen, Stechen auf den Lungen, nächtlichen Hustenanfällen und evtl. Heiserkeit bei Katarrhen der Nase
Ammonium bromatum
— bei Lungentuberkulose
Salvia officinalis
— nachts mit blutstreifigem Auswurf
Laurocerasus
— trockener
Naja tripudians
— — der krampfhafter Natur sein kann bei asthmatischer Brustbeklemmung
Magnesium phosphoricum
— — mit Räuspern bei Pharyngitis
Chinhydron
— — im Schlaf (wird dabei nicht wach), Verschlimmerung im Winter und bei nassem Wetter
Chamomilla
— — bei Tuberkulose
Acidum hydrocyanicum
— mit Trockenheit im Hals
Calcium phosphoricum

Kitzelhustenanfälle
— krampfhafte, nächtliche mit Besserung beim Aufsitzen
Hyoscyamus

Kleinkinder
— Kopfschweiße bei —
Calcium carbonicum
— Nervenüberempfindlichkeit bei —
Chamomilla
— Zahnungskrämpfe der —
Cicuta virosa

Klimakterium
Amylium nitrosum
Aquilegia
Baryum oxalsuccinicum
Corpus luteum
— mit ovariellen Ausfallerscheinungen
Ovarium
— Beschwerden im —
Sepia
— — (durch Wiedereintreten der Blutungen sich bessernd)
Lachesis
— Hitzewallungen im —
Sulfur
— — (aus dem Schlaf heraus auftretend)
Lachesis
— starke und zu lange Menstruation im —
Calcium carbonicum
— Metrorrhagien im —
Crotalus
— Wallungen im —
Acidum fumaricum

Klimakterische Ausfallerscheinungen
Lapathum acutum

Klimakterische Beschwerden
Sulfur

Klimakterische Neurosen
Sepia
— mit Depressionen
Ovarium

Klimakterische Schweiße
Calcium carbonicum

Klopfen
— im Kopf bei Schwindel
Amylium nitrosum
— oder Pulsieren
Belladonna
Glonoinum
Melilotus
— Pulsieren, Kongestionen bei Kopfschmerzen
Ferrum metallicum

Klumpengefühl
— im Oberbauch
Agaricus
— unter dem Sternum und Leberfunktionsstörungen bei Appetitlosigkeit nach wenigen Bissen und Aufstoßen
China

Knacken
— der Gelenke
Natrium sulfuricum

Knäuelgefühl
— im linken Oberbauch, dabei Atemnot
Ceanothus americanus

Knöchelschmerz
— und Taubheitsgefühl und Krämpfe in der rechten Wade
Convallaria majalis

Knöchelschwäche
— besonders wenn skrofulöse und rachitische Kinder spät laufen lernen
Pinus silvestris

Knie
— Arthrosen der —
Bacillinum
— Arthritis der —
Sticta
— Kälte bis zu den Füßen, bei zu früher und profuser Menstruation
Calcium carbonicum
— kalte und kalter Atem, feuchte Haut speziell nachts (wacht davon auf)
Carbo vegetabilis
— linkes, Reißen im —
Adonis vernalis

Knie- und Fußschmerzen
— rheumatische
Gnaphalium polycephalum

Kniegelenke
— Entzündung der — mit Synovialmembranbeteiligung
Mezereum
— gichtisch-rheumatische Affektionen der —
Lithium carbonicum
— Reißen in den —
Niccolum aceticum
— ziehende Schmerzen an der inneren Seite der —
Ranunculus bulbosus
— Schmerzen in den —
Acidum fluoricum
Ginseng
— Schwächegefühl in den — mit Zusammenknicken und Ermüdungsschmerz
Corallium rubrum

Knieschmerzen
Aesculus
Convallaria majalis
— heftige, bei regnerischem Wetter
Erigeron canadensis
— reißende (kann nicht auf niedrigem Stuhl sitzen), Verschlimmerung nachts, Besserung durch kaltes Wasser
Luesinum

Knieschweiß
Calcium carbonicum

Knieversagen
— beim Gehen
Cocculus

Knochen
— Erkrankungen der —
Acidum fluoricum
— Gefühl wie Eis in den —
Aranea diadema
— lange, Karies der —
Acidum fluoricum
— — Schmerzen der —
Mezereum
— nächtliche Schmerzen in den —
Acidum fluoricum
— wie zerschlagen
Adonis vernalis

Knochenaffektionen
Mercurius praecipitatus ruber

Knochenbau
— schwacher bei Kindern
Acidum succinicum

Knochenbrüche
Symphytum
— zur Beschleunigung der Heilung von —
Calcium phosphoricum
— schlecht heilende
Acidum succinicum

Knocheneiterungen
Mercurius solubilis Hahnemanni
— und Anämie
Phosphorus
— chronische
Calcium arsenicosum
Calcium jodatum

Knochenfisteln
Acidum succinicum
Calcium fluoratum
Mercurius praecipitatus ruber
Osteomyelitis-Nosode
Phosphorus
Strontium carbonicum
Tuberculinum

Knochengeschwüre
Luesinum

Knochengewebe
— mit dickflüssigem und auch dünnflüssigem übelriechendem Eiter
Asa foetida

Knochenhautaffektionen
Mercurius praecipitatus ruber

Knochenhaut
— Entzündungen der —
Acidum nitricum
Mezereum
— — infolge Verletzungen
Symphytum

Knochenkaries
— (Os mastoideum)
Acidum nitricum
— mit heftigen nächtlichen Beschwerden
Asa foetida

Knochenmarkschäden
Acidum p-aminosalicylicum
Arsenobenzol

Knochenschmerzen
Aurum
Asa foetida
Eupatorium
Eupatorium perfoliatum
Mercurius praecipitatus ruber
Silicea
— nächtliche
Acidum fluoricum
Kalium jodatum
Manganum aceticum
— — mit Naßwetterverschlimmerung
Chinhydron
— — und Periostitis
Mercurius praecipitatus ruber
— — auch in der Wirbelsäule zwischen 3. und 4. Brustwirbel sowie am 7. Halswirbel und im Sacrum (Stellen alter Knochenbrüche schmerzen noch nach vielen Jahren)
Acidum cis-aconiticum
— in langen Röhrenknochen, schlechter bei feuchtem Wetter
Stillingia silvatica
— Schienbein
Manganum metallicum
— syphilitische
Eupatorium perfoliatum
— mit Unruhe, die den Patienten aus dem Bett treibt
Luesinum
— unerträgliche im Unterkiefer
Hekla Lava

Knochenschwellungen
Calcium fluoratum

Knochenverletzungen
Symphytum

Knochenzysten
Luesinum

Knorpelerkrankungen
Cartilago suis

Knoten-Ausschläge
— Pusteln, Papeln auf der Kopfhaut
Kalium jodatum

Knötchen
— Ausschläge der —
Bovista
— Bläschen, diffuse rote Flecken mit Abstoßung der Epidermis und Schorfbildung
Natrium muriaticum
— jauchende und leicht nässende, rissige Ekzeme
Baryum oxalsuccinicum
— auf Vorderseite des Oberschenkels (wie von Mückenstichen mit starkem Jucken)
Convallaria majalis

Koitus
— Abstumpfung beim — (es fehlt an jeglichen sexuellen Gefühlsregungen)
Ferrum metallicum
— schnelle Ermüdbarkeit beim — und gesteigerter Libido mit nachfolgender Schwäche
Phosphorus
— und geringfügige, sexuelle Erregung
Bromum

— große Erschöpfung nach —
Agaricus
— Verschlimmerung nach —
Acidum picrinicum
— Widerwillen gegen — bei Frauen
Baryum carbonicum
Graphites

Kokzygodynie
Castor equi

Koliken
Majorana
Secale cornutum
— jeder Art mit kaltem Schweiß, der auf der Stirn perlt, mit innerem Brennen und Durst auf große Mengen kalten Wassers
Veratrum
— und Blähungsbeschwerden mit Stuhlverstopfung infolge Darniederliegen der Darmtätigkeit
Plumbum aceticum
— mit Durchfall
Cistus canadensis
— — — Erbrechen und Würgen bei Magenschleimhaut- und Darmentzündungen
Hyoscyamus
— im Magen-Darmbereich
Cuprum
Dioscorea villosa
— Fieber, Durchfälle, verbunden mit Muskelschmerzen bei chronischen Tonsillarpfröpfen
Dulcamara
— heftige, Magenschmerzen mit starkem Meteorismus, Blähungsbeschwerden, Stuhlverstopfung und Entleerung fester Kotmassen
Hyoscyamus
— mit Neigung zum Zusammenkrümmen, besser beim Umhergehen
Dioscorea villosa
— der Nieren (links)
Cuprum
— schleimig saure Stühle bei akuten Magenkatarrhen bei heftigen Schmerzen und Erbrechen
Dulcamara
— in Verbindung mit Dysenterie oder akuten Darmkatarrhen
Colocynthis
— die sich durch Zusammenkrümmen oder durch Drücken von harten Gegenständen gegen den Bauch oder gegen die schmerzenden Stellen bessern (lehnt sich über Stühle, Tische oder Bettpfosten usw.)
Colocynthis

Kolikschmerzen
— Darmkatarrhe mit —
Gutti
— besonders nach Genuß von Früchten und Diarrhö
Calcium phosphoricum
— mit fortwährendem Stuhldrang und Abgang von Darmgasen mit Aufstoßen bei aufgetriebener Magengegend
Gentiana lutea

Kolitis
Tartarus stibiatus
— nach Bestrahlungen auftretende —
Podophyllum
— mit Blutungen
Aranea diadema
— mit Durchfällen bei der geringsten Erregung
Acidum succinicum
— und Enterokolitis mit häufigem vergeblichem Drang und evtl. knotigem Stuhl
Nux vomica
— mit erschöpfenden Schweißen
Mercurius vivus

Kolyzystitis
Paracoli-Nosode

Kollagenkrankheiten
Funiculus umbilicalis suis

Kollaps
Agaricus phalloides
Carbo vegetabilis
Mercurius cyanatus
— akuter
Kalium cyanatum
— mit Blässe und kaltem Schweiß, Zittern und Gliederkälte
Tabacum
— drohender
Camphora
— — mit fadenförmigem, schnellem Puls (muß aufrecht im Bett sitzen)
Naja tripudians
— und Herzaffektionen mit Dyspnoe
Bismutum metallicum
— und Kälte der Körperoberfläche mit Zyanose und Dyspnoe
Cuprum
— und Wechselfieber
Veratrum

Kollapserscheinungen
— und Hinfälligkeit
Selenium

Kollapsneigung
— und Pulsieren in den Ohren bei Herzklopfen
Pyrogenium

Kollapszustände
— bei Asthma bronchiale, Kreislauf- und Herzerkrankungen, Apoplexie, nach Unfällen , bei Magen-Darm-Erkrankungen und Koliken, Herzinfarkt
Veratrum
— und Erschöpfungszustände,
Carbo vegetabilis
— nach Frischzellenimplantationen
Carbo vegetabilis
— mit Kälte der Glieder, verlangsamtem Puls und verengten Pupillen
Helleborus
— und Ohnmachtszustände
Veratrum
— post operationem
Carbo vegetabilis
— und kalter Schweiß mit dunkelrotem, zyanotischem Gesicht
Acidum fumaricum
— bei Typhus, Apoplexie, Herzmuskelschwäche, Schockzuständen (nach Verkehrsunfällen) mit Verlangen, die Fenster zu öffnen
Carbo vegetabilis

Kollern
Gnaphalium polycephalum
— im Bauch durch Gärungsvorgänge der aufgenommenen Nahrung
Acidum hydrochloricum
— — und Leibschneiden
Hyoscyamus
— mit wandernden Blähungen
Podophyllum
— und Gurren im Leib
Acidum hydrochloricum

Kolpitis
Hypericum
— et Vulvitis ulcerosa mit Lenden- und Leibschmerzen
Kalium bichromicum

Koma
Papaver

Komedonen
— und fettige Gesichtshaut
Abrotanum

Kondylome
Acidum nitricum
Thuja
— hartnäckige
Mercurius solubilis Hahnemanni
— spitze
Thuja
— — und breite
Medorrhinum

Kongestionen
— im Gebiet der Sexualorgane
Yohimbinum

— des Gehirns nach Art von typhösen Fiebern mit Schläfrigkeit bei gewisser Erschöpfung
Gelsemium
— heftige nach dem Gehirn, den Lungen, dem Rektum
Melilotus officinalis
— Klopfen und Pulsieren bei Kopfschmerzen
Ferrum metallicum
— zum Kopf
Isonikotinsäurehydrazid
— — und zur Brust, mit Pulsieren der Karotiden, evtl. mit Ödemen bei anämischem Kopfschmerz mit Lufthunger
China

Kongestivzustände
Carduus marianus
— im Abdomen
Podophyllum
— nach dem Gehirn
Gutti
— des Uterus mit Herabhängen
Belladonna

Konjunktivale Blutungen
Bothrops lanceolatus

Konjunktivale Reizung
— mit Augentränen bei stechenden und reißenden Kopfschmerzen mit Spannungsgefühl, gerötetem und heißem Gesicht umränderten Augen und Lichtscheu
Mercurialis perennis

Konjunktiva
— Reizung der — mit teilweiser Lähmung der Netzhaut bei Halbsichtigkeit, rechts
Lithium carbonicum
— Rötung der — mit Funken und Blitzen im Gesichtsfeld, Schwach-und Trübsichtigkeit mit zeitweiligem Unvermögen zu sehen
Glonoinum

Konjunktivitis
Belladonna
Crabro vespa
Hyoscyamus
Kalium bichromicum
Kalium sulfuricum
Mezereum
Penicillin
Psorinum
Tuberculinum
Ubichinon
Vaccininum
— mit schleimiger Absonderung, Jucken und Brennen und Lichtscheu
Gutti
— akute
Euphrasia
— mit Anschwellung der Lider und eitrig-schleimiger Absonderung
Rhus toxicodendron
— chronische
Luesinum
Oculus totalis suis
— chronische und chronische Hornhautulzera
Cornea suis
— eitrige mit Lichtscheu
Ferrum jodatum
— mit Empfindung von Hitze und Druck (als ob Sand im Auge sei)
Corallium rubrum
— Entzündungs- und Reizzustand mit Lichtscheu, Tränenfluß
Belladonna
— mit Enteritis, Urethritis
Mezereum
— heftige mit starker Lichtscheu und krampfhaftem Lidverschluß mit fressenden Tränen
Rhus toxicodendron
— katarrhalische mit schleimig-eitrigen Absonderungen
Bryonia
— und Keratitis mit Eiterungen
Calcium sulfuricum
— mit Lichtscheu und Trübsichtigkeit
Acidum sulfuricum

— — bei Augenleiden rheumatischer Art
Spigelia
— phlyctaenulosa
Calcium jodatum
— — mit großer Lichtscheu und Keratitis
Aethiops antimonialis
— mit heftiger Rötung und Schwellung der Augenlider
Kreosotum
— leichte mit Rötung der Augen und Anschwellung der Lidränder
Niccolum aceticum
— mit brennenden Sekreten
Arsenicum album
— skrofulöse
Mercurius solubilis Hahnemanni
— Tränen, Lichtscheu
Croton tiglium

Konstitution
— geschwächte (bei Imprägnationsphasen)
Alumina
— heruntergekommene
Acidum sulfuricum
— hydrogenoide
Acidum nitricum
Aranea diadema
Medorrhinum
Natrium sulfuricum
Tonsillarpfröpfe-Nosode
— — Verschlimmerung der Symptome und Beschwerden beim Übergang zu feuchtkaltem Wetter
Dulcamara
— — und sykotische sowie lymphatische mit Verschlimmerung durch warme Anwendung und in Bettwärme, besonders durch Sonnenbestrahlung
Thuja
— luetische
Wismutkaliumjodid
muskulös-athletische und zu Hypertonie neigende —
Arnica

Kontraktionen
— schmerzhafte in Uterusgegend
Cimicifuga

Kontrakturen
Cuprum
Dupuytren-Nosode

Kontusionen
Arnica
— und Quetschungen
Conium

Konvulsionen
Digitalinum
— bei Hinfälligkeit und Anwandlung von Ohnmacht
Gratiola
— bei Kindern
Gelsemium
— Krämpfe, Zuckungen und Neuralgien
Cimicifuga
— Muskelzuckungen, Katalepsie, epileptiforme Krämpfe bei Erscheinungen von Hirnreizungen
Hyoscyamus
— bei Pertussis
Stramonium
— mit blutigem Schaum vor dem Mund
Oenanthe crocata
— tiefer Schlaf nach —
Bufo
— bei Verwurmung
Cicuta virosa
— mit Zittern der rechten Oberhälfte
Crotalus

Konvulsive Bewegungen
— mit Bewußtseinsstörungen
Hyoscyamus
— Zittern, Muskelzucken, besonders im Schlafe
Helleborus

Konzentrationsschwäche
Acidum salicylicum
Selenium

— nervöse —
Ambra
— bei reizbaren und cholerischen Kindern
Natrium oxalaceticum
— (lassen Silben und Worte aus, Versprechen sich und klagen über Kopfschmerzen im Stirnteil, in der Schläfengegend und im Hinterhaupt)
Nux vomica

Konzentrationsunvermögen
— (kann weder klar denken noch seine Aufmerksamkeit auf einen bestimmten Punkt richten)
Gelseminum

Koordinationsstörungen
Anhalonium Lewinii
Chinhydron
— bei Tabes
Conium

Kopf
— Ausschläge auf dem —
Acidum sulfuricum
— schorfige Ausschläge auf dem —
Spongia
— Bandgefühl um den —
Acidum nitricum
— dumpfes Benommenheitsgefühl im — bei Grippe, wobei der ganze Körper wie zerschlagen ist
Dulcamara
— Benommenheit im — und Druckgefühl im Kopf
Anacardium
— blauroter
Papaver
— bloßer, Empfindlichkeit gegen kalte Luft
Silicea
— Blutandrang zum —
Belladonna
Grippe-Nosode
— — mit Klopfen über den Augenhöhlen und Ermüdungsgefühl im Nacken Stechen in den Augäpfeln, Lichtscheue und vermehrtem Druck im Auge
Saponaria
— Druckgefühl und Benommenheit im —
Anacardium
— Eingenommenheit des — mit Schwindel, Reißen in den verschiedenen Teilen des Schädels sowie pulsierendes Stechen in der Schläfengegend, bei Neuralgien und Gesichtsschmerzen
Guajacum
— schweres dumpfes Gefühl im — nach Art eines urämischen Kopfschmerzes
Ammonium benzoicum
— Gefühl des sich Öffnens und Schließens
Cocculus
— — eines Pflockes im —
Anacardium
— gerötet, Extremitäten kalt
Belladonna
— und Gesicht rot und heiß, Körper und Glieder dagegen kühl oder kalt
Arnica
— — heiß, bei kalten Füßen und kalten Fingern (Pseudoplethora)
Ferrum metallicum
— und Gliederschmerzen, rheumatische, gichtische, bei katarrhalischen Affektionen, auch bei Bronchitis, Angina tonsillaris, bei Spasmen der Darm- und Blasenmuskulatur
Guajacum
— übermäßige Hautschuppen auf dem —
Gratiola
— heißer und Durst während des Frostes bei Wechselfieber
Ignatia
— — schmerzender, besonders auf der rechten Seite
Sanguinaria
— Hitze im —, Neigung zum Schlafen,

halbseitiger Kopfschmerz mit Schwere der Augenlider
Ginseng

— hochroter nach Apoplexie, verbunden mit Schwindel bei jeder Bewegung (Ohrensausen, Benommenheit, Kopfschmerz auf dem Scheitel, schlimmer bei Wärme und Besserung in frischer Luft)
Baryum oxalsuccinicum

— heftiges Klopfen im — und fürchterliche Kopfschmerzen, die schlimmer bei Bewegung sind und besonders beim Treppensteigen auftreten
Natrium nitrosum

— Kongestivzustände im —
Podophyllum

— Rollen des — von einer Seite zur anderen
Podophyllum

— Krustenausschlag auf dem —
Rhus toxicodendron

— Rückwärtsziehen des ganzen Körpers beim Drehen des —
Ephedra vulgaris

— Schwere des — mit Schwerfälligkeit im Vorstellen und Denken bei betäubungsartigen Zuständen, evtl. heftige Kopfschmerzen und die Empfindung, als wenn das Gehirn beim Gehen und Auftreten in der Schädelhöhle hin- und herschwankte
Rhus toxicodendron

— Schwere- und Druckgefühl im — mit Schwindel
Ambra

— Schweregefühl im —, Mattigkeit der Unterglieder und schmerzhafte Sensation entlang dem Nervus ischiadicus
Castoreum sibiricum

— Vollheitsgefühl im — mit rotem Gesicht und schnellem Puls
Echinacea angustifolia

— Wirrheit im — (begreift schwer und antwortet langsam, ist wie abwesend)
Rhus toxicodendron

Kopfbenommenheit

— mit Schwanken und Schweregefühl
Acidum fluoricum

Kopfbeschwerden

— Verschlimmerung beim Niederlegen
Belladonna

Kopfeingenommenheit

Arum maculatum

— und Schwere des — mit Vergeßlichkeit
Ginseng

— mit Unvermögen, die Aufmerksamkeit zu fixieren
Iberis amara

Kopfekzeme

Graphites

Kopf- und Gesichtschmerzen

— rechts
Ferrum muriaticum

Kopfgrind

Lycopodium
Petroleum

Kopfhaut

— Ausschläge am Rande der behaarten —
Natrium muriaticum

— — krustöse
Vinca minor

— behaarte, Brennen und Jucken an —
Gratiola

— — Jucken auf der —, mit Haarausfall
Silicea

— Ekzeme der —
Arctium lappa
Staphisagria

— — nesselartige auf der —
Acidum cis-aconiticum

— empfindlich, und zwar auf jener Seite, auf welcher man nicht liegt
Rhus toxicodendron

— Knoten-Ausschläge, Pusteln, Papeln auf der —
Kalium jodatum
— Pickel und kahle Stellen mit Haarausfall
Hepar sulfuris
— Schmerzhaftigkeit und der Schädelknochen (Haare schmerzen bei der Berührung)
Cinnabaris
— Schorfe auf der —
Kalium sulfuricum

Kopfhautempfindlichkeit
Acidum nitricum
— gegen Berührung und Luftzug
China

Kopfhautekzeme
Cicuta virosa

Kopfhautjucken
— mit abendlicher Verschlimmerung
Bovista
— heftiges und starke Schuppenbildung
Medorrhinum

Kopfhautschmerzen
— auf dem Scheitel, Augenschwäche (als wenn alles in Nebel gesehen würde)
Carboneum sulfuratum

Kopfkongestionen
Mandragora
— bei Dysmenorrhö
Glonoinum
— mit Ohrenbrausen, Kopfschmerzen und Schwerhörigkeit mit geröteten Augen und Lichterscheinungen
Iberis amara
— und Polyurie während der Menstruation
Glonoinum

Kopfleere
— Gefühl der —
Cocculus

Kopfneuralgien
Raphanus sativus
— und Empfindlichkeit gegen Wind und Temperaturschwankungen
Acidum cis-aconiticum

Kopf- und Ohrenschmerzen
— unklare
Chamomilla

Kopfsausen
— und Blutandrang mit Nasenbluten
Pimpinella alba

Kopfschmerzen
Ignatia
Poliomyelitis-Nosode
Vaccininum
— (als wenn ein Band um den Kopf gebunden wäre)
Ammonium bromatum
— (als wenn ein Nagel eingetrieben würde)
Ammonium bromatum
— (Hut unerträglich)
Calcium phosphoricum
— nach Alkoholabusus
Cimex lectularius
— anämische —
Acidum succinicum
— — mit Lufthunger, verbunden mit Labilität des Gefäßnervenapparates und Kongestionen zum Kopf und zur Brust mit Pulsieren der Karotiden, evtl. mit Ödemen
China
— nach anstrengender geistiger Arbeit mit Schlaflosigkeit
Chinhydron
— und Asthma bronchiale
Lachesis
— über oder nahe dem rechten Auge
Ammonium bromatum
Kalmia
— wiederkehrende über dem rechten Auge
Calcium arsenicosum

— besonders in den Augenhöhlen und im Bulbus oculi
Granuloma dentis
— berstende mit pressenden Schmerzen in der Stirn, Schwerheitsgefühl und pulsierenden Stößen in den Schläfen
Bryonia
— Besserung durch festes Binden
Argentum nitricum
— — mit kaltem Waschen und kühler Luft bei zittriger Schwäche mit Schwindel
Phosphorus
— — durch reichlichen Urinabgang
Acidum phosphoricum
— betäubende mit Schwindel
Podophyllum
— — (wie ein Brett vor der Stirn, wobei Besserung durch Bewegung und Wärme erfolgt) bei Frösteln und Druckgefühl hinter den Augen
Rhus toxicodendron
— mit Blutandrang, durch die geringste Menge Staub
Lycopersicum
— Brechreiz und Erbrechen bei morgens auftretender Migräne, die bis Sonnenuntergang anhält
Natrium pyruvicum
— chronische
Silicea
— dumpfe, schwere, vom Scheitel nach den Schläfen ziehend
Convallaria majalis
— gepaart mit Schwerhörigkeit und Kältegefühl im Hinterhaupt
Dulcamara
— drückende, pulsierende mit Schwindel, wobei besonders in der Kreuz- und Lendengegend ein Gefühl von Schwere und Ermüdung vorherrscht, mit krampfhaftem Schmerz links der Wirbelsäule bis zum Hüftkamm, nächtlichen Rückenschmerzen, Lähmigkeitsschmerz im gesamten Rücken und heftigen Schmerzen im rechten Hüftgelenk
Helonias dioica
— — und Schmerzen in den Augäpfeln
Pyrogenium
— dumpfe und ziehende mit Ohrenbrausen
Petroleum
— einseitige, meistens links im Hinterkopf beginnend, sich nach vorn ausbreitend und über dem linken Auge sich festsetzend
Spigelia
— — mit Kältegefühl und saurem Geschmack
Calcium aceticum
— nach Erkältung bei naßkaltem Wetter und vikariierendes Fieber
Dulcamara
— und Exophthalmus bei Struma
Ephedra vulgaris
— mit Fieber, sowie Schläfrigkeit beim Eintreten in ein warmes Zimmer
Convallaria majalis
— nach Flimmerskotom auftretend
Kalium bichromicum
— fürchterliche und heftiges Klopfen im Kopf, sich bei Bewegung verschlimmernd und besonders beim Treppensteigen auftretend
Natrium nitrosum
— (Pflockgefühl) und starke Gedächtnisschwäche bei alten Leuten
Anacardium
— beim Geruch von Kaffee, besonders über dem rechten Auge, auch bei Schülern, sich durch die geringste Anstrengung verschlimmernd
Tuberculinum
— und Gesichtsschmerz bis in die Zähne ziehend, durch kaltes Wasser sich bessernd
Ferrum metallicum
— auf der rechten Gesichts- und Kopfseite
Ferrum muriaticum
— nach dem Haarwaschen
Natrium pyruvicum
— Schwere der Augenlider, Hitze im Kopf und Neigung zum Schlafen
Ginseng

— durch reichlichen Harnabgang Besserung
Gelsemium
— hartnäckige
Glioma
— — periodische
Niccolum aceticum
— heftige die nach außen drücken, als ob die Schädeldecke abfallen wollte, auch in die Augen strahlend, evtl. bis in die Nasenflügel hinein
Cimicifuga
— — mit Druck über den Augenhöhlen
Melilotus officinalis
— — links und Husten abends bei kalten Füßen und Händen, Hitze im Kopf und Schweiß
Adonis vernalis
— — mit Heraustreten der Augen bei heftigen Schmerzen in der Milzgegend und langsamem Puls
Ephedra vulgaris
— drückende im Hinterkopf
Kalium phosphoricum
— durch Hutdruck
Acidum nitricum
— hypotone
Acidum fumaricum
— mit Klingeln im rechten Ohr
Erigeron canadensis
— klopfende, sich durch Bewegung verschlimmernd, begleitet von sonstigen neuralgischen Beschwerden (rechte Schulter und Nackengegend)
Sanguinaria
— — mit Belladonna nicht zu bessern
Natrium muriaticum
— kongestive mit dem Gefühl, als müßte der Kopf in der Stirngegend bersten
Melilotus officinalis
— — Klopfen und Pulsieren
Ferrum metallicum
— linksseitige
Lachesis
— mit melancholischen und hypochondrischen Gemütszuständen
Mercurialis perennis
— migräneartige, besonders rechts, mit Hungergefühl, dabei gleichzeitig Widerwillen gegen Essen und Speisegeruch
Sanguinaria
— — die durch Wärme und Liegen auf der kranken Seite gebessert werden können
Ignatia
— nächtliche („als ob der Oberteil des Kopfes sich löste")
Luesinum
— die den Nacken herunterziehen (wie bei Zervikalmigräne)
Cocculus
— gebessert durch Nasenbluten, Hämoptoe und Hämorrhoidalblutungen, sowie durch Einsetzen der Menstruation
Melilotus officinalis
— bei Nephrose
Zincum picrinicum
— nervöse
Acidum aceticum
— mit heftigen Kongestionen zum Kopf und dumpfe, plötzliche, schießende Schmerzen, verbunden mit Konvulsionen
Gelsemium
— neuralgische und rheumatische, nach geistiger Arbeit auftretend, verbunden mit Frösteln
Magnesium phosphoricum
— über den Ohren drückend
Ammonium bromatum
— von Ohr zu Ohr, über den Scheitel
Cobaltum metallicum
— in der Okzipitalgegend
Vitamin A
— periodisch auftretende, besonders über dem linken Auge, evtl. aus dem Schlaf heraus (wie Lachesis)
Selenium
— pulsierender (wie ein schweres Gewicht auf dem Scheitel)
Cactus
— rasende — und Nierenerkrankungen
Anthrachinon

— rechtsseitige
Iris
— — schlimmer beim Tiefliegen in den Nachmittags- und Abendstunden
Belladonna
— — migräneartiger Natur
Sanguinaria
— reißende, morgens mit Schwindel und krampfhaftem Zucken der Augenlider auftretend
Niccolum aceticum
— — in Stirn, Schläfen und Hinterhaupt nach Geistesarbeit
Anacardium
— rheumatische
Kalium sulfuratum
— — verschlimmern sich in feuchter Luft
Thuja
— in täglich wechselndem Rhythmus auftretend
China
— sich beim Rückwärtsbiegen des Kopfes verschlimmernd
Glonoinum
— über den Scheitel von einem Ohr zum anderen gehend
Palladium
— und Schnupfen
Chlorum
— nach der Schule
Calcium phosphoricum
Natrium carbonicum
— besonders bei Schülern, wenn diese zu rasch gewachsen sind
Acidum phosphoricum
— Schwäche- und Hungergefühl während des —
Sanguinaria
— mit betäubungsartiger Schwere, besonders über den Augen mit Schwindel
Aesculus
— und Schweregefühl im Kopf bei schmerzhaftem, wühlendem Ziehen in den Spinalnerven
Aranea diadema
— und Schwerhörigkeit mit geröteten Augen und Lichterscheinungen bei Kopfkongestionen mit Ohrenbrausen
Iberis amara
— mit Schwindel (wie eingenommen und wüst)
Asa foetida
— — und Benommenheit und Schlafsucht
Belladonna
— — und Erscheinungen einer Gehirnüberreizung
Carboneum sulfuratum
— mit Singen in den Ohren
Caltha palustris
— schnell den Sitz wechselnd und besser durch Druck
Pulsatilla
— in der Sonne
Natrium carbonicum
— starke und erhöhter Blutdruck bei Schwangerschaftserbrechen
Acidum fumaricum
— von Stirn nach Hinterkopf ziehend dabei Sehstörungen, Übelkeit und Erbrechen
Lac defloratum
— stechende und reißende mit Spannungsgefühl, gerötetem heißem Gesicht, umränderten Augen sowie konjunktivale Reizung mit Augentränen (sehen wie durch einen Flor) und Lichtscheu
Mercurialis perennis
— — nervöse, die durch Sonnenwärme vermehrt werden
Selenium
— an eng umschriebenen Stellen (als ob ein Nagel im Kopf, in den Schläfen oder in der Stirn stecke)
Thuja
— im Stirnteil, in der Schläfengegend und im Hinterhaupt bei Konzentrationsschwäche
Nux vomica
— mit Störungen des Sehvermögens
Mercurialis perennis
— supraorbital, schlimmer rechtsseitig, evtl. Doppelsehen mit dunklen

Flecken vor den Augen, Regenbogenfarbensehen, Zucken der Augenlider mit Lichtscheu, evtl. Schielen und Herabfallen der Lider
Magnesium phosphoricum

— tägliche, die gegen Mittag auftreten und mit beschleunigtem Atem verbunden sind, mit Druck auf der Brust, Beängstigung, Herzklopfen und Schmerz in der Herzgegend, Schwindel, klopfendem Schmerz auf dem Scheitel
Jaborandi

— tiefsitzende nach Schularbeiten (wie umklammert)
Bacillinum

— typische, treten an einer eng umschriebenen Stelle ein, Flimmerskotom läßt nach
Kalium bichromicum

— und Übelkeit
Gelsemium

— „als wenn das Gehirn von einem Eisenreifen umspannt sei", mit Übelkeit und periodisch bei feuchtem Wetter auftretend
Tuberculinum

— die durch Unbedecktsein des Kopfes und häufig durch ruhiges Liegen gebessert werden
Glonoinum

— unerträgliche mit rotem Gesicht und angestrengtem Aussehen
Para-Benzochinon

— — unbeeinflußbare
Toxoplasmose-Nosode

— nach Unfällen
Meningeoma

— urämische —
Ammonium benzoicum

— — bei Harnverhaltung
Ubichinon

— mit Vergrößerungsgefühl (wie ein Ballon), wie wenn die Augäpfel an einem Faden nach hinten gezogen würden
Paris quadrifolia

Kopfschweiße

— mit Durchnässen der Haare
Chamomilla

— bei Säuglingen und Kleinkindern
Calcium carbonicum

— stinkende
Petroleum

Kopfschwere

— Eingenommenheit und Schwindel bei schwachem Denkvermögen
Petroleum

Kopfschwitzen

— während des Schlafes und Rollen des Kopfes von einer Seite zur anderen, verbunden mit Stühlen und Erbrechen, bei halbgeschlossenen Augenlidern
Podophyllum

Kopf- und Unterleibsschmerzen

— mit dem Gefühl des Herabdrängens, durch Bewegung sich verschlimmernd
Sepia

Kopfverletzungen

— Status nach schweren —
Naphthochinon

Kopfwackeln

Calcium phosphoricum

Kopfweh

— heftiges, Frösteln, Durst und Hitze bei Fieberanfällen, gebessert durch Schweißausbruch
Natrium muriaticum

Kornea

— staphylomatöse Hervorwölbung der — mit Hervortreiben der Iris und Aufquellung der Linse
Colchicum

Koronardurchblutung
— Verbesserung der —
Crataegus

Koronardurchblutungsstörungen
Cor suis
Scarlatinum
Tonsilliarpfröpfe-Nosode
(versuchsweise)
— und Syphilis
Aurum jodatum

Koronarsklerose
Baryum jodatum
Crataegus

Körper
— maserähnlicher Ausschlag über den ganzen —
Rhus toxicodendron
— geringes Brennen im — und Abmagerung
Ferrum arsenicosum
— eiskalter bei Cholera
Tabacum
— und Glieder kühl oder kalt, Gesicht und Kopf dagegen rot und heiß
Arnica
— kalt und frostig, Gesicht und Atem heiß
Chamomilla
— rückwärtsziehen des ganzen, beim Drehen des Kopfes und Nackensteifigkeit
Ephedra vulgaris
— Überempfindlichkeit des gesamten —, wobei der leichteste Druck Schmerzen erregt
Agaricus

Körperliche und geistige Tätigkeit
— Scheu vor —
Sepia

Körperliche Schwäche
Baryum carbonicum

Körperlicher Verfall
— zunehmender —
Agaricus phalloides

Körperbewegungen
— einseitige, eckige, schlimmer morgens nach dem Erwachen
Mygale avicularis

Körperhälfte
— links bevorzugt, bei Beschwerden
Eupatorium purpureum
— rechts, Ergriffensein der —
Ammonium carbonicum

Körpergeruch
— kadaverartiger
Pyrogenium
— schlechter
Acidum succinicum
— — besonders stark an den Genitalien ausgeprägt trotz äußerster Sauberkeit
Psorinum
— übler, muffiger, an ungelüftete Betten erinnender
Psorinum

Körpergewicht
— Regulierung des —
Thyreoidinum

Körperöffnungen
— gerötete
Graphites
— Einrisse an allen —
Graphites
— — und Ulzerationen an —
Acidum nitricum
— Hämorrhagien der —
Bothrops lanceolatus
— Schleimhautentzündungen an —
Ratanhia

Körperröte
Comocladia dentata

Körperschwäche
— allgemeine und Erschöpfung
Hydrastis

Körperschweiße
— starke (nachts sauer riechen) und übelriechende Fußschweiße
Silicea

Körperseite
— rechts, Beschwerden und Erkrankungen
Ferrum muriaticum
— — mit ausgesprochenen Leber- und Hautsymptomen, wobei unerträgliches Jucken über den ganzen Körper besteht, und am Schlafen hindert, durch Kratzen nicht zu bessern
Dolichos pruriens

Körpersteifigkeit
— und Kälte, Taubheitsgefühl der Arme und Hände bei aufgetriebenen Venen, Stöße, Rucken und Zucken durch den ganzen Körper
Cicuta virosa

Körpertemperatur
— sinkt, Blaßwerden der Haut und Pulsverlangsamung
Camphora
— unternormale
Heloderma

Körperträgheit
Acidum phosphoricum

Korpulenz
— Neigung zu — auch bei Kindern, aufgrund einer Unterfunktion der Schilddrüse
Grippe-Nosode

Korsakow' Psychose
Agaricus
Veratrum
— der Trinker
Stramonium

Kotmassen
— feste, Entleerung der — bei Stuhlverstopfung mit Magenschmerzen und starkem Meteorismus, Blähungsbeschwerden und heftigen Koliken
Hyoscyamus
— knollige (Schafskot)
Acidum sufluricum

Koxarthrose
Lyssinum

Koxitis
Argentum
Calcium carbonicum
Cartilago suis
Funiculus umbilicalis suis
Glandula parathyreoidea suis
Lithium chloratum
Medorrhinum
Medulla ossis suis
Parathyreoidinum
— chronische —
Antimonium crudum
— mit Hüftweh, besonders nachts mit schießenden, stechenden Schmerzen, dabei ängstliche und besorgte, evtl. auch mürrische, ärgerliche und ungeduldige Gemütsstimmung
Sanguinaria

Kraftlosigkeit
Silicea
— und allgemeine Schwäche
Selenium
— ungewöhnliche Schwäche und Erschöpfung bei reizbarer Gemütsstimmung, Ärgerlichkeit, Niedergeschlagenheit und mit einem Hang zur Einsamkeit bei Schwäche des Denkvermögens
Helonias dioica

Kräftemangel
Lithium carbonicum
— und Amenorrhö
Helonias dioica

Kräfteverfall
— allgemeiner mit scharfen, wunden und ätzenden Absonderungen
Hydrastis
— starker —
Arsenicum album

Kräftigungsmittel
Cynara scolymus

Krämpfe
Arum maculatum
Bismutum metallicum
— im Afterschließmuskel und kopiöse gelbe Stühle, verbunden mit Hämorrhoidalschmerzen
Gelsemium
— der Augen und Augenlidermuskeln
Belladonna
— epilepsieartige —
Aethusa
— epileptiforme
Glonoinum
Solanum nigrum
— — Katalepsie bei Erscheinungen von Hirnreizungen mit Konvulsionen und Muskelzuckungen
Hyoscyamus
— von den Fingern und Zehen aus- und gegebenfalls mit Bewußtseinsverlust einhergehend
Cuprum
— hysterische mit maniakalischen Erregungszuständen bei zerebralen Erregungszuständen mit Veitstanz
Secale cornutum
— auf der Innenseite des rechten Oberschenkels
Convallaria majalis
— und heftige Magenschmerzen
Gaultheria procumbens
— Neigung zu —
Kalium phosphoricum
— und Neuralgien
Camphora
— des Sphincter ani
Lyopodium
— bei Störungen des Nervensystems
Aethusa
— mit Trübung des Bewußtseins
Aethusa
— Zuckungen, Konvulsionen und Neuralgien
Cimicifuga
— und plötzliches Zusammensinken oder Hinfallen ohne Bewußtseinsverlust mit kaltem Stirnschweiß
Helleborus

Krampfhafte Erscheinungen
— Neigung zu — (Magenkrämpfe, Erbrechen und Widerwillen gegen alles Saure)
Cocculus cacti

Krampfhafte Schmerzen
Colocynthis
Cuprum
Magnesium phosphoricum

Krampfhaftes Zusammenziehen
— im Nacken und in den Halsmuskeln
Acidum fluoricum
— der Schlundmuskeln bei zentral ausgelöstem Erbrechen
Aethusa

Krampfaderbeschwerden
— und Blutungen
Hamamelis

Krampfaderbildung
— am rechten Unterschenkel
Lycopodium

Krampfanfälle
— mit Metrorrhagien aus dunklem geronnenem Blut
Chamomilla

Krampfbeschwerden
— im Gebiet des Magens
Magnesium phosphoricum
— der Kinder
Cina

Krampferscheinungen
— heftige bei Asthma mit Zyanose und Brechwürgen
Drosera

Krampfhusten
— lockerer, mit Expektoration großer Stücke
Calcium aceticum
— nächtlicher — mit Dyspnoe
Ambra
— — der den Kranken aus dem ersten Schlaf weckt und ihn zum Sitzen zwingt
Aralia racemosa
— Nasenbluten und Heiserkeit
Niccolum metallicum
— der mit Niesen endet
Cina

Krampf- und Lähmungserscheinungen
— sich nachts verschlimmernd mit Gliederzittern und Schwäche
Plumbum aceticum
— der Extremitäten
Secale cornutum

Krampfmittel
Cuprum

Krampfneigung
Zincum metallicum

Krampfschmerz
— in verschiedenen Körperstellen
Argentum

Krampfwehen
— (Reaktionsphasen) mit psychischer Überlagerung
Chamomilla
— von Hüfte zu Hüfte herüberziehend, Herabdrängen im Uterus und Uterusschmerzen
Cimicifuga

Krampfzustände
Kalium phosphoricum
— chronische aufgrund einer Unterfunktion der Parathyreoidea
Naphthochinon
— und gangränöser Zerfall bei typhösem Fieber mit Neigung zu Kollaps (Unterglieder zeigen eine große Schwäche)
Agaricus
— und in die Oberschenkel abstrahlende Schmerzen
Colchicum
— bei Rückenmarks- und Gehirnaffektionen
Cicuta virosa

Krankheitszustände
— chronische, die durch heftige Schmerzen, Krampf- und Lähmungserscheinungen charakterisiert sind, sich nachts verschlimmern mit Gliederzittern, Schwäche
Plumbum aceticum
— typhusähnliche
Rhus toxicodendron
— besonders septischer Art wobei der Kranke im Bett infolge großer Schwäche herabrutscht
Acidum hydrochloricum

Kratzen
— im Kehlkopf
Allium sativum
— und Rauheit im Hals
Argentum nitricum
— auf Seide, Unerträglichkeit bei —
Asarum

Kraurosis vulvae
Hepar suis

Krebs
— der verschiedenen Darmabschnitte
Acidum DL-malicum
— und krebsige Entartungen
Hydrastis
— antineoplastischer Umkehreffekt bei
— und Colitis mucosa et ulcerosa
Podophyllum

Krebsangst
Streptococcus haemolyticus

Krebskachexie
Thuja

Krebsoperation
— nicht heilen wollende und chronisch-eiternde Wunden nach —
Ubichinon

Krebsschmerzen
Acidum citricum

Kreislauf
— peripherer, zur Regulierung des —
Crataegus
— schwacher
Acidum fluoricum
— Stauungen im kleinen — bei Bronchiolitis
Antimonium arsenicosum
— zur Tonisierung des —
Crataegus
— Depression, zentrale mit schwachen Herzkontraktionen, später mit kleinen, aussetzenden und unregelmäßigen Schlägen
Agaricus

Kreislauferkrankungen
— Kollapszustände bei —
Veratrum

Kreislaufkollaps
Acidum DL-malicum
— bei akuten Reaktionsphasen
Natrium pyruvicum

Kreislaufschwäche
— bei Asthma bronchiale
Antimonium arsenicosum
— mit prämortaler Zyanose
Carbo vegetabilis

Kreislaufstörungen
Ammi visnaga
— periphere — an der Haut
Agaricus

Kreislaufversagen
Carbo vegetabilis

Kreuz
— brennende Hitze im —
Arsenum jodatum
— Schmerzen im — bei Wirbelsäulenirritationen
Adonis vernalis
— Zerschlagenheitsschmerz im —
Ginseng
Ranunculus bulbosus

Kreuzbein
— rheumatische Schmerzen auf dem —
Acidum salicylicum
— unklare Schmerzen auf dem —, besonders wenn die Frauen mehrfache Aborte durchmachten
Teratoma
— Steifigkeit und Zerschlagenheitsschmerz des —
Ginseng
— und Rückenschmerzen
Causticum Hahnemanni

Kreuzbeinschmerzen
— und allgemeine Schwäche bei Leukorrhö mit koagulierten Stücken, die verwest riechen
Psorinum

Kreuz- und Hüftschmerz
— dauernd und beständig, ausgeprägt beim Bücken und Aufstehen vom Sitzen, nach Gehen Besserung
Aesculus

Kreuz- und Lendenschmerzen
Bryonia
— drückende und pulsierende, mit dem Gefühl von Schwere und Ermüdung
Helonias dioica
— Schwäche und Schmerzhaftigkeit aller Glieder bei rheumatischen-neuralgischen Beschwerden mit Schwäche und Lähmungsgefühl der Nackenmuskulatur sowie Schmerzhaftigkeit entlang der Wirbelsäule
Eupatorium purpureum

Kreuz- und Rückenschmerzen
Carboneum sulfuratum
Lithium carbonicum
Niccolum aceticum
— Brennen beim Urinieren
Cantharis
— Schmerzen in den Hüften und Knien (als wenn die Glieder den Dienst versagen)
Cocculus
— bei zu früh eintretender Menstruation und mancherlei nervösen Beschwerden, wobei sich die Blutungen nach wenigen Tagen wiederholen
Castoreum sibiricum
— und Obstipation
Natrium muriaticum
— rheumatische, verbunden mit Muskelschwäche, schlimmer in der Ruhe, beim Aufstehen und bei beginnender Bewegung mit dem Gefühl der Lähmigkeit
Kalium phosphoricum
— rheumatoide (kann nicht ohne Stützen stehen)
Acidum sulfuricum
— und Steifigkeit entlang der gesamten Wirbelsäule mit Schwäche und Zerschlagenheitsgefühl (Rückenlage unmöglich)
Cimicifuga
— mit Stuhlgang
Ammonium benzoicum
— mit Verlangen nach harter Unterlage
Natrium muriaticum

Kreuzschwäche
— wie gelähmt
Cocculus

Kreuzsteifigkeit
— speziell beim Aufrichten im Bett oder beim Aufstehen nach längerem Sitzen
Causticum Hahnemanni

Kribbeln
— oder Eingeschlafenheitsgefühl, Parästhesien bei stechenden Schmerzen, wie durch ein Messerstich durchschießend, unabhängig von Bewegung, Berührung, Druck
Colocynthis
— bei Kältegefühl
Agaricus
— bei Neuralgien
Aconitum
— Schmerzen im linken Arm mit —
Adonis vernalis

Krisen
— gastrische
Argentum nitricum

Kropf
Acidum fluoricum

Krötenbauch
— und knollige, harte Stühle bei Obstipation
Thuja

Krupphusten
— bellend, hohl, hart, metallisch
Spongia
— wobei der Patient trotz Schleimrasseln den Schleim nicht expektorieren kann
Hepar sulfuris

Kruppöse Bronchitis
Ammonium jodatum

Krusten
— grünliche und übler Mundgeruch bei Nasen-Rachenkatarrh
Elaps corallinus
— und Jucken bei dicker stinkender gelb-grüner Absonderung
Luesinum

Krustenbildung
— harte und evtl. Dyspnoe bei chronischer Rhinitis
Melilotus officinalis
— bei Nebenhöhlenaffektionen
Luesinum

Kuhdurst
Bryonia

Kummer
— chronischer
Ignatia
— Folgen von
Acidum phosphoricum
— vor der Öffentlichkeit, Verbergen des —
Ignatia

Kupfernase
— bei Potatoren
Agaricus

Kurzatmigkeit
— kann infolge von Schwäche auf der Brust nicht lange sprechen
Acidum phosphoricum
— Atemnot und Atembeklemmung bei Zusammenschnürung und Erstickungsgefühl im Kehlkopf
Iberis amara
— asthmatische und Erstickungsgefühl bei heftigem Erröten
Amylium nitrosum
— Brustbeklemmung bei Bronchialkatarrhen mit grün-schleimigem Auswurf beim Husten
Hyoscyamus
— — (muß beim Husten die Brust mit den Händen halten)
Ranunculus bulbosus
— besonders beim Steigen
Calcium carbonicum
— infolge Hepatisation der Lungen bei Pneumonie
Tartarus stibiatus
— mit Nasenflügelatmen
Acidum sulfuricum
— bei pastösen, aufgedunsenen Patienten mit fettiger Haut und fettigen Haaren
Acidum fumaricum
— beim Treppensteigen oder bei körperlicher Anstrengung
Natrium muriaticum

Kurzsichtigkeit
— der Kinder
Baryum oxalsuccinicum
— Trübsichtigkeit und Sehschwäche bei Bindehautkatarrhen mit schleimigen Absonderungen und starker Erweiterung
Hyoscyamus
— ungewöhnliche mit Verschwinden der Objekte beim Fixieren
Gratiola

Lähmungsgefühl
— bei rheumatischen Schmerzen im Kreuz, verbunden mit Muskelschwäche, schlimmer in der Ruhe, beim Aufstehen und bei beginnender Bewegung
Kalium phosphoricum
— in allen Gliedern
Gratiola
— der Nackenmuskulatur mit Schwäche bei rheumatisch-neuralgischen Beschwerden und schmerzhaften Empfindungen entlang der Wirbelsäule und Schmerzhaftigkeit aller Glieder
Eupatorium purpureum
— Schwäche und krampfartige Zuckungen entlang der Nerven über Rumpf und Glieder
Mezereum
— bei rheumatischen und reißenden Gliederschmerzen
Luesinum

Lähmungszustände
Agaricus phalloides
Thallium aceticum
Thallium sulfuricum
Zincum cyanatum
— von unten nach oben aufsteigende —
Conium
— geistige, mit Ermüdungsgefühl und geistiger Trägheit
Acidum picrinicum
— des M. sphincter ani
Secale cornutum
— der Netzhaut, teilweise und Reizung der Konjunktiva bei Halbsichtigkeit rechts
Lithium carbonicum
— aufsteigende (z.B. bei Tabes dorsalis)
Sudor pedis
— bulbär bedingte
Arum maculatum
— halbseitige
Crotalus
— postapoplektische
Gelsemium
Kalium phosphoricum
Naphthochinon
— der Extremitäten
Secale cornutum
— sich nachts verschlimmernd, mit Gliederzittern und Schwäche
Plumbum aceticum
— Facialisparese mit neuralgiformem Gesichtsschmerzen
Causticum Hahnemanni

Laktorrhö
Asa foetida
Cyclamen
Hypophysis suis
Mamma suis

Lärmüberempindlichkeit
Aquilegia
Natrium oxalaceticum
Spigelia

Laryngitis
Acidum sulfuricum
Arum maculatum
Belladonna
Eucalyptus
Lachesis
Mezereum
Paris quadrifolia
Pulmonaria vulgaris
Saponaria
— acuta
Arum triphyllum
— mit blutgestreiftem Auswurf
Selenium
— chronica
Chinhydron
Polypus laryngis
— mit Heiserkeit abends
Carbo vegetabilis
— — schlimmer durch kalte Luft
Phosphorus
— — Trockenheit und Wundheitsgefühl im Hals, Schmerzen beim Husten, die eine Bauchseite oberhalb der Hüfte abstrahlen

Causticum Hahnemanni
— — Verschlimmerung in der feuchten Luft oder abends
Carbo vegetabilis
— katarrhalische
Acidum fluoricum
— mit heftigem, zerreißendem Schmerz beim Husten (muß mit der Hand an den Kehlkopf greifen)
Cepa
— mit Schmerzen und Kitzelgefühl, Heiserkeit und trockenem Husten
Mezereum
— der Redner und Sänger
Phosphorus
— mit der Tendenz von der linken auf die rechte Seite überwechselnd
Lachesis
— und Tracheitis mit Heiserkeit und reichlichem Schleimauswurf bei katarrhalischer Bronchitis
Dulcamara
— mit Wundheits- und Rauheitsgefühl
Magnesium phosphoricum

Lateralsklerose
— amyotrophe
Medulla oblongata suis
Medulla spinalis suis
MS Nosode
Poliomyelitis-Nosode

Laufenlernen
— der Kinder, spätes
Calcium carbonicum

Launenhaftigkeit
Acidum sulfuricum
Psorinum
Serpyllum
— hysterische
Hyoscyamus
— bei Kindern und Erwachsenen
Chamomilla
— mit neuralgischen Schmerzen und starkem Stimmungswechsel
Cimicifuga
— ungewöhnliche heitere, gerötetes Gesicht, Pupillenerweiterung und Gliederzittern mit krampfhaften Bewegungen und leichten Lähmungserscheinungen
Cubeba
— zänkische, Reizbarkeit, Ärgerlichkeit, Heftigkeit, Weinerlichkeit, bei melancholischer Hypochondrie
Nux vomica

Lebenskräfte
— allgemeiner Verfall der — bei Erschöpfung oder bei Neoplasmaphasen
Carbo vegetabilis
Silicea
— stark herabgesetzte und profuse ekelhafte Absonderungen mit Geschwürsbildungen
Kreosotum

Leberaffektionen
Berberis
Chionanthus virginica
Leptandra
Medorrhinum
Ptelea trifoliata
Raphanus sativus
Sulfur
— fieberhafte oder fieberlose mit Durchfall oder Verstopfung
Carduus marianus
— mit fötidem Mundgeruch
Mercurius solubilis Hahnemanni
— mit Ikterus
Hydrastis

Leberatrophie
Agaricus phalloides
Arsenobenzol
Crotalus
Phosphorus

Leberentgiftung
— mangelnde und Leberschäden
Cynara scolymus
Fel suis

Fel tauri
Hepar suis
Hepatitis-Nosode
— bei verschiedenen chronischen Affektionen im Bereiche der zellulären Phasen
Cirrhosis hepatis-Nosode

Leberflecke
Curare
Thuja

Leberfunktionsstörungen
Arsenobenzol
Cichorium
Extractum Hepatis
Fel suis
Fel tauri
Fumaria officinalis
Lycopodium
Magnesium aceticum
Marrubium album
Sudor pedis
Vesica fellea
— und Klumpengefühl unter dem Sternum bei Appetitlosigkeit nach wenigen Bissen und Aufstoßen
China
— und Reizzustände im Gallensystem
China
— mit gelblichem Teint
Kalium carbonicum

Leber- und Gallenaffektionen
Agrimonia
Berberis
Chelidonium
Dioscorea villosa
Mercurius jodatus flavus
Mercurius solubilis Hahnemanni
Nasturtium aquaticum
Nux vomica
Pichi-Pichi
Quassia amara
Taraxacum

Lebergegend
— Druck und Schmerzempfindung in der —, häufige und tonartiger Stühle, Aufstoßen, Verdauungsstörungen und Meteorismus
Iberis amara
— Jucken in der — und in den Hautfalten bei Vergrößerung der Leber mit Appetitverlust und weißer Zunge
Selenium
— Schmerzen in der —, schlimmer beim Liegen auf der linken Seite mit Atembeschwerden
Ptelea trifoliata
— Stiche in der — und Atembeklemmung
Ginseng

Leberleiden
Cynara scolymus
Lachnanthes tinctoria
Mercurius sublimatus corrosivus
Podophyllum
Taraxacum
— chronisches
Natrium sulfuricum
— mit Dyspepsie
Oxalis acetosella
— mit Husten und Katarrhen
Ammonium muriaticum
— mit Ikterus, Leberschwellung, grünlichem, bitterem Erbrechen
Lycopodium
— und Leberschwellung bei Herzleiden
Digitalis
— Pankreas-bedingtes
Podophyllum

Leber- und Magenbeschwerden
— gleichzeitige mit säuerlichem Aufstoßen bei Asthma, Heufieber, Kopfschmerzen
Sanguinaria

Leber- und Milzerkrankungen
China
Manganum carbonicum
Manganum sulfuricum

Leber- und Nierenüberlastung
Berberis

Leberparenchymschäden
— zur Nachbehandlung bei —
Extractum Hepatis

Leberschäden
Acidum p-aminosalicylicum
Acidum oroticum
Agaricus phalloides
Carboneum sulfuratum
Carboneum tetrachloratum
Carcinoma hepatis metastaticum
Carduus benedictus
Chinhydron
Coenzym A
Cysteinum
Insektizid
Leptospirose-Nosode
Phosphorus
Psoriasis-Nosode
Pyrimethamin
Pyrogallolum
Sudor pedis
Sulfaguanidinum
Tonsillitis-Nosode
Vinum badense
Zincum gluconicum
— nach retoxisch behandelten Hautausschlägen
Dolichos pruriens
Pyodermie-Nosode

Leberschwellung
Magnesium chloratum
Nux vomica
Vipera berus
— chronische
Cholesterinum
— grünliches, bitteres Erbrechen und Ikterus bei Leberleiden
Lycopodium
— bei Herzleiden
Digitalis
— mit Appetitverlust und weißer Zunge sowie Jucken in der Lebergegend und in den Hautfalten
Selenium
— und Schmerzen in der Gallenblasengegend und Stuhlverstopfung
Chionanthus virginica

Leberstörungen
— mit Diarrhö
Yucca filamentosa
— im Gefolge von — bei rechtsseitiger Pneumonie
Chelidonium
— periodische
Aurum chloratum natronatum

Leberzirrhose
Arsenobenzol
Cirrhosis hepatis-Nosode
Cynara scolymus
Funiculus umbilicalis suis
Natrium choleinicum
Sudor pedis
Vesica fellea suis
— mit Aszites
Ammonium benzoicum
Quassia amara

Leeregefühl
— in der Brust mit Herzklopfen
Oleander
— im Kopf und Gedächtnisverlust bei Hinterkopfschmerz und geistiger Anstrengung
Argentum
— im Magen, auch bei Ulcus duodeni
Jodum
— und Vernichtungsgefühl bei Migränezuständen
Sanguinaria
— in der Magengrube mit blassem Gesicht und vollem Puls, mühsamer Atmung
Glonoinum

Leib
— aufgetriebener mit Diarrhö und Anschwellung der Beine
Acidum aceticum

— — und entfärbter Stuhlgang bei Erschöpfung
Dolichos pruriens
— Gefühl von Leerheit und Schwäche im —
Phosphorus
— Schwächegefühl im — bei wäßrigen Stühlen
Apocynum

Leibkrämpfe
— und Nabelkoliken
Magnesium phosphoricum

Leibschmerzen
— und Blähungen der Kinder
Senna
— kneifende, mit Katarrh der Verdauungs- und Atmungsorgane und Abgang übelriechender Gase und gelblich dünner Stühle
Echinacea angustifolia
— mit häufigem Kollern und Blähungsbeschwerden
Acidum fluoricum
— krampfhafte und Mastdarmvorfall bei trockenem, schwer zu entleerendem Stuhl
Podophyllum
— periodische mit oder ohne Meteorismus und Flatulenz
Cina
— und reichliche, wäßrige Diarrhö
Bryonia
— schneidende
Mezereum
— — und Abgang von trockenen Stuhlmassen
Asarum
— Übelkeit, Würgen, Erbrechen, Blähungsbeschwerden, Poliurie und Kopfkongestionen mit Diarrhö
Glonoinum
— und Lendenschmerzen bei Kolpitis
Kalium bichromicum

Leistenbeugen
— Lymphknotenschwellungen in der —
Clematis
Rubeolae-Nosode
Silicea
— Ermüdungsschmerz in der —
Aquilegia
Serpyllum
— rheumatische Beschwerden in der —
Convallaria majalis

Lenden- und Kreuzschmerzen
Bryonia
Lithium carbonicum
— Schwäche und Schmerzhaftigkeit aller Glieder bei rheumatisch-neuralgischen Beschwerden
Eupatorium purpureum

Lendenmuskeln
— heftige Schmerzen in den —
Dulcamara

Leukämie
Acidum succinicum
Calcium arsenicosum
Cystein
Medulla ossis
Para-Benzochinon
Polyarthritis-Nosode
Sanguis suis

Leukorrhö
— ätzend, scharf, profus, bei Kindern
Caulophyllum thalictroides
— gelb-grüne, übelriechende und wundmachende
Sepia
— kleiner Mädchen
Cubeba
— mit koagulierten Stücken, die verwest riechen, wobei Kreuzbeinschmerzen und allgemeine Schwäche bestehen
Psorinum

Libido
— gesteigerte und schnelle Ermüdbarkeit beim Koitus mit nachfolgender Schwäche
Phosphorus
— Hebung der —
Caladium seguinum
Ginseng
Psorinum

Lichen ruber planus
Luesinum
Sulfur
— zahlreiche Papeln mit weißen Schuppen und Rissen in Arm- und Kniebeugen
Kalium arsenicum

Lichtscheu
Acidum nitricum
Agaricus
Conium
Kalium jodatum
Vitamin A
— und chronische Augenaffektionen
Silicea
— und starke Berührungsempfindlichkeit
Mercurius solubilis Hahnemanni
— und vermehrter Druck im Auge bei Klopfen über den Augenhöhlen und mit Blutandrang nach dem Kopf und Ermüdungsgefühl im Nacken, Stechen in den Augäpfeln
Saponaria
— große — und Keratitis bei skrofulöser Konjunktivitis
Aethiops antimonialis
— Jucken und Brennen bei Konjunktivitis mit schleimiger Absonderung
Gutti
— bei eitriger Konjunktivitis
Ferrum jodatum
— bei reißenden Kopfschmerzen mit Spannungsgefühl, gerötetem und heißem Gesicht, umränderten Augen sowie konjunktivale Reizung mit Augentränen (Sehen wie durch einen Flor)
Mercurialis perennis
— starke und heftige Konjunktivitis und krampfhafter Lidverschluß mit fressenden Tränen
Rhus toxicodendron
— krampfhafte
Euphrasia
— und Phlyktaena
Luesinum
— Tränen bei Konjunktivitis
Croton tiglium
— und Trübsichtigkeit bei Konjunktivitis
Acidum sulfuricum
— und Zucken der Augenlider, evtl. Schielen und Herabfallen der Lider bei supraorbitalen rechtsseitigen Kopfschmerzen mit Doppeltsehen und dunklen Flecken vor den Augen
Magnesium phosphoricum

Lichtüberempfindlichkeit
Aquilegia
Belladonna
Natrium oxalaceticum
Phosphorus

Lider
— Herabhängen der — abends
Ammonium bromatum

Lidränder
— Anschwellung der — mit Augenrötung und leichter Konjunktivitis
Niccolum aceticum
— mit Schuppen und Schorf bedeckt bei Ekzemen
Graphites

Lippen
— Anschwellung der — (besonders der Oberlipppe und sich abschälende Oberhaut der Lippen)
Natrium muriaticum
— blasse und bleiches wachsfarbiges Gesicht, fast weiße Schleimhäute, wobei plötzlich jähe Röte einschießen

kann, verbunden mit heftigem Klopfen der Blutgefäße und mit Ödemen an den abhängigen Körperpartien, speziell an Fußknöcheln
Ferrum metallicum
— Eiterbläschen an — und pustulöse Affektionen an Kinn und Wangen sowie in der Hüft- und Kniegegend bei aufgedunsenem und dunkel gerötetem Gesicht
Hyoscyamus
— beißendes, prickelndes Gefühl auf den —
Echinacea angustifolia
— Bläschenbildung auf den —
Helleborus
— bläuliche Verfärbung
Naphthochinon
— Entzündungen der —
Ignatia
— entzündliche Schwellung der —
Mezereum
— Gefühl salziger —
Streptococcus haemolyticus
— Geschwüre der —
Kalium bichromicum
— Hautausschläge herpetischer Art an den —
Dulcamara
— auffallend rote — und rote Ohren
Sulfur
— meist trocken, evtl. ausgedörrt, aufgesprungen (hat die Tendenz die Lippen mit der Zunge zu befeuchten)
Arsenicum album
— Ulzerationen an —
Alumina
— wunde — und entzündetes Zahnfleisch
Aristolochia clematitis
— Zucken und Taubheitsgefühl in den — mit pulsierenden Zahnschmerzen
Glonoinum
— Zyanose der —
Natrium nitrosum

Lockerheit der Zähne
Acidum nitricum

Lues (siehe auch unter Syphilis)
Acidum nitricum
— primäre
Mercurius dulcis (neben Antibiotika)
Mercurius auratus
Mercurius sublimatus corrosivus (neben Antibiotika)
— angeborene
Luesinum
— chronisch inveterierte
Acidum fluoricum
Aurum jodatum
— harte Drüsenanschwellungen bei —
Mercurius jodatus flavus
— ererbte, Folgen von —
Para-Benzochinon
— Folgen von —, speziell bei Störungen der Nervenfunktionen
Wismutkaliumjodid
— und Gonorrhö, Folgen von — (neurale Affektionen)
Rhododendron
— mit Hauteruptionen (Pusteln, rötliche Schorfe)
Cinnabaris
— tertiäre
Aurum
— — mit verschiedensten Manifestationen
Kalium jodatum
— — mit Gummen
Manganum metallicum
Mercurius auratus
— Ulzera der Zunge bei —
Acidum fluoricum

Luft
— feucht-warme, Verschlimmerung bei —
Hamamelis
— frische, Empfindlichkeit gegen — und innerliche Kälte
Calcium carbonicum
— — scheut sich zu gehen in —
Natrium carbonicum
— — Überempfindlichkeit gegen —
Ignatia

— — Verlangen nach — und Schweißausbrüche bei Hitzewallungen und Hitzegefühl an den verschiedensten Körpergegenden
Sulfur
— — Verschlimmerung in der — bei chronischen Katarrhen der Atmungsorgane und eitrigem Sputum
Hepar sulfuris
— kalte (Ostwind)
Causticum Hahnemanni
— — Einatmen der — unangenehmes Empfinden bei —
Aesculus
— — Empfindlichkeit gegen —
Abrotanum
Belladonna
Cistus canadensis
Clematis
Hepar sulfuris
Mercurius solubilis Hahnemanni
Silicea
— — Verlangen nach —
Carbo vegetabilis
— — Scheu vor —
Nux vomica

Luftaufstoßen
— mit Durst auf große Mengen Wasser bei dick-gelb belegter Zunge und Brennen in der Magengegend
Lycopersicum

Luft-, Fahr- und Autokrankheiten
Cocculus
Conium

Lufthunger
— bei Asthma bronchiale mit kaltem Schweiß und Kollapsneigung
Carbo vegetabilis
— bei anämischem Kopfschmerz, verbunden mit Labilität des Gefäßnervenapparates, Kongestionen zum Kopf und zur Brust mit Pulsieren der Karotiden, evtl. mit Ödemen
China

Luftröhre
— heftige Schmerzen in —
Sanguinaria
— trocken
Hyoscyamus
— Katarrhe der —
Ammonium causticum
— — mit Zusammenschnürungsgefühl im Hals
Asarum
— — mit Heiserkeit
Bryonia
— — mit blutigem Auswurf
Cantharis
— und Kehlkopf, Kitzel in — mit Husten und Auswurf
Aesculus

Luftröhren- und Kehlkopfkatarrhe
Ammonium bromatum
— chronische
Acidum phosphoricum
— mit heftigem Scharren und Kratzen
Pulsatilla

Luftwege
— obere, heftige Katarrhe der —
Chlorum
— — Katarrhe der — mit heftigem trockenem Husten
Farfara
— häufige katarrhalische Affektionen der oberen und unteren —
Acidum succinicum
— Erkältungskrankheiten der —
Anthrachinon
— Katarrhe der —
Belladonna

Luftzug
— große Empfindlichkeit gegen —
Medorrhinum
— — der im geringsten bereits Niesen verursacht
Aralia racemosa
— — den geringsten (macht Schmerzen)
Calcium phosphoricum

— — und Empfindlichkeit gegen Berührung
China

— kalter, Unverträglichkeit bei — (streicht über die erkrankten Körperpartien), ausgenommen ist der Kopfschmerz
Hepar sulfuris

— und Sonnenhitze, heißes Wetter, Verschlimmerung durch — sowie durch Schlafen und Liegen und nach Wein- und Teegenuß
Selenium
Streptococcus haemolyticus

Lumbago
Acidum succinicum
Lyssinum

— infolge Erkältung und Durchnässung mit Zucken der Muskeln, der Augenlider und des Mundes
Dulcamara

— mit Verschlimmerung zu Beginn der Bewegung
Calcium fluoratum

Lumbosakralschmerzen
Aesculus

— die in den Bauch ausstrahlen
Variolinum

Lunge

— Blutandrang nach der — durch Blutspucken zu bessern
Melilotus officinalis

— Hals und Kehlkopf, Trockenheit in der —
Hyoscyamus

— Hepatisation der — bei Pneumonie und Kurzatmigkeit
Tartarus stibiatus

— typisches Kältegefühl in der — und am Herzen
Heloderma

— Kongestivzustände der —
Gutti
Melilotus officinalis

— rechte, stechende Schmerzen in der — unabhängig von Bewegung
Kalium carbonicum

— links
Myrtus communis

— mit konstitutioneller Schwäche
Calcium carbonicum

— mit unangenehmer Perkussionsempfindlichkeit
Myosotis arvensis

Lungenbluten

— Neigung zu —
Acidum succinicum
Cactus
Ipecacuanha
Kalium carbonicum
Secale cornutum

— bei mageren älteren Personen
Acidum nitricum

Lungenentzündung
(siehe auch unter Pneumonie)

— akute und chronische
Natrium oxalaceticum

— rechtsseitige im Gefolge von Leberstörungen auftretend
Chelidonium

— — speziell im Unterlappen
Sanguinaria

Lungenkatarrhe

— mit blutstreifigem Auswurf
Senecio aureus

— verschleppte
Kreosotum

Lungenödem
Antimonium arsenicosum

— beginnendes
Carbo vegetabilis

— mit schaumigem Auswurf und wässrig-schleimigen Absonderungen
Jaborandi

— bei Herzmuskelschwäche mit typischer Dyspnoe
Carbo vegetabilis

Lungenspitzen
— Frühinfiltrat der —
Elaps corallinus

Lungenstiche
Medorrhinum
— bei krampfhaftem Kitzelhusten und Katarrhen der Nase
Ammonium bromatum
— links, schneidender
Asarum
— rechts, unabhänig vom Atmen
Kalium carbonicum

Lungentuberkulose
Arsenum jodatum
Calcium phosphoricum
Sambucus nigra
Stannum jodatum
Thallium sulfuricum
Teucrium scorodonia
— im Beginn
Theridion curassavicum
— mit heftigen Brustschmerzen
Acalypha indica
— jugendlicher
Myosotis arvensis
— Nachtschweiße bei —, abnorme
Jaborandi

Lupus erythematodes
Funiculus umbilicalis suis
Psoriasis-Nosode
Pyrogallolum
Tuberculinum

Lupus vulgaris
Aurum jodatum
Hydrocotyle asiatica

Luxationen
Arnica
— chronische des Fußgelenkes
Strontium carbonicum
— und Verstauchungen mit leichtem Umknicken der Gelenke
Psorinum

Lymphathischer Apparat
— Störung des —
Calcium carbonicum

Lymphatismus
Bacterium lactis aerogenes
Polypus nasalis
Sinusitis-Nosode
Sutoxol
Tonsilla suis
— beim Kind
Baryum carbonicum

Lymphangitis
— und Eiterungsneigung
Pyrogenium

Lymphknoten
— geschwollene
Acidum hydrochloricum
Anthracinum
Cistus canadensis
— — und malignem Erysipel
Bothrops lanceolatus
— Affektionen der —
Mezereum
— — chronische —
Appendicitis-Nosode
— — der — (Tonsillen, Hilusdrüsen, Mesenterialdrüsen)
Calcium carbonicum
— — unklare
Glandula lymphatica suis
— — flechtenartige Hautausschläge sowie rheumatische Schmerzen mit dem Gefühl von Stechen in Muskeln und Gelenken mit nächtlicher Verschlimmerung, Müdigkeit und Steifigkeit der Glieder
Eucalyptus
— — in der Leistengegend
Clematis
— — periphere, besonders am Warzenfortsatz in Okzipital- und hinterer Zervikalregion, und auch in der Achselhöhle, in der Ellen- und Leistenbeuge
Rubeolae-Nosode

Magen
— Aufblähung im — mit Brennen in der Magengegend
Carbo vegetabilis
— Auftreibung des — nach den Mahlzeiten
Carbo animalis
— — mit saurem Aufstoßen sowie Meteorismus mit Obstipation und schmerzhaftem, schwierigem Stuhlgang
Melilotus officinalis
— Brennen im —, verbunden mit Übelkeit, wobei der Patient zu dauerndem Ausspeien gezwungen wird
Sanguinaria
— Druckgefühl im — und Erbrechen des Genossenen
Bryonia
— Empfindlichkeit des — (verträgt selbst Milch nicht)
Magnesium muriaticum
— Gefühl von Druck und Hitze im — bei gastrischen Beschwerden bei leerem Aufstoßen und Übelkeit
Guajacum
— — und Schwere im — sowie aufgetriebene Magengegend mit Zusammenschnürungsgefühl, Meteorismus mit Leibschmerzen und Abgang übelriechender Blähungen, auch Kolikschmerzen mit Stuhldrang und fortwährendem Abgang von Darmgasen mit Aufstoßen
Gentiana lutea
— hinfälliges Gefühl im — mit anhaltendem Herzklopfen und klumpigen, Schleim bedeckten Stühlen
Hydrastis
— nagendes Gefühl im — (an einer kleinen Stelle empfunden und durch Wassertrinken zu bessern)
Kalium phosphoricum
— Hungerschmerz bei leerem —, Besserung durch Essen
Anacardium
— Kältegefühl im — mit Druck und Aufstoßen
Berberis
— — nach dem Essen
Carbo animalis
— Krampf und Druckgefühl im — mit brennenden und stechenden Schmerzen, reichlicher Entwicklung von Darmgasen
Niccolum aceticum
— Krampfbeschwerden im Bereich des — mit Singultus und Brechwürgen, besonders wenn Durst nach kalten Getränken besteht
Magnesium phosphoricum
— Leeregefühl und ranziges Aufstoßen
Asa foetida
— Präkanzerose des —
Curvatura major ventriculi suis
— Schleimhäute des — Ulzerationen auf den —
Luesinum
— Schwere und Druck im —, sich verschlimmernd, durch Essen wird das Allgemeinbefinden gebessert
Hepar sulfuris
— Schwächegefühl im —
Ignatia
— — bei wäßrigen Stühlen
Apocynum
— — verbunden mit Übersäuerung und Sodbrennen
Carbo vegetabilis
— Vollheitsgefühl im —, das durch Aufstoßen nicht gelindert wird
Saponaria
— Wärmegefühl im — (sich über den ganzen Körper verbreitend)
Imperatoria ostruthium
— krampfhaftes Zusammenziehen im —
Ginseng

Magen- und Bauchbrennen
Caladium seguinum

Magenbereich
— oberer, Dyspepsie, Flatulenz und

Blähungen im — bei Alkoholunverträglichkeit
Carbo vegetabilis

Magenbeschwerden
Ignatia
— brennende
Arsenicum album
— mit Übelkeit und Würgen
Thuja
— Verschlimmerung der — durch Sommerhitze und nach Kaltbaden
Antimonium crudum
— — durch Aufregungen
Argentum nitricum

Magenbluterguß
— am Pylorus zwischen Schleim- und Muskelhaut
Colchicum

Magenblutungen
— und Hämatemesis
Bothrops lanceolatus

Magenbrennen
Cadmium sulfuricum
Sulfur
— mit Durst, Unruhe und Übelkeit
Ipecacuanha
— Krampfen mit Druck zum Rückgrat (man muß sich nach hinten überbeugen)
Bismutum subnitricum
— wie von glühender Kohle mit Ermüdungsgefühl
Carbo vegetabilis

Magen-Darmaffektionen
— chronische, evtl. mit Bluterbrechen und Meteorismus
Kreosotum

Magen-Darmbereich
— Störfelder im —
Hydrochinon

Magen-Darmerkrankungen
— Kollapszustände bei —
Veratrum

Magen-Darmerscheinungen
— und reflektorischer Brechreiz ohne erhebliche Entzündungserscheinungen
Aethusa

Magen-Darmkanal
— Empfindung von Auftreibung, Schwere, Druck und Spannung im —
Aconitum
— Infektionskrankheiten des —
Chinhydron

Magen- und Darmkatarrhe
Galanga
Natrium nitrosum
Origanum vulgare
— akute
Dulcamara
— chronische
Kalium carbonicum
— mit Geschwürsbildung
Hydrastis

Magen-Darmkoliken
Cuprum
Dioscorea villosa
Ilex aquifolium

Magen-Darmlähmung
Pyrogenium

Magen-Darmschleimhautentzündungen
Cantharis

Magen-Darmspasmen
— mit Durchfällen
Jalapa

Magen-Darmstörungen
— mit bitterem und süßlichem Geschmack und Speichelfluß, sowie Ekel und Widerwillen gegen Zucker
Zincum metallicum

Magen-Darmsymptome
Baryum carbonicum

Magen-Darmtrakt
— katarrhalische Affektionen der Schleimhäute von —
Kalium bichromicum

Magendrücken
Kalium carbonicum
— Speiseerbrechen, Widerwille gegen Fleisch und Verlangen nach Saurem, wobei meistens Obstipation besteht
Ferrum metallicum
— mit Völlegefühl, Aufstoßen, Ekel, Übelkeit, Glossitis, Stomatitis (als wenn ein Gefühl von Kälte im Magen herrsche)
Castoreum sibiricum

Magendruckschmerz
— und Darmkoliken
Asarum

Mageneingang
— Gefühl wie harter Gegenstand am —
Abies nigra

Magenerkrankungen
— und Ulcus duodeni
Natrium oxalaceticum
— mit Verdacht auf Präkanzerose
Acidum L(+)-lacticum

Magengegend
— Auftreibung der — mit Würgen und Erbrechen
Belladonna
— — und des gesamten Bauches mit krampfhaftem Ziehen und Pressen
Gratiola
— — mit Zusammenschnürungsgefühl und Gefühl von Drücken und Schwere im Magen, Meteorismus mit Leibschmerzen und Abgang übelriechender Blähungen, auch Kolikschmerzen mit Stuhldrang und fortwährendem Abgang von Darmgasen
Gentiana lutea
— Brennen in der —
Carbo vegetabilis
— — bei gelblich belegter Zunge mit Durst auf große Mengen Wasser und heftiges Aufstoßen von Luft
Lycopersicum
— Empfindlichkeit in der —
Kalium carbonicum
— Krampfbeschwerden in der —
Magnesium phosphoricum
— schmerzhaftes Spannen in — mit Druckgefühl
Bryonia

Magengeschwüre
Symphytum
— Frühjahrverschlimmerung von —
Anacardium
— mit geringer Heilungstendenz
Ubichinon
— verbunden mit Übelkeit
Ipecacuanha

Magengeschwürsleiden
— chronische
Ventriculus suis

Magengrube
— Leerheitsgefühl in der — mit blassem Gesicht und vollem Puls, mühsame Atmung
Glonoinum
— Schwächegefühl in —
Ignatia

Mageninhalt
— Hochwürgen des — mit Übelkeit
Nux vomica

Mageninsuffizienz
Ferrum metallicum

Magenkarzinom
Bismutum subnitricum
Cadmium sulfuricum

Carbo animalis
Conium
— Adjuvans bei —
Actaea

Magenkatarrhe
Absinthium
— akute (der Säuglinge) mit Würgen, Erbrechen und Speiseröhrenkrämpfen, evtl. Cholera infantum mit nachfolgender großer Erschöpfung
Aethusa
— — mit heftigen Schmerzen im Magen und schwerem Druckgefühl
Belladonna
— — — Erbrechen, Koliken und schleimigen sauren Stühlen
Dulcamara
— saure mit Aufstoßen essigsaurer Massen
Robinia pseudacacia
— der Trinker
Sanguinaria
— mit Wundheitsgefühl und entzündeten, juckenden, schmerzhaften Hämorrhoiden
Causticum Hahnemanni

Magenkrämpfe
Secale cornutum
— mit Bluterbrechen
Cicuta virosa
— — — Tympanie und Empfindlichkeit gegen Berührung durch Blutextravasate
— mit Erbrechen und Widerwillen gegen alles Saure
Cocculus cacti
— mit schleimigem und galligem Erbrechen und Auftreibung der Magengegend und des gesamten Bauches mit krampfhaftem Ziehen, Wühlen und Pressen
Gratiola
— und Übelkeit
Acidum sulfuricum

Magenkrebs
Acidum aceticum
— bei vollkommener Abmagerung
Naphthochinon

Magen- und Leberbeschwerden
— gleichzeitig mit säuerlichem Aufstoßen
Sanguinaria

Magenleere
— elendes Gefühl im Magen und Verlangen nach sauren Sachen sowie Alkohol und Gewürzen
Hepar sulfuris

Magenreizbarkeit
Cadmium sulfuricum

Magensäure
— mit Aufstoßen von Speiseresten
Ferrum sulfuricum

Magenschleimhautaffektionen
— Gefühl des Rohseins, wie wundes Fleisch bis zur Halsgrube
Luesinum
— katarrhalische mit kratzendem, rauhem Husten
Hydrastis

Magenschleimhaut- und Darmentzündungen
— mit Würgen, Erbrechen, Koliken und Durchfall
Hyoscyamus

Magenschleimhäute
— Rötung und Trockenheit der — mit heftigem Brenngefühl und evtl. auftretenden Blutungen
Veratrum

Magen- und Schlundkrämpfe
— (Globus hystericus)
Asa foetida

Magenschmerzen
Abrotanum
Agaricus
Hyoscyamus
— mit Aufstoßen von Luft, krampfhaftem Husten, Würgen, Erbrechen, Niesen
Lobelia inflata
— drückende, klemmende
Cocculus
— brennende —
Ammonium muriaticum
Oxalis acetosella
— — nach Überessen und Alkoholgenuß
Sanguinaria
— — klopfende mit dem Gefühl als wenn ein Kloß (Stein) im Magen säße
Sepia
— — zusammenziehende —
Arum maculatum
— — unerträglicher Art bei der geringsten Nahrungsaufnahme
Arsenicum album
— — wie rohes Fleisch (als wenn alles roh und wund wäre oder als wenn Kalk im Magen verbrannt würde)
Causticum Hahnemanni
— in den Brustraum ausstrahlend und Angina pectoris vortäuschend
Argentum nitricum
— als Folge von kalten Getränken und Eisessen
Arsenicum album
— mit Erbrechen
Conium
— heftige bei Kältegefühl im Magen
Acidum oxalicum
— — und Krämpfe
Gaultheria procumbens
— — schneidende mit Erbrechen und Übelkeit und brennende Schmerzen in der Gallenblasengegend
Boletus laricis
— — bei akuter Nephritis
Dulcamara
— nach dem Essen mit Brechwürgen
Abies nigra
— durch Essen zu bessern
Petroleum
— besonders nach Kaltbaden im Sommer
Antimonium crudum
— kramphhafte
Medorrhinum
— bei krampfartigem Kitzelhusten und Katarrhen der Nase
Ammonium bromatum
— kolikartig, brennende, durch Essen zu bessern und mit Meteorismus verbunden
Graphites
— bei leerem Magen auftretend, besser durch Essen
Anacardium
— mit starkem Meteorismus, Blähungsbeschwerden und heftigen Koliken, Stuhlverstopfung und Entleerung fester Kotmassen
Hyoscyamus
— mit Sodbrennen und saurem Aufstoßen
Acidum aceticum
— mit Verschlimmerung durch die geringste Nahrungsaufnahme
Arsenicum album
— mit Zusammenziehungsgefühl, Aufstoßen, Übelkeit mit Brechneigung
Ginseng
— Verschlimmerung der — nachts mit der Empfindung, als ob der Magen im Wasser schwimmt
Abrotanum

Magenschwäche
Ferrum metallicum
— chronische
Sulfur

Magenschwellungen
— nach außen gewölbt wie eine umgekehrte Untertasse
Calcium carbonicum

Magenspasmen
Curvatura major ventriculi suis

Magenulcera
— blutende —
Argentum nitricum

Magenwundheit
— und Roheit der Schleimhäute, Empfindung von —
Causticum Hahnemanni

Magersucht
Calcium phosphoricum
Natrium muriaticum
— endokrine
Cimicifuga

Magerkeit
— und Abgezehrtheit
Psorinum
— chronische
Salmonella paratyphi B

Malaria
Eupatorium purpureum
Lachesis
Natrium muriaticum
— große Frostigkeit bei —
Capsicum
— und Milztumor, Anämie und wassersüchtigen Erscheinungen, speziell bei Fieber zwischen 13.00 und 18.00 Uhr
Cedron
— mit Ohnmacht, Eiseskälte des Körpers, unfühlbarer Puls
Acidum hydrocyanicum

Malariakachexie
— mit erheblicher Milzvergrößerung
Aranea diadema

Malariaähnliche Fieberattacken
Ignatia

Maligne Entartung
— im Verlauf akuter oder subakuter Krankheiten
Echinacea angustifolia

Mamma
(siehe auch unter Brustdrüse)
— Blutausfluß aus der — beim Stillen
Silicea
— Hypoplasie der —
Jodum
— krebsartige Erkrankungen der —
Conium
— stechende Schmerzen in der — und Hautjucken
Asterias rubens

Mammakarzinom
Asterias rubens
— (Frühfälle bei —)
Carcinoma mammae
— blutendes
Bursa pastoris
— geschwürige Zerfallserscheinungen des —
Ubichinon

Mammaknoten
Carbo animalis
Conium

Mammatumoren
— blaurot und schorfig
Kreosotum
— verschiedener Genese und Ausprägung
Adenoma mammae

Mangel
— an Initiative
Agaricus
— an innerer Wärme bei Frostigkeit
Ledum

Manie
— puerperale
Kalium phosphoricum
— religiöse
Veratrum

Maniakalischer Erregungszustände
— mit hysterischen Krämpfen bei zerebralen Erregungszuständen mit Veitstanz
Secale cornutum

Marantische Symptome
Calcium carbonicum

Marasmus
Abrotanum
Funiculus umbilicalis suis
Pankreas suis
Zincum metallicum
— bei Kindern mit Durchfällen
Kreosotum
— Zustand von chronischem — nach früherer typhoider oder paratyphoider Erkrankung
Salmonella paratyphi B

Marmorierte
— empfindliche Haut
Acidum oxalicum
— Haut und Durchblutungsstörungen
Natrium pyruvicum

Masern
Belladonna
Zincum metallicum
— mit heftigem Fließschnupfen
Mercurius solubilis Hahnemanni
— Ophthalmie nach —, vor allem wenn Granulation vorliegt
Pulsatilla

Maserähnlicher Ausschlag
— über den ganzen Körper —
Rhus toxicodendron

Masern-Bronchopneumonie
Morbillinum-Nosode

Masseterkrämpfe
— und Opisthotonus
Cuprum

Mastdarm
— Gefühl eines Pflockes im —
Anacardium
— große Hitze im —, Stuhldrang und -zwang bei Darmgrippe mit brennender Empfindung im Magen und Bauchraum
Eucalyptus
— Pflockgefühl im — und Hämorrhoidaljucken
Thuja

Mastdarmbeschwerden
Acidum hydrochloricum

Mastdarmblutungen
Ipecacuanha
— mit unwillkürlichen Stühlen und Empfindlichkeit der Bauchdecke gegen Berührung mit Schmerzen in der Leber- und Milzgegend
Crotalus

Mastdarmfisteln
Silicea

Mastdarmpolypen
Polypus recti-Nosode

Mastdarmschmerzen
— mit Blähungsbeschwerden und schwieriger Entleerung harter Stuhlmassen
Helleborus

Mastdarmstechen
— bei Defäkationschwierigkeiten weichen Stuhles
Niccolum aceticum
— und Jucken am After mit Brennen bei Stuhlentleerung mit großem Schwächegefühl
Petroleum

Mastdarmvorfall
Acidum succinicum
Allium sativum
Ignatia
— auch beim Urinieren
Acidum hydrochloricum

Mastitis
Bryonia
Castor equi
Lac caninum
Natrium oxalaceticum
Pyrogenium
Rhus toxicodendron
— im Beginn, den Milchgängen entlangstrahlende Schmerzen
Phellandrium
— („Brust schwer wie Stein")
Phytolacca
— schmerzhafte mit reichlicher Eiterabsonderung, während der Stillzeit
Ubichinon
— konsekutive
Bryonia

Mastodynie
Mamma suis
Ovarium suis
— (vor und während der Menstruation)
Mamma cystica-Nosode

Mastoiditis
Aurum jodatum
Capsicum
Plantago major
Pyrogenium
Ubichinon
— rechts
Magnesium phosphoricum

Mastopathia cystica
Adenoma mammae

Mattigkeit
Acidum fluoricum
Aranea diadema
Baryum carbonicum
Helonias dioica
Lithium carbonicum
— müde, zerschlagen, besser im Freien, in Bewegung
Ammonium muriaticum
— nach geringsten Anstrengungen, Abspannung und Zerschlagenheitsgefühl
Rhododendron
— Arme können kaum hochgehoben werden, verbunden mit Zittergefühl im Körper, das jedoch nicht objektiviert werden kann
Acidum sulfuricum
— große und Erschöpfung bei rascher Kräfteabnahme
Crotalus
— — und Müdigkeit mit Schwäche im Rücken (als könne das Rückgrat den Körper nicht mehr tragen)
Acidum oxalicum
— und Krankheitsgefühl bei juckendem und brennendem Stechen wie von Insekten, Schwäche und Zittern der Glieder (Besserung in frischer Luft)
Niccolum aceticum
— und Schlaflosigkeit
Cactus
— und Schläfrigkeit mit häufigem Gähnen und Schwere in den Armen und Beinen bei Bewegung sowie Gliedern bei großer körperlicher und geistiger Abspannung
Gratiola
— — den Tag über
Petroleum
— Schwäche mit Zerschlagenheitsgefühl bei Neigung zu Verkrampfungen
Nux vomica
— und schwächende Schweiße nach fieberhaften Erkrankungen
Castoreum sibiricum
— bei Uterusverlagerung
Senecio aureus

Mediastinum
— eigenartiger Schmerz im —
Gaultheria procumbens

Megakolon
Alumina

Melancholie
Helleborus
Mercurialis perennis
Psorinum
Rhus venenata
Tarantula
Viscum album
— Anwandlung von — bei morgendlicher Verdrießlichkeit und abendlicher, heiterer Ausgelassenheit
Castoreum sibiricum
— Delirium tremens, Chorea minor
Cimicifuga
— bis zur Depression
Acidum succinicum
Helonias dioica
Kalium phosphoricum
— mit hysterischem und hypochondrischem Einschlag
Kalium phosphoricum
— mit Erregung oder mit Zornesausbrüchen und Wutanfällen, abwechselnd mit Traurigkeit, Mutlosigkeit, Schwermütigkeit und Mutismus
Veratrum
— stumpfe Gleichgültigkeit und herabgedrückte Stimmung (bei chronischen Vergiftungen)
Hyoscyamus
— (alles wird von der schwärzesten Seite gesehen) mit chronischem Kummer und Sorgen
Causticum Hahnemanni
— bis zum Lebensüberdruß
Thuja
— schweigsame —
Acidum hydrochloricum
— und Trübsinn mit allgemeiner Unlust und Unzufriedenheit
Acidum hydrochloricum
— mit religiösen Wahnideen
Melilotus officinalis
— und larviertes Wechselfieber
Crocus

Melancholische Stimmung
— Hoffnungslosigkeit, Schwarzseherei, Traurigkeit, Folgen chronischen Kummers
Causticum Hahnemanni

Melancholisches Weinen
Mezereum

Menière'sches Syndrom
Acidum salicylicum
Argentum nitricum
Carboneum sulfuratum
Cerebellum suis
Chenopodium anthelminthicum
Chininum sulfuricum
— mit migräneartigen Erscheinungen und Übelkeit sowie Erbrechen
Cocculus
— und Schwindel
Tabacum

Meningitis
Baptisia
Belladonna
Glonoinum
Ignatia
Psoriasis-Nosode
Pyrogenium
— abakterielle
Coxsackie-Virus-Nosode
— acuta
Zincum sulfuricum
— mit ständig kauender Bewegung des Unterkiefers
Bryonia
— haemorrhagica
Cantharis
— serosa
Apis mellifica
— mit Überempfindlichkeit und Anfällen
Cicuta virosa

Menopause
Sepia

Menorrhagien
Bovista
Bursa pastoris
Carbo animalis
Kalium carbonicum
Myoma uteri
Ustilago maydis
— (Amenorrhö, Dysmenorrhö)
Cimicifuga
Mitchella repens
— im Klimakterium
Natrium bromatum
— und Metrorrhagien
Ipecacuanha

Menschenscheu
Anacardium
Sepia
— und Unruhe bei Gleichgültigkeit, Niedergeschlagenheit und Ängstlichkeit
Crotalus
— Weinerlichkeit, Ängstlichkeit
Baryum carbonicum

Menstruation
— epileptiforme Anfälle vor der —
Curare
— Apathie während der —
Psorinum
— Auftreten von heftigen Halsschmerzen bei der — und beim Beugen des Rumpfes sowie beim Urinieren
Lithium carbonicum
— mit schwarzem, klumpigem, stinkendem Blut
Ignatia
— Brust- und Halsschmerzen während der —
Lac caninum
— von langer Dauer (8 bis 14 Tage) gefolgt von Fluor albus
Cinnamomum
— Depressionen bei —
Aquilegia
— und Diarrhö mit Würgen, Übelkeit, Erbrechen, Blähungsbeschwerden, Leibschmerzen sowie Polyurie und Kopfkongestionen
Glonoinum
— verfrühte und Dysmenorrhö, bei Anschwellung und Empfindlichkeit der Vagina
Magnesium phosphoricum
— nervös-hysterische Erscheinungen beim Eintritt oder während der —
Cocculus
— zur Förderung der —
Sorbus aucuparia
— zu früh auftretende
Bovista
Hydrocotyle asiatica
Lamium album
Thuja
— frühe und starke, zu lange speziell während des Klimakteriums
Calcium carbonicum
— — mit hellrotem oder dunklem Blut und heftigen Rückenschmerzen
Calcium phosphoricum
— — dunkle und reichliche
Cantharis
— — mit Kreuzschmerzen und mancherlei nervösen Beschwerden, wobei sich die Blutungen nach wenigen Tagen wiederholen
Castoreum sibiricum
— — und zu lang andauernd, dunkel und (besonders im Klimakterium) von foetidem Geruch, verbunden mit Jucken und Brennen, wobei Kratzen nicht lindert
Kreosotum
Gratiola
— — profus mit wäßrigem und hellrotem Blut vermischt, mit dicken Klumpen
Ferrum metallicum
— — (14 Tage und früher mit heftigen Blutungen)
Hyoscyamus
— — und schmerzhaft mit Ziehen und Drängen in den Beckenorganen sowie Jucken in den Beinen,

während der ganzen Dauer der Menstruation und Stechen in den Geschlechtsteilen
Inula helenium
— — die mit dem Gefühl großer Schwäche unterbrochen wird, mit wäßrigem Weißfluß
Niccolum aceticum
— Herpes-Ausschlag vor jeder — mit Krustenbildung und leicht einsetzenden Blutungen
Dulcamara
— häufige und Fluor albus
Ambra
— Migräne während der —
Ovarialcyste
— mit vikariierendem Nasenbluten nach Unterdrückung von Absonderungen durch Erkältungen
Dulcamara
— und Ovulation, Störungen der —
Hypophysis suis
— profuse
Acidum aceticum
— schmerzhafte —
Aquilegia
— — und Fluor albus mit Zusammenpressen und Zusammenziehen der Gebärmutter, und in der Eierstockgegend schneidende Schmerzen
Eupatorium purpureum
— — mit reichlichen, teerartigen Menstruationsblutungen, dabei Schmerzen in der Brustdrüse, pulsierende und ziehende Schmerzen im Uterus und in den Ovarien.
Cactus
— mit heftigen Schmerzen und Stichen
Acidum nitricum
— Schwächung durch —
Carbo animalis
— spärliche
Phosphorus
— — mit vikariierenden Blutungen und Herunterdrängen des Uterus
Graphites
— — aussetzende, Übelkeit und Herabdrängen im Unterleib sowie stechenden Schmerzen in den äußeren Genitalien und Eierstockneuralgien
Melilotus
— — kommt zu spät oder ist unregelmäßig, wobei dei Patientin schon lange vorher das Gefühl äußert, als wenn die Menstruation einsetzen sollte
Pulsatilla
— stark und lang intermittierend
Ferrum metallicum
— einige Tage zu früh erfolgende — bei eitrigem Ausfluß und Jucken
Nux vomica
— übelriechend und profus mit dunkelgeronnenem Blut auftretend mit starkem Geschlechtstrieb
Medorrhinum
— unregelmäßige mit scharfem, wässrigem Fluor albus
Natrium muriaticum
— — mit Blasenreizung
Senecio fuchsii
— unterdrückte —
Aralia racemosa
— — Rückschlageffekte nach — oder gestocktem Lochialfluß usw. in Form von Erregungszuständen mit Manie, Hystero-Epilepsie, Nymphomanie
Veratrum
— Varizenverschlimmerung während der —
Ferrum metallicum
— psychische Veränderungen vor der —
Acidum fumaricum
— Verschlimmerung vor oder während der —
Cimicifuga
— verspätete und spärliche —
Acidum phosphoricum
— verzögerte
Kalium sulfuratum

Menstruationsanomalien
Magnesium sulfuricum

Menstruationsbeschwerden
Lachesis
Mastopathia cystica-Nosode
— heftige bei linksseitiger Ovariitis
Thuja
— mit Weißfluß
Niccolum aceticum

Menstruationserbrechen
— bei heftiger Migräne und Dysmenorrhö
Gelsemium

Menstruationkopfschmerz
— morgens von Stirn nach Hinterkopf ziehend, dabei Sehstörungen, Übelkeit und Erbrechen
Lac defloratum

Menstruationsstörungen
Aquilegia

Menstrualkoliken
Medorrhinum
— nach Ärger
Chamomilla
— und Dysmenorrhö mit neuralgischen Beschwerden, besser bei Einsetzen der Blutung
Magnesium phosphoricum

Menstrualblut
— übelriechendes
Belladonna

Menstrualblutung
— starke —
Arum maculatum
— heftige bei zu frühem Eintreten (14 Tage und früher)
Hyoscyamus

Mesenterialdrüsen
— Erkrankung der — bei Abmagerung der Extremitäten (weist Dickbauch auf, mit eingesunkenen Augen)
Silicea
— Schwellung der mit Auftreibung der Magengegend
Calcium carbonicum
— Tuberkulose der —
Abrotanum
Silicea

Metallarbeiter
— Ellenbogenekzeme der —
Chinhydron

Meteorismus
Absinthium
Anisum stellatum
China
Leptandra
Niccolum aceticum
Raphanus sativus
Secale cornutum
Yucca filamentosa
Zincum valerianicum
— Appetitlosigkeit nach wenigen Bissen und Aufstoßen, Abmagerung, Klumpengefühl unter dem Sternum und Leberfunktionsstörungen
China
— und galliges Aufstoßen
Berberis
— mit Aufstoßen ohne Erleichterung
China
— mit häufigem Aufstoßen, anhaltendem Singultus
Colchicum
— und Bluterbrechen bei chronischen Magen-Darmaffektionen
Kreosotum
— Druck und Schmerzempfindung in der Lebergegend, häufigen Stuhlgängen von weicher Konsistenz und tonartiger Farbe (Gallenerkrankungen) mit Aufstoßen und Verdauungsschwäche
Iberis amara

— mit Erbrechen und Diarrhö
Variolinum
— und Flatulenz mit periodischen Leibschmerzen
Cina
— verbunden mit Furchtsamkeit und Unentschlossenheit
Colibacillinum
— mit Katarrhen im Verdauungstrakt und stinkenden durchfälligen Stühlen nachts mit Stechen in der Gegend des Anus und am Damm
Lithium carbonicum
— mit kolikartigen Leibschmerzen und fortwährendem Abgang übelriechender Blähungen mit Aufstoßen
Gentiana lutea
— starker, Magenschmerzen und Blähungsbeschwerden bei heftigen Koliken, Stuhlverstopfung und Entleerung fester Kotmassen
Hyoscyamus
— bei Obstipation mit Nabelschmerz
Penicillin
— bei kolikartigen, brennenden Schmerzen, die durch Essen gebessert werden können
Graphites
— und exzessive Tympanie
Nux moschata

Meteoristische Auftreibung
— des Bauches
Acidum phosphoricum

Metritis
Aurum jodatum
Berberis
Fluor albus-Nosode
Hypericum
Psorinum
Tuberculinum

Metrorrhagien
Acidum nitricum
Bovista
Bursa pastoris
Crocus
Erigeron canadensis
Kalium carbonicum
Medorrhinum
Myoma uteri
Ovarium suis
Pyrogenium
Ustilago maydis
— mit dunklem, geronnenem Blut und Krampfanfällen
Chamomilla
— im Klimakterium
Crotalus
— und Menorrhagien
Ipecacuanha
— nächtliche
Badiaga
— post partum
Sabina
— mit geronnenen Stücken schwarzen Blutes mit üblem Geruch
Ignatia

Migräne
Atropinum sulfuricum
Chinhydron
Damiana
Glonoinum
Granuloma dentis
Medorrhinum
Melilotus officinalis
Nervus opticus suis
Streptococcus haemolyticus
Sympathicus suis
Tabacum
— rechts auftretende, nach Diätfehlern
Chelidonium
— über dem rechten Auge
Sanguinaria
— mit vorhergehender Blindheit
Gelsemium
— heftige, die einen Tag vor Beginn der Menstruation mit Erbrechen einsetzt und Dysmenorrhö
Gelsemium
— mit Gesichtsverdunkelung
Zincum metallicum
— und Hinterkopfschmerzen (als wenn

ein Keil in den Kopf eingetrieben würde) besonders links
Cimicifuga
— und Kopfschmerzen (wie ein Band um die Stirn) gebessert durch reichlichen Harnabgang
Gelsemium
— sich bei geringstem Lärm und Erschütterungen verschlimmernd, sich im Laufe des Tages steigernd und mit Sonnenuntergang wieder abnehmend, wobei das Auge der affizierten Seite häufig tränt
Spigelia
— linksseitige
Lachesis
— zur Zeit der Menstruation
Ovarialcyste
— morgens auftretend und bis Sonnenuntergang anhaltend mit Kopfschmerzen, Brechreiz und Erbrechen
Natrium pyruvicum
— (als wenn ein Nagel in die Seite des Kopfes getrieben würde)
Ignatia
— Okzipital- und Stirnkopfschmerzen bei Misanthropie mit Minderwertigkeitskomplexen und Empfindlichkeit des Kopfes gegen Kälte
Psorinum

Migräneartige Zustände
Sepia
— Kopfschmerzen und Übelkeit mit Erbrechen bei Menière'schem Syndrom
Cocculus
— — besonders rechts mit Hungergefühl, dabei gleichzeitig Widerwillen gegen Essen und Speisegeruch
Sanguinaria
— Vernichtungs- und Leerezustände bei —
Sanguinaria

Miktion
— zunehmender Schmerz (Strangurie) der sofort nach Entleerung des Urins abklingt
Sarsaparilla

Miktionsbeschwerden
Sabal serrulatum
Prostata suis

Milch
— Erbrechen saurer und geronnener — mit sauren Durchfällen
Calcium carbonicum
— Verlangen nach —
Acidum phosphoricum

Milchmangel
— der Wöchnerinnen
Jaborandi

Milchschorf
Calcium carbonicum
Dulcamara
Rhus toxicodendron
Viola tricolor
— im Gesicht
Aethiops antimonialis
— oder Neigung zu Grind
Calcium carbonicum
— der seinen Ursprung in einer vom Verdauungskanal her ausgelösten Allergie hat (gegen das Milcheiweis der Mutter)
Chinhydron

Milchsekretion
— aus den Brustdrüsen Nichtschwangerer
Cyclamen
— Förderung der —
Galega officinalis
— bei stillenden Frauen antreibend
Agnus castus

Milchversiegen
— in der Laktation
Asa foetida

Milzanschwellung
— mit Schmerzen im linken Hypochondrium
Ferrum muriaticum

Milzbeschwerden
Ceanothus americanus
Rubia tinctorum

Milzgegend
— schneidender Schmerz in der —
Grindelia robusta
— heftige Schmerzen in der — mit Heraustreten der Augen und heftige Kopfschmerzen mit langsamem Puls
Ephedra vulgaris

Milz- und Lebererkrankungen
Manganum sulfuricum
— und Gallenerkrankungen, zur Blutreinigung bei —
Eupatorium cannabinum

Milz- und Leberschwellung
— mit Empfindlichkeit
China

Milzschäden
— mit Veränderungen des Blutbildes
Para-Benzochinon

Milztumor
Ceanothus americanus
Ferrum arsenicosum
— Anämie und wassersüchtige Erscheinungen, speziell bei Fieber zwischen 13.00 und 18.00 Uhr und bei Malaria
Cedron

Milzvergrößerung
— erhebliche — bei Malariakachexie
Aranea diadema

Minderwertigkeitskomplexe
— mit Misanthropie
Psorinum

Miosis
Papaverinum
— extreme
Insektizid

Misanthropie
— mit Minderwertigkeitskomplexen
Psorinum

Mißlaunigkeit
— Arbeitsunlust, Gereiztheit und Hast
Asa foetida

Mißmut
— und Gereiztheit
Para-Benzochinon

Mitralvitium
Vena suis

Mittagessen
— und Frühstück, Übelkeit und Erbrechen nach dem —
Selenium

Mittelohraffektionen
— (Hydrops des Mittelohres)
Euphorbium
Tuba Eustachii suis

Mittelohreiterung
— chronische —
Aconitum
Mercurius solubilis Hahnemanni

Mittelohrentzündung
— mit übelriechendem Ausfluß
Kalium phosphoricum

Mittelohrhydrops
Jaborandi

Mittelohrkatarrhe
Chamomilla

Mitternachtsschweiß
— und Schweiß am Nachmittag
Niccolum aceticum

Mitternachtsverschlimmerung
— mit Unverträglichkeit von Hitze, obwohl auch Kälte schlecht vertragen wird
Ferrum metallicum

Monarthritis
Medorrhinum

Monatsfluß
— verstärkter
Aloe

Mongolismus
Glandula Thymi suis
Glandula Thyreoidea suis

Mononukleose
Calendula
Vincetoxicum

Monozytenangina
Listeriose-Nosode

Morbus Addison
Glandula suprarenalis suis
Para-Benzochinon

Morbus Bang
Brucella abortus Bang-Nosode

Morbus Buerger
Arteria
Placenta maternalis
Sympathicus suis
Vena suis

Morbus Hodgkin
Glandula lymphatica suis

Morbus Parkinson
Glandula submandibularis suis (versuchsweise)
Pons suis
Tarantula

Morbus Sudeck
Glandula parathyreoidea suis
Medulla ossis suis
Os suis
Sympathicus suis

Morbus Werlhof
Acidum sulfuricum
Crotalus
Osteomyelosklerose-Nosode
Phosphorus
Scarlatinum

Morgendiarrhö
Acidum sulfuricum
Psorinum
— mit großer Erschöpfung
Gnaphalium polycephalum
— Verschlimmerung der Beschwerden gegen Abend
Phosphorus

Morgenheiserkeit
Causticum Hahnemanni

Morgenhusten
— mit reichlichem Auswurf zähen, schwer sich lösenden, faulig riechenden Schleimes
Allium sativum

Morgenschläfrigkeit
Acidum sulfuricum

Morgenverschlimmerung
Sepia (in Verbindung mit *Nux vomica*)

Motorische Unruhe
Agaricus
— und Angst
Aconitum
— der Beine
Zincum valerianicum

Mouches volantes
Crocus
Petroleum

Mücken- und Fleckensehen
Agaricus

Müde
— matt, zerschlagen, besser im Freien, in Bewegung
Ammonium muriaticum

Müdigkeit
Aranea diadema
Arnica
Bacterium coli
Colibacillinum
Selenium
Tuberculinum
— allgemeine — bei Schwere der Beine
Arsenum jodatum
— nach geringen Bewegungen und depressiver Stimmungslage
Ferrum metallicum
— mit Brustschmerzen
Causticum Hahnemanni
— und Erschöpfung, Tonikum bei —
Grippe-Nosode
— geistige mit eingenommenem Kopf, schwere Besinnlichkeit und Denkunfähigkeit (auch Arbeitsunfähigkeit)
Berberis
— der Glieder und Tendenz zum „Einschlafen" der Glieder
Baryum carbonicum
— große — bei Gebärmutterkrebs
Anthrachinon
— morgens
Nux vomica
— und große Mattigkeit mit Schwäche im Rücken (als könne das Rückgrat den Körper nicht mehr tragen)
Acidum oxalicum
— und Steifigkeit der Glieder mit dem Gefühl von Stechen in Muskeln und Gliedern mit nächtlicher Verschlimmerung bei flechtenartigen Hautausschlägen mit Anschwellung der Lymphknoten
Eucalyptus
— und Steifigkeitsgefühl in den Untergliedern mit dumpfen und ziehenden Schmerzen in den Beinen
Hamamelis
— Trägheit und Abspannung mit klopfenden, zuckenden und stechenden Empfindungen an verschiedensten Körperregionen
Mercurialis perennis

Multiple Sklerose
Acidum formicium
Funiculus umbilicalis suis
Lathyrus sativus
Naphthochinon
Para-Benzochinon
Plumbum metallicum
Poliomyelitis-Nosode (versuchsweise)
Tetanus-Antitoxin
Zincum sulfuricum
— fortschreitende
Ubichinon
— mit Muskelschwäche und Zittern
Manganum aceticum

Mumifikation
— bei Gangrän, die wie Feuer brennt
Arsenicum album

Mumps-Nachbehandlung
Parotis suis

Mund
— reichlicher Ausfluß aus dem — beim Schlafen
Luesinum
— Fieberbläschen um den —
Rhus toxicodendron
— Konvulsionen mit blutigem Schaum vor dem —
Oenanthe crocata
— pelzig
Gnaphalium polycephalum
— Schmerzen und Brennen im —
Sanguinaria
— Ulzeration im Bereich des —
Acidum nitricum

— Zucken des — bei Rheumatismus infolge Erkältung und Durchnässung
Dulcamara

Mundaphten
Sulfur

Mundatmung
Elaps corallinus

Mund- und Augenliderzucken
— bei Muskel-, Gelenkrheumatismus und Lumbago infolge Erkältung und Durchnässung
Dulcamara

Mundausschläge
— herpetiforme
Luesinum

Mundbrennen
— bei großer Trockenheit der Schleimhaut, Schmerzen im Zahnfleisch und in den Zähnen, wodurch das Kauen behindert wird
Colchicum

Mundfäule
— schwerste Grade der, bei Diphtherie und Lungentuberkulose
Baptisia

Mundgeruch
— fauliger —
Arnica
— fötider und Leberaffektionen
Mercurius solubilis Hahnemanni
— übler, stinkender
Diphtherinum
— — mit Stomatitis ulcerosa und weißer schleimig-belegter Zunge
Petroleum
— — bei Trockenheit der Mundschleimhaut
Niccolum aceticum
— — bei Zahnfleischblutungen, Wackeln und Abblättern der Zähne an der Innenseite (Parodontose), vermehrter Speichelabsonderung mit Dyspnoe, Husten und Brustschmerzen
Crotalus
— widerlicher
Mercurius solubilis Hahnemanni

Mundgeschmack
— bitterer, Heißhunger und heftiger Durst bei erheblicher Trockenheit des Mundes und Empfindlichkeit der Zunge und des Gaumens sowie mit Schluckbeschwerden
Gutti
— metallischer, morgens schlimmer
Medorrhinum
— pappiger
Pulsatilla
— schlechter und Pflockgefühl im Rachen bei profusen Blutungen aus einer Zahnalveole
Erigeron canadensis

Mundgestank
Baryum carbonicum

Mund- und Halsschleimhäute
— Trockenheit der —
Mandragora

Mundhöhlenaffektionen
— entzündliche
Hamamelis

Mund-Nase-Rachen
— feurig entzündet, wund, schmerzhaft
Arum maculatum

Mund- und Nasenschleimhäute
— Trockenheit der —
Ambra
Cistus canadensis

Mundschleimhaut
— Blutüberfüllung der, mit Anschwellung
Belladonna

— Geschwüre in —
Thuja
— Hitzeempfindung in der — bei reiner, rauher und trockener Zunge
Coccus cacti
— trockene
Acidum phosphoricum
— Rötung und Trockenheit der — mit heftigem Brenngefühl und evtl. auftretenden Blutungen
Veratrum
— Trockenheit der — bei üblem Mundgeruch
Niccolum aceticum
— Ulzerationen an —
Alumina
— entzündete und belegte Zunge mit eigenartigem typischem Sekretgeruch sowie Hitzegefühl und Brennen im Mund und im Schlund
Cubeba

Mundschleimhautulzerationen
Alumina
Luesinum

Mundtrockenheit
— mit Ansammlung klebrigen Speichels, durch den das Sprechen erschwert wird
Argentum
— Brechneigung, Erbrechen, klebriger Speichel, ekliger Geschmack, Aufstoßen, Übelkeit
Gentiana lutea
— erhebliche mit Empfindlichkeit der Zunge und des Gaumens sowie Schluckbeschwerden, bitterer Mundgeschmack, Heißhunger und heftiger Durst
Gutti
— starkes Gefühl von — (ohne daß wirklich Trockenheit besteht)
Natrium muriaticum
— mit Kratzen und Brennen im Gaumen
Hyoscyamus
— klebriger Speichel und erdiger Geschmack, Aufstoßen, Übelkeit, Brechneigung und Erbrechen
Gentiana lutea
— und ulzeröses Stomatitis (wie verbrannt und dickbraun belegte Zunge)
Medorrhinum
— und Widerwille gegen Wasser und Durstlosigkeit
Caladium seguinum

Mundwinkel
— und Nasenlöcher aufgesprungen und schorfig
Antimonium crudum
— Risse, Ulzerationen und Schorfe am —
Acidum nitricum
— rissige
Natrium muriaticum
— wunde mit Rhagaden und Entzündungen der Nasenflügel
Natrium pyruvicum
— Zucken der — und Nervenschmerzen am Jochbein und im Unterkiefer
Colchicum

Mundwinkelfissuren
Graphites

Mundwinkelrhagaden
Baryum carbonicum

Mund- und Zungenschleimhaut
— Bläschen- und Geschwürsbildung an — sowie beginnende Parodontose
Nux vomica

Musiküberempfindlichkeit
Phosphorus

Muschel- und Fleischvergiftung
Salmonella paratyphi B

Muskel
— „wie zu kurz"
Guajacum
— wollen dem Willen nicht mehr gehorchen
Gelsemium

Muskuläre Insuffizienz
Musculus suis

Muskelatrophie
Funiculus umbilicalis suis
Musculus suis
— progressive
Carboneum sulfuratum
Plumbum jodatum

Muskelentwicklung
— schwache
Lycopodium

Muskel-Gelenkaffektionen
Bryonia
— chronisch-rheumatische, wechselnd mit Katarrhen
Kalium bichromicum

Muskel-, Gelenk- und Knochenschmerzen
Rhododendron

Muskel- und Gelenkrheumatismus
Ammonium phosphoricum
— mit nächtlichen Schweißen und geröteten Gelenken
Mercurius solubilis Hahnemanni

Muskel- und Gelenkschmerzen
Penicillin
Silicea
— mit gesteigerter, allgemeiner Reizbarkeit und Verschlimmerung zur Nachtzeit sowie bei Bewegung des Körpers oder bei Berührung der schmerzenden Teile
Colchicum

Muskelgruppen
— Zucken und unruhiger Schlaf mit Schläfrigkeit bei Tage
Asa foetida

Muskelkater
Arnica
— und Erschöpfungszustände mit Anämie
Manganum phosphoricum

Muskel-, Knochen- und Sehnenschmerzen
— durch Wärme zu lindern
Guajacum

Muskelkontrakturen
Cimex lectularius

Muskelkoordination
— Störungen der —
Para-Benzochinon

Muskelkraft
— geschwunden, Zittern, besonders der Beine
Oleander

Muskelkrämpfe
Cuprum
Tetanus-Antitoxin
— infolge Cholera
Cuprum
— Neigung zu —
Acidum sulfuricum
— auch tetanische und klonische
Nux vomica
— besonders Wadenkrämpfe, nachts oder nach Entleerung, bei Folgen von Schreck, Furcht, Ärger, Zorn
Veratrum

Muskel- und Nervenschmerzen
— bei Grippe
Cimicifuga

Muskelrheumatismus
Angustura
Nux moschata
Placenta maternalis
— akuter
Bryonia
— infolge Erkältung und Durchnässung mit Zucken der Muskeln, der Augenlider und des Mundes
Dulcamara

— mit brennenden Schmerzen, besser bei Bewegung
Helonias dioica

Muskelschmerzen
Acidum benzoicum
Ferrum sulfuricum
— Durchfälle, Koliken und Fieber bei chronischen Tonsilliarpfröpfen
Dulcamara
— krampfartige —
Angustura
— in den Muskelbäuchen
Cimicifuga

Muskelschwäche
— große und kleiner schneller Puls mit überall hinausstrahlenden Schmerzen
Cuprum
— hochgradige, Hitzegefühl im ganzen Körper, abwechselnd mit Frösteln, mit dumpfem Schmerz in der Nierengegend und dickem zähem Schleimsediment im Urin, oft verbunden mit Herzklopfen und Schwäche
Hydrastis
— nach Überanstrengung (bei Pianisten)
Curare
— und —rheumatismus
Kalium carbonicum
— bei allgemeiner großer Schwäche
Kalium carbonicum
— bei Wachstumsstörungen der Kinder
Abrotanum
— und Zittern bei multiple Sklerose
Manganum aceticum

Muskelschwere
— und Empfindlichkeit derselben mit Schmerzen verschiedener Art, dabei Unfähigkeit, sich zu irgeneiner Tätigkeit aufzuraffen mit Gefühlsabstumpfung und ungewöhnlicher Steifigkeit der Extremitäten
Helleborus

Muskelsteifigkeit
— speziell beim Aufrichten im Bett oder beim Aufstehen nach längerem Sitzen
Causticum Hahnemanni

Muskelzittern
— (muß mit Hilfe gehen)
Anhalonium Lewinii
— im Oberarm
Aranea diadema

Muskelzucken
Zincum valerianicum
— Konvulsionen, Katalepsie, epiletiforme Krämpfe bei Erscheinungen von Hirnreizungen
Hyoscyamus
— Zittern und konvulsivische Bewegungen besonders im Schlafe
Helleborus
— und Zucken der Augenlider und des Mundes bei Muskel-Gelenkrheumatismus und Lumbago infolge Erkältung und Durchnässung
Dulcamara

Mutismus
Helleborus
Veratrum

Mutlosigkeit
Silicea
— Weinerlichkeit, Traurigkeit bei abendlicher Verschlimmerung aller Zustände
Hepar sulfuris

Muttermund
— Ulzerationen des —
Fluor albus-Nosode

Mycosis fungoides
Carbo animalis

Mydriasis
— einige Tage vor dem Anfall bei Epilepsie
Argentum nitricum

Myelitis
Lathyrus sativus
Medulla spinalis suis
— nach Liegen auf feuchten Wiesen
Dulcamara
— mit Paresen, speziell nach Liegen auf nassem Boden oder nach Erkältungen in geschwitztem Zustand (Sport) mit Parästhesien in erkrankten Gliedern oder mit Ptosis der gleichen Ätiologie
Rhus toxicodendron

Mykosen
— nach externer Behandlung der —
Nagelmykose-Nosode
Nageltrichophytie-Nosode
— der Nägel
Graphites

Myokarditis
Crataegus
Granuloma dentis
Streptococcus haemolyticus
— akute
Tonsillitis-Nosode

Myokardosen
Acid. acetylosalicylicum
Amidopyrin
Antimonium arsenicosum
Crataegus
Granuloma dentis
Sulfaguanidin
— wenn sie nach Blockierung einer akuten Reaktionsphase auftraten
Acidum p-amino-salicylicum

Myokardfibrose
Crataegus

Myokardinfarkt
— Folgen von —
Crataegus

Myokardinsuffizienz
Carbo vegetabilis
Digitalis
— mit Herzstichen bei Vorliegen eines Herzklappenfehlers
Kalium carbonicum

Myokard- und Perikardschäden
Coxsackie-Virus-Nosode

Myokardschäden
Leptospirose-Nosode
Phosphorus
Sulfur
Staphylococcus
Tonsillitis-Nosode

Myokardschwäche
Pyrogenium
— mit Dyspnoe
Acidum DL-malicum

Myom
Aurum
Mumps-Nosode
— mit großer Schwäche
Bursa pastoris

Myomatosis uteri
Aurum
Myoma uteri
Uterus

Myombildung
Aurum jodatum

Myomblutungen
Platinum metallicum

Myopathie
— ohne nachweisbare Beteiligung des Nervensystems mit symmetrischen Lähmungen und Atrophien
Dystrophia musculorum progressiva-Nosode

Myopie
Funiculus umbilicalis suis
Retina suis
— mit Augenschmerzen
Viola odorata

Myositis ossificans
Funiculus umbilicalis suis
Glandula parathyreoidea suis

Myotonie
Musculus suis

Nabel
— Diarrhö mit schneidendem Schmerz um den —
Dulcamara

Nabelekzem
Ignatia

Nabelkoliken
Calcium carbonicum
Calcium phosphoricum
Chamomilla
Colon suis
Dulcamara
Foeniculum
Glandula lymphatica suis
Glandula parathyreoidea suis
— der Kinder
Baryum carbonicum
Geranium robertianum
— — mit Anziehen der Beine ohne Durchfallserscheinungen
Magnesium phosphoricum
— und Leibkrämpfe, wenn die Beschwerden nach dem Rücken ausstrahlen
Magnesium phosphoriucm
— (Reaktionsphasen) mit psychischer Überlagerung
Chamomilla
— bei Obstipation und Meteorismus
Penicillin

Nachgiebigkeit
Silicea

Nachlassen
— der Erektion während des Koitus ohne Samenerguß
Acidum phosphoricum
— der Gehirnfunktionen und der Entscheidungskraft allgemein
Ambra

Nachmittag
— immer wiederkehrende Beschwerden am —
Selenium
— und Abendstundenverschlimmerung
Belladonna

Nachmittagsschweiß
— und nach Mitternacht
Niccolum aceticum

Nachträufeln
— und chronische Blasenreizung
Clematis

Nachwehen
— unerträglich schmerzende —
Chamomilla

Nachwürzen
— Neigung zum — bei Beeinträchtigung des Geschmacksinns
Natrium oxalaceticum

Nächtliche(s)
— Aufschrecken der Kinder
Oxyuren-Nosode
— Hustenanfälle
Ammonium bromatum
— Knochenschmerzen
Acidum fluoricum
— Verschlimmerung
Ferrum phosphoricum
— — bei Stichen in der linken Brustseite und Rückenschmerz als ob er brechen wollte, mit Reißen in der linken Schulter
Phosphorus
— Ohrenreißen
Hyoscyamus
— häufiges Urinieren
Acidum phosphoricum

Nachts
— Schlaf erschwert, traumvoll mit Zusammenzucken und Aufwachen
Ammonium carbonicum
— Schlaflosigkeit mit schwächenden Schweißen
Acidum phosphoricum

— Zahnschmerzen nach dem Schwimmen
Antimonium crudum

Nachtblindheit
Vitamin A

Nachthusten
— unaufhörlicher, trockener
Medorrhinum

Nachtschlaf
— unterbrochener mit öfterem Aufwachen (durch Angst, Unruhe und Furcht zu sterben)
Digitalis

Nachtschreien
— ängstlicher Kinder
Psorinum

Nachtschweiße
Salix nigra
Salvia officinalis
Thallium aceticum
— und kalte Beine
Calcium carbonicum
— welche erleichternd wirken
Thuja
— durch welche die Wäsche gelb gefärbt wird
Tuberculinum
— bei blassem, gelblichem Gesicht mit eingesunkenen, dunkel umränderten Augen und klopfenden Kopfschmerzen
China
— profuse mit Hitzewallungen
Boletus laricis
— bei Lungentuberkulose
Thallium sulfuricum
— und Neigung zum Schwitzen bei Kälteempfinden und Frostigkeit
Calcium carbonicum
— stinkende, sauere
Acidum nitricum
— übelriechende
Mercurius sublimatus corrosivus
— und Tagschweiße, profuse
Myosotis arvensis

Nachtverschlimmerung
Luesinum

Nachtwachen
— Folgen von —
Cocculus
Cypripedium pubescens

Nacken
— Ausschläge im — mit Ergrauen und Ausfallen des Haupthaares
Acidum sulfuricum
— Drüsenschwellung am — bei Parulis
Magnesium phosphoricum
— Ermüdungsgefühl im —
Saponaria
— und Hinterkopf, Klopfen im —, schlimmer beim Bücken und Husten
Ferrum metallicum
— Hinterkopfschmerzen im — hinunterschießend und über den Augen als Supraorbitalneuralgie sich bemerkbar machend, besonders links lokalisiert
Cimicifuga
— steifer und rheumatischer Nackenschmerz
Carboneum sulfuratum
— krampfhaftes Zusammenziehen im — und in den Halsmuskeln
Acium fluoricum
Glonoinum

Nackendrüsenschwellungen
Geranium robertianum
Silicea

Nacken- und Hinterkopfschmerz
— bei zermalmendem Druck auf dem Scheitel
Acidum phosphoricum

Nackenmuskel
— neuralgische Schmerzen im —
Niccolum aceticum

— Schwäche des —
Ginseng

Nackenmuskulatur
— Lähmungsgefühl der —
Eupatorium purpureum

Nacken- und Schultermuskulatur
— krampfhafte Spannung und schmerzhafte Steifigkeit der — mit reißenden Rücken- und Lendenschmerzen
Hyoscyamus
— mit Schwäche und Schmerzen im Kreuz, den Hüften und Knien (als wenn die Glieder den Dienst versagen)
Cocculus

Nackenpartie
— neuralgische Schmerzen in der — mit Druckgefühl und Schwere auf den Schultern
Dulcamara

Nackenschmerzen
Natrium choleinicum
— rheumatische und steifer Nacken
Carboneum sulfuratum
— über den Kopf hinwegsteigend mit dem Gefühl „wie ein Band um den Kopf"
Gelsemium
— links bis in die Nase ziehend
Lachesis
— mit Schwäche und Schmerzen im Kreuz, den Hüften und Knien (als wenn die Glieder den Dienst versagen)
Cocculus

Nackenseite
— links, Steifigkeit und Schmerzhaftigkeit in der —, schlimmer bei Bewegung
Arsenum jodatum

Nackensteifigkeit
Nux vomica
— und Rückwärtsziehen des ganzen Körpers beim Drehen des Kopfes
Ephedra vulgaris
— und heftige Schmerzen in den Lendenmuskeln
Dulcamara

Naevi
Acidum fluoricum
— multiple
Neurofibroma

Naevus vasculosus
Calcium fluoratum

Nägel
— Veränderung der —
Onyx suis
— bläuliche Verfärbung der —
Naphthochinon
— eingewachsen mit Geschwürsbildung
Marum verum
— verkrüppelt und brechen leicht ab
Thuja
— weiche, spröde, rissige
Thuja

Nagel- und Fingergeschwüre
Sulfur

Nagelglieder
— stechende Schmerzen in den —
Niccolum aceticum

Nägelkauen
— der Kinder
Antimonium crudum

Nagelleiden
Castor equi

Nägelmißbildung
Hydrocotyle asiatica

Nagelmykosen
Graphites

Nahrungsaufnahme
— brennende Magenschmerzen unerträglichster Art bei der geringsten —
Arsenicum album

Nahrungsmittel
— Abscheu beim Geruch und beim Anblick von —
Vaccininum

Namenvergeßlichkeit
Chlorum

Narbengewebe
— altes, Jucken des —
Acidum fluoricum
— zur Resorption und Erweiterung des —
Graphites

Narkoseschäden
— Asthma bronchiale nach —
Aralia racemosa

Nase
— angeschwollene, mit reichlicher Schleimabsonderung
Ferrum jodatum
— gelb-grüner, übelriechender Ausfluß aus der — bei roter Nasenspitze
Rhus toxicodendron
— Brennen in der —
Arsenicum album
— entzündete und geschwollene, mit Verstopfung der hinteren Nasenöffnung
Medorrhinum
— Geschwürigkeit und Verstopfung der —
Cadmium sulfuricum
— Katarrhe der —
Lithium carbonicum
— Kribbeln, Brennen in der — mit nachfolgendem Schnupfen
Mercurialis perennis
— harte Krusten in der — mit Verstopfung, so daß der Patient durch den Mund atmen muß und beim schnellen Gehen an Erstickungsgefühl leidet
Melilotus officinalis
— und Lunge, Neigung zu Blutungen aus — verbunden mit Schmerzen in den Knochen der Nase, des Ober-und Unterkiefers
Gutti
— Polypenbildung in der —
Calcium carbonicum
— Risse, Ulzerationen und Schorfe an der —
Acidum nitricum
— rot-glänzende
Rhus venenata
— Schleimabsonderungen aus der —
Antimonium sulfuratum aurantiacum
— — bei Brennen in den Augen und Schmerzen im rechten Auge
Erigeron canadensis
— Schleimhautkatarrhe an —
Arum maculatum
— chronische Schleimpolypen der —
Sanguinarium nitricum
— spitz und kalt
Veratrum viride
— Trockenheitsgefühl in der — bei Stockschnupfen
Sepia
— Verstopfung der — und Anosmie bei Sinusitis und Rhinitis
Medorrhinum
— — — und Geruchsverlust
Selenium
— — in warmen Zimmern
Ammonium bromatum
— — bei Katarrhen (reichliche Sekretion tritt in der Wärme ein)
Dulcamara
— — und scharfe wundmachende Absonderungen bei Nasenkatarrh
Lycopodium
— chronische Zellgewebsentzündung an der — mit Abszeßbildung und langdauernder Eiterung verbunden mit Nasenbluten
Corallium rubrum

Näselnde Stimme
Acidum phosphoricum

Nasenabsonderungen
— dicke, zähe, blutige
Hydrastis

Nasenaffektionen
— chronische mit scharfen Sekreten, Geschwüren und Nasenbluten
Kreosotum

Nasenbein
— Schmerzen im — mit Blutungsneigungen aus Nase und Lungen
Gutti

Nasenbluten
Abrotanum
Acidum muriaticum
Acidum succinicum
Belladonna
Bursa pastoris
Hydrastis
Hyoscyamus
Psorinum
— mit Absonderung wäßrigen, dünnen Schleimes
Asarum
— hellrotes Blut und vermehrte Schleimabsonderung aus der Nase bei Brennen in den Augen und Schmerzen im rechten Auge
Erigeron canadensis
— nach Blutandrang
Melilotus officinalis
— mit Blutandrang und Sausen im Kopf
Pimpinella alba
— und Erbrechen mit Hustenanfällen
Drosera
— hellrot
Ledum
— Kopfschmerzen gebessert durch —
Melilotus officinalis
— Krampfhusten und Heiserkeit
Niccolum metallicum
— bei chronischen Nasenaffektionen mit scharfen Sekreten und Geschwüren
Kreosotum
— aus dem rechten Nasenloch und Zahnreißen, rechtsseitig in allen Zähnen bei — Besserung durch Bewegung in frischer Luft sowie Verschlimmerung zur Abend- und Nachtzeit
Gutti
— Neigung zum —
Secale cornutum
— beim Schneuzen
Baryum carbonicum
— und Stockschnupfen, nächtlicher, bei häufigem Niesen trockener Nasenschleimhaut
Niccolum aceticum
— vikariierendes an Stelle der Menstruation oder bei zurückgetretener Milch der Wöchnerinnen
Bryonia
— in Vikariation mit der Menstruation
Dulcamara
— beim Waschen des Gesichtes
Ammonium carbonicum
Ononis spinosa
— bei chronischer Zellgewebsentzündung an der Nase mit Abszeßbildung und langdauernder Eiterung
Corallium rubrum
— mit geschwürigen Zuständen der Nasenschleimhaut
Petroleum
— dunkel, flüssig
Crotalus
— dunkel
Mercurius cyanatus

Nasenentzündung
Ignatia

Nasenflügel
— Entzündungen der — bei wunden Mundwinkeln mit Rhagaden
Natrium pyruvicum
— wunde mit profusem wäßrigem Fließschnupfen bei akuter Erkältung
Lycopersicum

Nasenflügelatmen
— bei Kurzatmigkeit
Acidum sulfuricum

Nasenfluß
— flüssiger bei Schnupfen und Ausschnauben blutigen Schleimes
Gelsemium

Nasengeschwüre
Hydrastis

Nasenjucken
Nux vomica

Nasenkatarrhe
Hedera helix
Kalium carbonicum
Lachesis
— akute
Lycopersicum
— allgemeine
Lithium carbonicum
— mit Absonderung zähen und fadenziehenden Schleimes, der kaum herausgebracht werden kann und evtl. in Strähnen aus dem Mund heraushängt
Kalium bichromicum
— mit wäßriger Absonderung
Belladonna
— chronische
Mercurius solubilis Hahnemanni
— — mit übelriechenden eitrigen und krustigen Absonderungen (Ozaena)
Graphites
— — mit Verstopfung der Nase und wundmachenden, scharfen Absonderungen
Lycopodium
— mit völlig verstopfter Nase (Patient muß durch den Mund atmen)
Lycopodium
— mit dickem, fadenziehendem Schleim und krampfartiger Kitzelhusten
Ammonium bromatum
— und heftige Schleimhautreizung
Euphorbium
— absteigend, trockene Schleimhäute
Sticta
— mit dickem Schleim
Natrium carbonicum
— schorfige, krustöse, eitrig-blutige
Lemna minor
— nach Unterdrückung von Absonderungen durch Erkältungen
Dulcamara

Nasenlöcher
— aufgesprungen und wund, krustig, verbunden mit übelriechender Absonderung, wobei die Nase selbst trocken ist
Graphites
— und Mundwinkel aufgesprungen und schorfig
Antimonium crudum
— rußige, narbige
Chlorum
— wund, blutig (wie Splitter in der Nase)
Acidum nitricum

Nasen-Luftröhrenschleimhaut
— petechiale Blutungen im Bereich der —
Aconitum

Nasen- und Mundschleimhäute
— Trockenheit der —
Ambra

Nase-Mund-Rachen
— feurig entzündet, wund, schmerzhaft
Arum maculatum

Nasen- und Nebenhöhlenkatarrhe
Manganum metallicum

Nasenpolypen
Calcium carbonicum
Elaps corallinus
Marum verum
Mucosa nasalis suis
Polypus laryngis

Polypus nasalis
Sanguinaria
Sinusitis-Nosode
— der Kinder
Baryum oxalsuccinicum

Nasen-Rachenkatarrh
Kalium chloratum
— mit grünlichen Krusten und üblem Geruch
Elaps corallinus

Nasen-Rachen-Kehlkopfkatarrhe
— chronische und akute mit heftigem Kitzelhusten und erheblichen Absonderungen von Schleim
Sepia

Nasen-Rachen-Raum
— chronische Entzündungen des —
Natrium oxalaceticum

Nasenscheidewand
— geschwüriger Zerfall der —
Mercurius solubilis Hahnemanni

Nasenschleim
— Absonderung übelriechenden — und Stockschnupfen
Gutti

Nasenschleimhaut
— mit Brennen und trockenen Katarrhen
Chinhydron
— Erkrankungen der —, reflektorische
Nervus olfactorius suis
— geschwürige Zustände der — bei Nasenbluten
Petroleum
— mit Rötung und schmerzhafter Anschwellung der Nasenspitze
Ranunculus bulbosus
— Katarrhe der —
Hyoscyamus
— Rötung und Trockenheit der — mit heftigem Brenngefühl und evtl. auftretenden Blutungen
Veratrum
— Trockenheit der —
Hypericum
Trichomonaden-Fluor
— — mit harten Borken
Baryum oxalsuccinicum
— mit Verlust des Geruchsvermögens
Pulsatilla

Nasenspitze
— rot und empfindlich, wobei sich vielfach ein gelb-grüner, übelriechender Ausfluß aus der Nase findet
Rhus toxicodendron
— schmerzhafte Anschwellung der — bei geschwüriger Nasenschleimhaut mit Rötung
Ranunculus bulbosus

Nasentrockenheit
— und Wundheit bei heftigem Fließschnupfen mit Niesen und Geruchs- sowie Geschmacksverlust
Natrium muriaticum

Nasenverstopfung
— und Brennen in der Nase
Luesinum
— und retronasaler Ausfluß bei chronischem Schnupfen
Psorinum

Nasenwundheit
— und Trockenheit bei heftigem Fließschnupfen mit Niesen und Geruchs- und Geschmacksverlust
Natrium muriaticum

Nasenwurzel
— Druck in der —
Sticta
— — auf — bei Hinter- und Stirnkopfschmerz
Zincum metallicum
— Stirnkopfschmerz über der — mit Verschlimmerung durch Treppensteigen und Gemütsbewegung
Chionanthus virginica

Nasolabialfalte
— ausgeprägt (hippokratisches Gesicht)
Aethusa

Nässe
— und Kälte verschlimmern alle Beschwerden
Aranea diadema
— Schädigung durch —
Equisetum hiemale

Naßwetterverschlimmerung
Dulcamara
Natrium sulfuricum
— bei nächtlichen Knochenschmerzen
Chinhydron

Nausea
Apomorphinum hydrochloricum
Theridion curassavicum

Nebelsehen
Belladonna
Phosphorus

Nebenhodenentzündungen
— nach Unterdrückung von Absonderungen
Thuja

Nebenhöhlen
— profuse Schleimabsonderungen aus den —
Antimonium sulfuratum aurantiacum

Nebenhöhlenaffektionen
Mercurius solubilis Hahnemanni
— mit Krustenbildung
Luesinum
— evtl. mit Reflexzuständen an inneren Organen (Ulcus duodeni, Asthma bronchiale)
Mucosa nasalis

Nebenhöhleneiterungen
— chronische und aktue
Sinusitis-Nosode

Nebenhöhlenkatarrhe
Euphorbium
— mit Absonderungen zähen und fadenziehenden Schleimes, der kaum herausgebracht werden kann und evtl. in Strähnen heraushängt
Kalium bichromicum
— und Nasenkatarrhe
Manganum metallicum

Nebennierenadenome
Naphthochinon

Nebennierenerschöpfung
Berberis
Glandula suprarenalis suis

Nebennierenrinden- und Hypophysen-Dysfunktion
ACTH

Nebennierenrindenfunktion
— Störung der — mit Gelenkschmerzen, Zerschlagenheit und Schwere der Glieder, Ziehen und Spannen in den Muskeln
Berberis

Nebennierenrindenschädigungen
Cortison

Nebennierenversagen
Para-Benzochinon

Nebenschilddrüse
— Störungen der —
Tetanus-Antitoxinum

„Neger
— künstlicher"
Argentum

Neigung
— auf dem Bauch zu schlafen, das Gesäß in die Luft gestreckt, den Kopf im Kopfkissen vergraben (insbesondere bei Säuglingen)
Medorrhinum

— zu Bewegung ohne Ermüdung mit brennenden oder bohrenden Schmerzen (neurale Irritationen)
Acidum fluoricum
— zu Blutungen
Aranea diadema
— zu Durchfällen bei katarrhalischen Erkrankungen jeder Art sowie gleichzeitigen Magen- und Leberbeschwerden mit säuerlichem Aufstoßen bei Asthma, Heufieber und Kopfschmerzen
Sanguinaria
— zu Erkältungen und Durchfällen
Acidum nitricum
— zu Hämmorhagien
Apocynum
— Papier und Kleider sowie andere Gegenstände zu zerreißen und zu zerstören
Veratrum
— zum Schwören, Schimpfen und Fluchen
Anacardium

Nerven
— motorische, völlige Lähmung der —
Gelsemium
— schmerzhaftes Ziehen entlang den —
Acidum benzoicum

Nervus ischiadicus
— Neuralgien des —
Capsicum
— schmerzhafte Sensation entlang dem — mit großer Mattigkeit der Unterglieder und Schweregefühl im Kopf
Castoreum sibiricum
— bis zu den Zehen strahlend und neuralgische Affektionen
Ginseng

Nervenaffektionen
— mit Schwäche und Erschöpfung, Schwindel und Benommenheit
Zincum metallicum

Nervenbahnen
— fein-stechende Schmerzen innerhalb verschiedener — (Plexus axillaris)
Spigelia
— und Gelenke, rheumatische oder gichtische Affektionen in —
Hyoscyamus

Nerven- und Beruhigungsmittel
Melissa

Nervenerkrankungen
— organische
Natrium pyruvicum
Para-Benzochinon

Nervenerregung
— ekstatische
Agaricus

Nervenerschöpfung
Avena sativa

Nervenfieberartige Erkrankungen
— hervorgerufen durch plötzliche Erregung, schlimme Nachrichten, Schreck und Schicksalsahnungen
Gelsemium

Nerven- und Gehirnverletzungen
Hypericum

Nerven- und Hautreizung
— (Prickeln und Brennen)
Euphorbia cyparissias

Nervenirritationen
— von Erkrankungen der Wirbelsäule ausgehend
Acidum fluoricum
— bei Veränderung der Statik der Wirbelsäule
Hypericum
— bei Verwurmung
Tanacetum vulgare
— von der Wirbelsäule aus, besonders Halsmuskeln und 6. Brustwirbel
Acidum fluoricum

Nervenkraft
— Erschöpfung der — mit Vergeßlichkeit und Unfähigkeit zu geistiger Arbeit, die ermüdet
Selenium

Nervenkrankheiten
— organische
Natrium pyruvicum
Serotonin

Nervenleiden
Acidum succinicum

Nerven- und Muskelschmerzen
— bei Grippe
Cimicifuga

Nervennutritions- und Funktionsmittel
— biochemisches nach Schüssler
Kalium phosphoricum

Nervosität
Ferrum phosphoricum
Kalium phosphoricum
Mygale avicularis
— wenn hormonelle Dysfunktion
Aquilegia
— und Erschöpfung, nachts besser, am Morgen schlimmer
Medorrhinum
— asthenisches Fieber und Schwindel bei Anämie
Ferrum metallicum
— bei Frauen, deren Nerven durch Krankheit oder durch Kaffee- oder Teemißbrauch angegriffen sind (Imprägnationsphasen)
Cypripedium pubescens
— Neigung zur —
Asa foetida
— und Unruhe
Ferrum muriaticum

Nervenquetschungen
— in den Formina intervertebrales nach Verletzungen oder bei Veränderung der Statik der Wirbelsäule
Hypericum

Nervenreißen
— und Muskelunruhe nachts, in den Beinen, verbunden mit Lähmungszuständen (Facialisparesen nach Einwirkung kalten Ostwindes)
Causticum Hahnemanni

Nervenschmerzen
— Trigeminus, Ischias
Acidum succinicum
— in Armen und Beinen
Cedron
— überall auftretende und umherziehende, die sich an der Grenze des Erträglichkeit halten, mit Überempfindlichkeit gegen Lärm, Licht und Berührung
Natrium oxalaceticum
— an verschiedenen Teilen
Spigelia
— Verschlimmerung durch Kälte
Belladonna

Nervensystem
— Erregung des — bei schwächlicher Konstitution
Ammonium carbonicum
— Erschöpfung des — bei Influenza
Cypripedium pubescens
— Erschöpfungs- und Schwächezustände des —
Helonias dioica
— Reizzustände des zentralen — nach anstrengender Geistesarbeit mit Kopfschmerz
Anacardium
— Störungen des — mit Krämpfen
Aethusa

Nerventätigkeit
— gesamte, Steigerung der —
Cypripedium pubescens

Nervenüberempfindlichkeit
— bei Kleinkindern und Säuglingen
Chamomilla

Nervenzerrüttung
— und starke Gedächtnisschwäche bei alten Leuten
Anacardium

Nervöse Beschwerden
— und Kreuzschmerzen bei zu früh eintretender Menstruation, wobei sich die Blutungen nach wenigen Tagen wiederholen
Castoreum sibiricum

Nervöse Erregtheit
— Schwerhörigkeit, Konzentrationsschwäche
Ambra

Nervöse Kopfschmerzen
Acidum aceticum

Nervöse Reizbarkeit
Absinthium
Acidum succinicum
Bacterium proteus
Cypripedium pubescens

Nervöses Zucken
— im Schlaf mit Vormittagsschläfrigkeit
Natrium muriaticum

Neoplasmaphasen
Acidum L(+)-asparagicum
Acidum L(+)-lacticum
Anthrachinon
Baryum oxalsuccinicum
Cystein
Glandula thymi suis
Glandula thyreoidea suis
Glyoxal
Myrtillus
Natrium pyruvicum
Para-Benzochinon
Salmonella paratyphi B
Scrophularia nodosa
(als Nebenmittel)
Sulfur
Sutoxol (als Zwischenmittel)
Streptococcus (als Zwischenmittel)
Thyreoidin
Trichinoyl
Ubichinon
Zincum gluconicum
— beginnende —
Acidum citricum
Acidum DL-malicum
Acidum fumaricum
Acidum α-ketoglutaricum
Acidum succinicum
Galium aparine
— — zur Verbesserung der Zellatmung
Natrium oxalaceticum
— zur Dauertherapie bei —
Wismutkaliumjodid
— Hemmung auf —
Corpus pineale suis
— und Karzinom verschiedener Art, speziell bei Appetitlosigkeit und Ekel vor dem Geruch gekochter Speisen
Colchicum
Viscum album
— und Degenerationsphasen
Methylglyoxal
— und Viruskrankheiten
Chinhydron

Nephritis
Ferrum metallicum
Scarlatinum
Staphylococcus
— acuta und chronica
Helleborus
— akute, als Folge von Erkältung und Durchnässung
Dulcamara
— albuminurica
Carcinominum
Pyrogenium
— chronische mit Eiweißausscheidung und zunehmendem Rest-Stickstoff
Naphthochinon

— — mit Ödemen
Diphtherinum
— bei Hydrozele
Tuberculinum
— postvakzinale mit Albuminurie und Hämaturie
Vaccininum
— nach Scharlach
Ammonium benzoicum
Apis mellifica
Colchicum
— Zustand nach —
Coxsackie-Virus-Nosode
— und Zystitis infolge Erkältung und Durchnässung mit schleimig, übelriechendem Urin und dauernden Blasentenesmen
Dulcamara

Nephrolithiasis
Berberis
Calculi renales
Cystopyelonephritis-Nosode
Equisetum arvense
Natrium oxalaceticum
Pyelon suis
Ren suis
Solidago virga aurea
Stigmata maydis
Terebinthina Chios
Ureter suis
Vesica urinaria suis
— und Nierengrieß
Bursa pastoris
— Nierenkoliken und Pyelitis
Coccus cacti
— und Nierensperre
Bryonia

Nephropathien
Tonsilliarpfröpfe-Nosode
— mit Ödemen und Albuminurie
Apocynum

Nephrosen
Acidum carbolicum
Amidopyrin
Apocynum
Baryum oxalsuccinicum
Calcium arsenicosum
Cuprum
Dimethylaminophenyldimethylpyrazolon
Ferrum arsenicosum
Phosphorus
Polyarthritis-Nosode
Pyelon suis
Ren suis
Scarlatinum
Solidago virga aurea
Sulfaguanidin (versuchsweise)
Tonsilliarpfröpfe-Nosode
Tonsillitis-Nosode
Ureter suis
Vesica urinaria suis
— und akute Glomerulonephritis
Acidum acetylosalicylicum
— chronische
Kalium arsenicosum
— mit Hypertonie und dunkelrotes zyanotisches Gesicht
Acidum fumaricum
— Kopfschmerz bei —
Zincum picrinicum

Nesselartige Ekzeme
— auf der Kopfhaut
Acidum cis-aconiticum

Netzhaut
— Affektionen der —
Belladonna
— Blutungen in der —
Acidum salicylicum

Netzhautaffektionen
— rechts mit halbseitigem Sehen
Lithium carbonicum

Netzhautblutungen
— und Amaurose
Bothrops lanceolatus

Netzhauterkrankungen
Ubichinon

Netzhautlähmung
— teilweise und Reizung der Konjunktiva bei Halbsichtigkeit rechts
Lithium carbonicum
— zeitweilige mit Flimmern und dunklen Punkten im Gesichtsfeld bei Vorliegen abnormer Brechungsverhältnisse der Lichtstrahlen (Gegenstände erscheinen kleiner)
Hyoscyamus

Neuralgien
Acidum carbolicum
Acidum formicicum
Acidum salicylicum
Atropinum sulfuricum
Chamomilla
Chininum arsenicosum
Chininum sulfuricum
Cimicifuga
Cuprum arsenicosum
Fagopyrum
Heloderma
Malaria-Nosode
Mastopathia cystica-Nosode
Neurofibroma (versuchsweise)
Tabacum
Tetanus-Antitoxinum (versuchsweise)
Tonsillarpfröpfe-Nosode
— bei Albuminurie
Kreosotum
— mit Ameisenlaufen
Aconitum
— stechender oder reißender Art in verschiedenen Körperteilen, vorzugsweise im Bereich der Arme und des Nervus ischiadicus
Capsicum
— verschiedener Art, besonders im Gebiet der Ischiasnerven aber auch sonstiger Lokalisation (Trigeminus, Interkostalbereich)
Colocynthis
— vertebragener Art
Funiculus umbilicalis suis
— im rechten Arm
Rhus venenata
— — Bein
Lycopersicum
— im linken Bein (Ischias)
Lachesis
— die aus dem Bett treiben
Ferrum metallicum
— besser durch festes Binden
Menyanthes
— hartnäckigen Charakters
Causticum Hahnemanni
— chronische
Glioma
Granuloma dentis
Mastoiditis-Nosode
Nageltrichopyhtie-Nosode
Nagelmykose-Nosode
— — und sonstige Beschwerden, die sich jeden zweiten Tag verschlimmern
China
— — die weiterbestehen trotz Entfernung sämtlicher Zähne
Kieferostitis-Nosode
— bei Diabetes mellitus
Kreosotum
— ohne Fieber und Rheumatismus
Formica rufa
— und Gesichtsschmerzen, mit kränklich gelber Gesichtsfarbe, Steifigkeit der Kiefer mit Trismus
Causticum Hahnemanni
— — mit Eingenommenheit des Kopfes und Schwindel, Reißen in verschiedenen Teilen des Schädels, sowie pulsierendes Stechen in der Schläfengegend
Guajacum
— hartnäckige
Psorinum
— nach retoxisch behandelten Hautausschlägen
Pyodermie-Nosode
— und Herzaffektionen
Mastoiditis-Nosode
— der Hoden
Hydrastis

— z.B. Ischias nach Sitzen auf kaltem Boden
Aconitum
— schießende, stechende sowie Knacken und Krachen der Gelenke bei harnsaurer Diathese
Thuja
— auf der rechten Körperseite
Ferrum muriaticum
— und Krämpfe
Camphora
— — Zuckungen und Konvulsionen
Cimicifuga
— und rheumatische Muskeldystrophie
Kalium phosphoricum
— des Nervus infraorbitalis ciliaris
Natrium muriaticum
— und Neuritis sowie paralytische Ptosis und Verziehung des Gesichtes nach einer Seite, so daß der Patient kaum sprechen kann
Luesinum
— des Oberkiefers nachts
Aranea diadema
— periodische infolge Malaria
Niccolum aceticum
— im Bereiche des Nervus trigeminus
Colocynthis
— und Rheumatismus vertebragener Genese
Discus intervertebralis
— — und Schmerzen zwingen zum Schreien
Chamomilla
— des Samenstranges
Hydrastis
— Schmerzen langsam steigend und fallend
Stannum
— mit starken Schmerzen
Ubichinon
— sich auf eng umschriebene Stellen beschränkend (wie ein Nagel im Kopf)
Thuja
— supraorbitale sowie hinter dem rechten Augapfel
Penicillin
— mit Taubheitsgefühl, Kribbeln oder Ameisenlaufen
Aconitum
— des linken Trigeminus
Silicea
— mit nächtlicher Verschlimmerung
Silicea
— und Wechselfieber, die zeitig wiederkehren
Cedron

Neurale Streufelder
Kieferostitis-Nosode

Neuralgiforme Erscheinungen
— mit Parästhesien
Aconitum

Neuralgiforme Gesichtsschmerzen
— evtl. mit Lähmungserscheinungen verbunden, Facialisparese
Causticum Hahnemanni

Neuralgische Affektionen
— im Nervus ischiadicus bis zu den Zehen strahlend
Ginseng

Neuralgische Beschwerden
— bei Vorhandensein von Iritis und Glaukom
Cedron

Neuralgisch-rheumatische Beschwerden
Ammonium phosphoricum
— mit Unruhe und Reißen in Nerven und Muskeln nachts, in den Beinen, verbunden mit Lähmungszuständen (Facialisparese nach Einwirkung kalten Ostwinde(s)
Causticum Hahnemanni

Neuralgische Kopfschmerzen
— nach geistiger Arbeit auftetend mit Frösteln
Magnesium phosphoricum

Neuralgische Schmerzen
- über dem rechten Auge und der rechten Schläfe und rheumatische Beschwerden im rechten Schulterblatt
  Chelidonium
- und typische Interkostalneuralgien der linken Schulter und Nackenpartie, mit Druckgefühl und Schwere auf den Schultern
  Dulcamara
- vornehmlich von der Wirbelsäule ausgehend, blitzartig fließend
  Cimicifuga

Neurasthenie
Acidum picrinicum
Ambra
Argentum nitricum
Damiana
Helonias dioica
Kalium phosphoricum
Zincum picrinicum
- nach erschöpfenden Krankheiten (retoxische Phasen) und nach sexuellen Exzessen
  Selenium

Neuritis
- nach Neuralgien sowie paralytische Ptosis und Verziehung des Gesichts nach einer Seite, daß der Patient kaum sprechen kann
  Luesinum
- mit starken Schmerzen
  Ubichinon

Neuroderm
- Imprägnationsphasen besonders im Gebiet des —
  Aranea diadema

Neurodermitis
Acidum sulfuricum
Cutis suis
Funiculus umbilicalis suis
Galphimia
Glandula suprarenalis suis
Hepar suis
Pollis graminis
Psoriasis-Nosode
Sepia
Serum ovile
Sulfur
- und Ekzeme an Stirn, Wangen und Gesicht mit Juckreiz
  Arnica
- und sonstige Hauterkrankungen
  Hypophysis suis

Neuropathische Anlage
Berberis

Neurosen
- klimakterische
  Sepia
- klimakterische mit Depressionen
  Ovarium suis

Neutropenie
- splenopathische
  Osteomyelosklerose-Nosode

Niedergeschlagenheit
Acidum sulfuricum
Agaricus
Colchicum
Petroleum
Thuja
- große
  Melilotus officinalis
- bei fortschreitender Abmagerung
  Acalypha indica
- Ärgerlichkeit, ungewöhnliche Kraftlosigkeit, Erschöpfung bei reizbarer Gemütsstimmung, Hang zur Einsamkeit, Schwäche des Denkvermögens
  Helonias dioica
- Gleichgültigkeit und Ängstlichkeit mit Unruhe und Menschenscheu
  Crotalus
- Reizbarkeit, Angstanfälle, Atembeschwerden und Ohnmachtsanfälle bei schneller Abmagerung
  Acidum aceticum

— starke bei schwerster Gedächtnisschwäche
Luesinum
— tiefe besonders abends bei ärgerlicher Reizbarkeit und Neigung zu Depression und kummervollem Grübeln über die eigene Gesundheit
Sepia

Niednagel
— mit entzündlichen Reizungen der Nagelglieder
Natrium muriaticum

Niere
— rechts, Druckgefühl in —, besser durch Gegendrücken
Ammonium bromatum
— Reizzustände an den — und brennende Schmerzen beim Abgang weniger Tropfen Urins
Gutti
— scharfe Schmerzen in den —, verbunden mit Entzündungserscheinungen sowie brennender Harn
Thuja

Nierenaffektionen
— chronische
Melilotus officinalis

Nierenbeckenentzündungen
Naphthochinon

Nieren- und Blasenaffektionen
— mit Harnbeschwerden, Zystitis und Blasenschwäche
Helonias dioica

Nieren- und Blasenbeschwerden
— mit viel Urintenesmen und Schmerzen in der Urethra
Colchicum

Nieren- und Blasensteine
Orthosiphon stamineus

Nierendysfunktion
Ammi visnaga

Nierenentzündungen
— chronische mit Albuminurie und Ödemen
Calcium arsenicosum

Nierenerkrankungen
Chinhydron
Natrium muriaticum
Zincum gluconicum
— degenerative
Naphthochinon
— mit Hypotonie
Cuprum
— Hypertonie
Plumbum
— mit ödematösen Schwellungen
Lachesis
— mit gleichzeitigen durchfälligen Stühlen, großem Elendsgefühl und rasenden Kopfschmerzen
Anthrachinon
— die in progressiver Vikariation nach retoxisch behandeltem Scharlach oder Anginen auftreten
Hepar sulfuris

Nierenexkretion
— mangelnde und gichtisch-rheumatische Erkrankungen
Berberis
— Störungen der —
Cutis suis
Ureter suis
Vesica urinaria suis

Nierenfunktion
— herabgesetzte
Acidum fumaricum
— — mit unzureichender Ausscheidung
Ren suis

Nierenfunktionsmittel
Ononis spinosa

Nierenfunktionsschwäche
— (Rückwirkung auf das Mesenchym)
Berberis

Nierengegend
— druckempfindliche (Urin eiweißhaltig, blutig oder reichlich und hell)
Ferrum metallicum
— Druck in der —
Gnaphalium polycephalum
— Schmerzen in der —
Stigmata maydis
— — bei häufigem Harndrang
Acidum oxalicum
— dumpfe scharfe Schmerzen in der — und unter dem unteren Schulterblattwinkel
Convallaria majalis
— dumpfer Schmerz in der — (dickes zähes Schleimsediment im Urin) oft verbunden mit Herzklopfen und Schwäche, besonders hochgradiger Muskelschwäche, Hitzegefühl im ganzen Körper, abwechselnd mit Frösteln
Hydrastis
— heftige Schmerzen in der — und schleimiger eiweißhaltiger, übelriechender Urin bei akuter Nephritis
Dulcamara
— stechende Schmerzen in — mit Drängen nach der Blase und Blasenreizerscheinungen
Digitalis
— rechts, Druck und Schmerzen in der —
Ammonium benzoicum
— rechts, Schmerzen in der — und in der rechten Lende, ausstrahlend nach dem Unterleib und Harndrang und Verschlimmerung durch Bewegung, Druck beim Niedersetzen und beim Liegen
Equisetum arvense
— Schwere und Druck in der —
Hydrocotyle asiatica
— Steifigkeits- und Taubheitsgefühl im ganzen Rücken verbunden mit großer Schwäche
Berberis

Nierengrieß
— zur Auflösung des —
Galium aparine
— und Enuresis bei Pyelitis
Podophyllum
— und Gallenkoliken
Magnesium borocitricum
— und Nephrolithiasis
Bursa pastoris
— und Nierenkolik, Neigung zu —
Lycopodium

Nieren- und Herzerkrankungen
— mit Hydrops
Scilla

Niereninsuffizienz
Ammonium benzoicum
Natrium oxalaceticum
— Ödeme infolge — bei Glomerulonephritis oder kardialer Insuffizienz
Apis mellifica

Nieren- und Knochenerkrankungen
Calcium aceticum

Nierenkoliken
Ammi visnaga
Baryum oxalsuccinicum
Bryonia
Medorrhinum
Pareira brava
Plumbum metallicum
Tabacum
— mit Blasenkatarrh und eitrigschleimigem Sekret
Acidum benzoicum
— mit in die Extremitäten ausstrahlenden Schmerzen
Dioscorea villosa
— nach unterdrücktem Fußschweiß auftretend
Arsenicum album

— linksseitige
Baptisia
Cuprum
— und Nierengrieß, Neigung zu —
Lycopodium
— Pyelitis, Nephrolithiasis
Coccus cacti
— rechtsseitige
Arsenicum album
— mit heftigen Tenesmen
Medorrhinum

Nierenkomplikationen
— bei Scharlach
Apis mellifica

Nieren- und Lebererkrankungen
Glandula thyreoidea suis

Nieren- und Leberüberlastung
Berberis

Nierenparenchymschäden
— mit Albuminurie
Phosphorus

Nierenschäden
Acidum p-aminosalicylicum
— nach Barbituraten und Phenazetin
Hydrochinon
— nach Impfungen und Operationen
Ubichinon
— nach Scharlach
Naphthochinon

Nierenschmerz
Arsenicum album
Mitchella repens
Penicillinum
— mit Abstrahlungen in Blase und Harnröhre
Equisetum arvense
— dumpfe und heftige schneidende Beschwerden, die den Harnleitern entlangstrahlen mit geringer Harnabsonderung, Harnverhaltung und Druckempfindung in der Harnblase sowie unwillkürlicher Harnabgang
Eupatorium purpureum
— mit Harndrang und Anurie
Podophyllum
— nach allen Richtungen ausstrahlend und längs den Harnleitern verlaufen (reißend, stechend, brennend, schneidend)
Berberis
— bei Unterkühlung
Acidum succinicum

Nierensperre
— bei Nephrolithiasis
Bryonia

Nierensteine
Bacterium coli
Calcium carbonicum
Colibacillinum
Terebinthina Chios
— zur Auflösung der —
Galium aparine

Nierensteinbildung
Rubia tinctorum
— verbunden mit Blutharnen und bei Reizzuständen im Urogenitaltraktus
Cantharis

Nierensteinkoliken
Berberis
Magnesium phosphoricum

Nierensteinleiden
Berberis
Bryonia
— (die häufig nach retoxisch behandeltem Schweißfuß auftreten)
Sudor pedis
— links
Saxifraga

Niesen
— Aufstoßen von Luft und Magenschmerz, Schwäche zurückbleibend, krampfartiger Husten, Würgen, Erbrechen
Lobelia inflata

— beim Eintritt in ein kaltes Zimmer
Ammonium bromatum
— häufiges bei trockener Nasenschleimhaut mit nächtlichem Stockschnupfen und Nasenbluten, Kehlkopfkatarrh und Kitzelgefühl mit trockenen Hustenstößen
Niccolum aceticum
— heftiges, wochenlanges, meist vormittags auftretendes mit Absonderung übelriechenden Schleims
Gutti
— bei heftigem Fließschnupfen und Geruchs- und Geschmacksverlust, innere Wundheit und Trockenheit der Nase
Natrium muriaticum
— Husten, Schneuzen und unwillkürlicher Harnabgang
Causticum Hahnemanni
— profuser Tränenfluß und Augenschmerz bei Sonnenlicht
Amylium nitrosum

Niesreiz
Sabadilla
— und Geruchstäuschungen bei trockener und wunder Nasenschleimhaut
Veratrum

Nikotinmißbrauch
— Folgen von —
Nux vomica

Nucleus pulposus-Prolaps
Discus intervertebralis

Nukleinsäuren
— Störungen im Abbau der —
Acidum uricum

Nymphomanie
Cantharis
Ovarium suis
Veratrum
— mit heftiger Erregung der Phantasie
Hyoscyamus
— bei Wöchnerinnen
Platinum metallicum

Nystagmus
Menyanthes
— (Charcot'Trias)
MS-Nosode

Oberarm
— Muskelzittern im —
Aranea diadema
— links und Schulter links, Schmerzen in —
Adonis vernalis

Oberbauch
— Aufblähung im —
Argentum nitricum
— Aufstoßen, Übelkeit, periodisch schießende Schmerzen, Blähungen im —
Adonis vernalis
— Klumpengefühl im —
Agaricus
— links, Druck- und Krampfgefühl im —
Digitalis
— Knäuelgefühl im —, dabei Atemnot
Ceanothus americanus
— Krampfgefühl im — bis nach unten entlang dem Sigmoid strahlend, mit oft nicht unberechtigter Kanzerophobie
Lachesis
— krampfhafte Beschwerden
Magnesium phosphoricum
— Schmerzen beim Husten — (Palpieren dieser Gegend oder Beugen auf die linke Seite wegen der Schmerzen nicht möglich)
Sanguinaria
— Schmerzen in — und zentral, an einer kleinen Stelle einsetzend und ausstrahlend, beim Essen beginnend, anhaltend
Dioscorea villosa
— Schmerzen links, zur Mitte bis zum Herzen ausstrahlend (Besserung kann erst bei Aufrechtstehen erreicht werden)
Dioscorea villosa
— Spasmen und Schmerzen im —
Kalium phosphoricum

Oberschenkel
— Abmagerung an den —
Selenium
— Abstrahlen der Schmerzen in die —
Pareira brava
— Ameisenlaufen im linken —, später auch im rechten — bis in den Fuß strahlend, besser durch Gehen
Arsenum jodatum
— rheumatische Beschwerden in die — ausstrahlend und rechtsseitig auftretend
Chelidonium
— Fettansatz an den — mit Ausbildung sekundärer Geschlechtsmerkmale
Baryum oxalsuccinicum
— links, Frösteln des —
Arsenum jodatum
— Ischiasschmerz
Phytolacca
— Krämpfe in — (während des Tages verstärkt)
Petroleum
— rechts, Krämpfe auf der Innenseite des —
Convallaria majalis
— Kribbeln in den — mit Unruhe in den Beinen, Taubheitsgefühl, zwischendurch evtl. stechende Beschwerden
Gnaphalium polycephalum
— Muskelschmerzen in den —
Niccolum aceticum
— Reißen in den —
Adonis vernalis
— Schmerzen wie verschlagen
Cocculus
— — vom Unterleib und der Blase bis in die — ausstrahlend
Colchicum
— umschriebene Schweiße zwischen den —
Calcium carbonicum
— und Unterarme mit himbeerfarbenen, kleineren oder größeren Flecken ohne Gewebsinfiltration (Verfärben der Flecken nach einigen Tagen, braunrot, dann gelb bei allmählicher Verblassung)
Corallium rubrum

Obstipation
Aluminium
Natrium muriaticum
Niccolum metallicum
Rectum suis
Zincum metallicum
— atonische
Alumina
Hydrastis
— chronische
Appendicitis-Nosode
Coecum suis
Hydrastis
Magnesium chloratum
Paracoli-Nosode
— und Diabetes mellitus
Natrium choleinicum
— wechselnd mit Diarrhöen und Hämorrhoiden und dick-belegter, kalkweiser Zunge
Antimonium crudum
— wobei auch weiche Stühle schwer abgehen
Hepar sulfuris
— mit häufigen Flatus und weicher Stuhlentleerung bei gastrischen Beschwerden
Guajacum
— habituelle
Frangula
— hartnäckige und Blutandrang zum Kopf
Asterias rubens
— (hellfarbige, trockene Knollen)
Collinsonia canadensis
— wenn Intoxikationserscheinungen auftreten und kalter Schweiß auf der Stirn erscheint
Veratrum
— der Kinder mit krampfhaften Schmerzen bei jedem Versuch, Stuhl zu entleeren
Magnesium phosphoricum
— und Kreuzschmerzen
Natrium muriaticum
— traurige Stimmung und pastöses Aussehen bei Unruhe, Ängstlichkeit und Gedankenschwäche
Graphites
— mit Ohnmacht nach dem Stuhlgang
Conium
— mit harten, trockenen, krümeligen Stühlen, evtl. Schafskot mit Wundheit am After, Einrissen und Blutungen
Natrium muriaticum
— mit knolligen, harten Stühlen (Krötenbauch)
Thuja
— mit festhängendem Stuhl
Medorrhinum
— mit erfolglosem Stuhldrang bei Hämorrhoiden mit brennenden, juckenden Schmerzen
Kalium carbonicum
— spastische
Asthma-Nosode
Plumbum metallicum
— — und Blähungen mit heftigen Schmerzen im After, so daß der Patient die Entleerung unterbrechen muß
Lycopodium
— — Neigung zu —
Lycopodium
— — mit Tenesmen aber auch wäßrige Diarrhö
Gutti
— nach Tabak-, Tee- und Kaffeemißbrauch
Abies nigra
— mit Tenesmen
Mandragora

Ödeme
Ammonium benzoicum
Apis mellifica
Apocynum
Digitalis
Funiculus umbilicalis suis
Helleborus
Ren suis
— akut-entzündliche — wie nach einem Bienenstich
Apis mellifica

— und Albuminurie
Penicillinum
— bei Nephropathien
Apocynum
— angioneurotische
Bacterium proteus
— bei Asthma bronchiale
Antimonium arsenicosum
— der oberen Augenlider
Kalium carbonicum
— der Augenlider und des Gesichtes
Ammonium benzoicum
— an den Beinen
Ferrum metallicum
— und schwere Dyspnoe bei Herzpatienten (kann kaum die Treppe steigen)
Arsenicum album
— bei Herzerkrankungen, dabei Schmerzen in der Glans penis
Prunus spinosa
— bei Herz- und Nierenleiden
Colchicum
— an den abhängigen Körperpartien, speziell an Fußknöcheln, bei bleichem wachsfarbigem Gesicht, blassen Lippen und fast weißen Schleimhäuten, wobei plötzlich eine jähe Röte einschießen kann, verbunden mit heftigem Klopfen der Blutgefäße
Ferrum metallicum
— infolge Niereninsuffizienz bei Glomerulonephritis oder kardialer Insuffizienz
Apis mellifica
— der Unterlider
Apis mellifica
— in den Körperhöhlen und Extremitäten
Para-Benzochinon

Ohnmacht
Aethusa
Moschus
Vipera berus
— anfallsweise mit Zittern am ganzen Körper und mit Konvulsionen
Crotalus
— Anwandlungen von — und Hinfälligkeit, wobei auch starrkrampfähnliche Zustände mit klarem Bewußtsein beobachtet werden und Konvulsionen
Gratiola
— und Schwindel, Neigung zu — bei großer Erschöpfung mit Kältegefühl
Aethusa
— nach dem Stuhlgang bei Obstipation
Conium
— als Folge der Überempfindlichkeit bei geringstem Schmerz
Hepar sulfuris
— und allgemeine Zyanose
Natrium nitrosum

Ohnmachts- und Kollapszustände
Veratrum
— und Erstickungsanfälle bei kaltem Gesichtsschweiß zur völligen Pulslosigkeit
Cactus
— sich verschlimmernd zur Abendzeit und sich bessernd in frischer Luft
Helleborus
— Niedergeschlagenheit, Reizbarkeit, Angstanfälle, Atembeschwerden und schnelle Abmagerung
Acidum aceticum
— und Frösteln bei Dysmenorrhö
Ammonium carbonicum
— und Herzkollaps
Veratrum
— mit starkem Herzschlag
Convallaria majalis
— mit Schwindel und Übelkeit
Cocculus
— mit Nervosität, schlimmer gegen 10 bis 11 Uhr und Heißhunger
Phosphorus
— und große Schwäche mit Erschöpfung und Leereempfindungen in verschiedenen Körperteilen und Organen
Cocculus

Ohren
— Anschwellung hinter den —
Acidum benzoicum

— schuppiger Ausschlag hinter den —
Bursa pastoris
— aufgesprungene, wunde und krustige Ausschläge hinter den —, verbunden mit übelriechenden Absonderungen
Graphites
— chronisch-nässende
Kreosotum
Otitis media-Nosode
— wunde Ekzeme in den —
Petroleum
— übelriechender Eiterausfluß aus den —
Hepar sulfuris
— Empfindung in den — (als blase Wind aus den Ohren, besonders beim Schlingen)
Melilotus officinalis
— chronische Fisteleiterung der —
Silicea
— Gefühl von Stichen und Jucken in den —
Acidum benzoicum
— skrofulöse Hautausschläge hinter den —
Curare
— Klingen in den —
Asa foetida
— rechte, Klingeln in den — mit Brennen in den Augen, Schmerz im rechten Auge und vermehrte Schleimabsonderung aus der Nase sowie Nasenbluten (hellrotes Blut)
Erigeron canadensis
— Polypenbildung in den —
Calcium carbonicum
— Rötung der —
Causticum Hahnemanni
Sulfur
— Sausen und Läuten mit heftigem Reißen in den —
Gutti
— Singen in den — mit Kopfschmerzen
Caltha palustris
— und Augenentzündung
Alumina

Ohrenbrausen
Hydrastis
— Kopfschmerzen und Schwerhörigkeit mit geröteten Augen und Lichterscheinungen bei Kopfkongestionen
Iberis amara
— verbunden mit dumpfen und ziehenden Kopfschmerzen
Petroleum

Ohrenentzündungen
Mezereum

Ohrenerkrankungen
— im Kindesalter
Baryum oxalsuccinicum

Ohrenfluß
— übelriechender —
Aethiops antimonialis
— bei heftigen Ohrenschmerzen
Viola odorata

Ohrfurunkel
Acidum picrinicum

Ohrgeräusche
Baryum carbonicum
Calcium carbonicum
Chinhydron
Chininum sulfuricum
Kreosotum
Os petrosum
Pimpinella alba
— verbunden mit chronischem Ohrausfluß, der wie Heringslake riecht
Graphites
— Ohrstiche beim Schlucken, Pupillenerweiterung und Augenschwäche (als wenn alles in Nebel gesehen würde)
Carboneum sulfuratum
— summendes, nach Anstrengung
Bursa pastoris

Ohrkatarrhe
Argentum nitricum

Ohrenklingen
Iris
— Ohrensausen, Ohrenreißen mit vermehrter Tränenabsonderung und undeutlichem Sehen
Castoreum sibiricum
— mit Schwerhörigkeit und Entzündung des äußeren Gehörgangs
Baryum carbonicum

Ohrknacken
— Krachen, Knallen
Baryum carbonicum

Ohren- und Kopfschmerzen
— unklare
Chamomilla

Ohrenreißen
— heftiges, Sausen und Läuten im Ohr
Gutti
— nächtliches
Hyoscyamus
— und Schmerzen im Ohrknorpel
Hyoscyamus

Ohrensausen
Acidum salicylicum
Baryum carbonicum
Chininum salicylicum
Conium
Iris
— chronisches
Ferrum picrinicum
— mit Gefühl völliger Taubheit auf dem befallenen Ohr bei Hydrops des Mittelohres
Euphorbium
— bei Otosklerose
Cimicifuga
— und Schwerhörigkeit
Baryum oxalsuccinicum
— — bei chronischen Katarrhen der Ohrtrompete
Tuba Eustachii suis
— — bei Otitis externa mit chronischer entzündlicher Sekretion
Petroleum
— Zittern und allgemeine Schwäche bei Schwindel
Argentum nitricum

Ohrenschmalzabsonderung
— Störung der —
Baryum oxalsuccinicum
Cerumen
Ductus auricularis externus suis

Ohrenschmerzen
— drückend, reißend, zum Schreien zwingend mit besonderer Empfindlichkeit gegen kalte Luft
Chamomilla
— bei jeder Erkältung auftretend
Dulcamara
— nervöse, besonders hinter dem rechten Ohr (Mastoiditis), an der frischen Luft sowie beim Waschen des Gesichtes und Halses mit kaltem Wasser sich verschlimmernd
Magnesium phosphoricum
— heftige mit Ohrenfluß
Viola odorata
— beim Schlucken, Räusperzwang und Hypertrophie der Tonsillen bei klebendem Schleim am Gaumensegel
Psorinum
— und Schwerhörigkeit
Bursa pastoris
Mumps-Nosode
— in der Tiefe des Gehörgangs und in der Gegend des Trommelfeldes
Ranunculus bulbosus

Ohrspeicheldrüse
— Anschwellung der — und Bläschenausschläge
Calendula
— schmerzhafte Schwellung der —
Mumps-Nosode
— Entzündung der —
Jaborandi

Okzipital-, Arm-, Interkostal-, Ischiasneuralgien
— sowie sonstige rheumatisch-neuralgische Beschwerden jeglicher Lokalisation, die besser durch Wärme werden sich bei beginnender Bewegung verschlimmern, bei fortgesetzter Bewegung jedoch gelindert werden
Rhus toxicodendron

Okzipitalknotenschwellungen
Rubeolae-Nosode

Onanie
Acidum phosphoricum
— und geschlechtliche Aufregung
Bufo
— in der Jugend
Avena sativa

Onychorrhexis
Luesinum

Oophoritis
Mercurius solubilis Hahnemanni
— Zustand nach —
Coxsackie-Virus-Nosode

Ophthalmie
— chronische
Psorinum
— nach Masern, vor allem wenn Granulationen vorliegen
Pulsatilla
— skrofulöse
Lachesis

Opisthotonus
— und Masseterkrämpfe
Cuprum

Orchitis
Acidum fumaricum
Mercurius bijodatus
Mercurius solubilis Hahnemanni
Spongia
— Zustand nach —
Coxsackie-Virus-Nosode

Os mastoideum
— Karies des —
Acidum nitricum

Os sacrum
— pulsierende Stiche im —
Berberis

Ösophagitis
Veratrum viride

Ösophagus
— und Luftröhre, Trockenheit der — (jeder hinabgleitende Bissen schmerzt, kann genau angeben, in welcher Gegend sich der Bissen gerade befindet)
Sanguinaria

Ösophagusschmerzen
— mit heftigem Durst
Colchicum

Ösophagusvarizen
Cinnamomum

Osteochondrose
Abrotanum
Cortison
Funiculus umbilicalis suis
Glandula parathyreoidea suis
Luesinum
— mit Empfindlichkeit der Zervikalwirbel
Hypericum
— (Scheuermann'sche Erkrankung)
Tuberculinum
— der Wirbelsäule verbunden mit schmerzlosem Durchfall unverdauter Speisen, mit Gasbauch und Aufstoßen ohne Erleichterung
China
— von der Wirbelsäule ausgehende Beschwerden
Cocculus cacti
Discus intervertebralis suis

Osteomalazie
Calcium carbonicum
Funiculus umbilicalis suis
Glandula parathyreoidea suis
Methylguanidin
Os suis
Osteomyelitis-Nosode
Ovarium suis
— und Neigung zu Rachitis
Calcium carbonicum

Osteomyelitis
Mercurius solubilis Hahnemanni
Otitis media-Nosode
Para-Benzochinon
Staphylococcus

Osteoporose
Acidum fluoricum
Cortison
Mastoiditis-Nosode
Os suis

Ostitis
Asa foetida
— mit heftigen nächtlichen Beschwerden
Asa foetida
— skrofulöse und syphilitische
Hekla Lava

Otitis
Belladonna
— chronica
Tuberculinum
— eitrige (chronische) mit Knochenerkrankung und Schwerhörigkeit
Calcium jodatum
— externa
Cerumen
Cinnabaris
Otitis media-Nosode
Tellurium
— — chronica
Borax
Ductus auricularis externus suis
— — mit stinkendem Sekret
Bovista
— — mit chronischer entzündlicher Sekretion, verbunden mit Ohrensausen und Schwerhörigkeit
Petroleum
— media
Chamomilla
Ferrum metallicum
Ferrum phosphoricum
Lachesis
Mercurius dulcis
Mercurius solubilis Hahnemanni
Morbillinum-Nosode
Natrium oxalaceticum
Plantago major
Ubichinon
— — acuta
Capsicum
— — catarrhalis
Tellurium
— — chronica
Kreosotum
Osteomyelitis-Nosode
Otitis media-Nosode
— — — mit gelben Sekreten
Kalium sulfuricum
— — — (laufendes Ohr)
Mastoiditis-Nosode
— — — mit Eiterausfluß und Schwerhörigkeit
Asa foetida
— — mit Eiterbildung
Mercurius solubilis Hahnemanni
— — bei Kindern
Ignatia
— — mit heftigen Schmerzanfällen
Chamomilla

Otorrhö
Hydrastis
Lycopodium
— eitrige mit fortschreitender Taubheit
Luesinum

Otosklerose
Chinhydron
Funiculus umbilicalis suis
Os petrosum suis
Ubichinon

— und Ohrensausen
Cimicifuga

Ovar
— brennende Schmerzen
Cantharis
— dumpfe Schmerzen im —
Hydrocotyle asiatica
— links heftige Schmerzen im —
Argentum
Thuja
— pulsierende und ziehende Schmerzen im — bei schmerzhaften reichlichen und teerartigen Menstruationsblutungen
Cactus
— rechts, Ziehen und Reißen im — den rechten Oberschenkel entlang bis zum Knie ausstrahlend
Podophyllum

Ovarialfunktion
— Störung der —
Ovarium suis

Ovarialneuralgien
Gossypium herbaceum
Staphisagria
— links
Cimicifuga

Ovarialschmerz
Viburnum opulus
— bei den Blutungen
Ustilago maydis

Ovarialzysten
Flour albus-Nosode
Ovarialcyste
— links
Palladium

Ovariitis
Acidum fumaricum
Apis mellifica
Belladonna
Berberis
Natrium oxalaceticum
Palladium
— links
Crabro vespa
Lachesis
Lilium tigrinum
Medorrhinum
— — mit heftigen Beschwerden während der Menstruation
Thuja
— besonders wenn Fluor vorher retoxisch behandelte wurde
Trichomonaden-Fluor
— mit erschöpfenden Schweißen
Mercurius vivus

Ovulationsbeschwerden
— Ziehen in den Brüsten
Mastopathia cystica-Nosode

Oxalurie
Acidum oxalicum
Ren suis
Senna
Vesica urinaria suis

Ozaena
Acidum nitricum
Aurum
Bacillinum
Cadmium sulfuricum
Calcium fluoratum
Euphorbium
Graphites
Kalium jodatum
Kalium phosphoricum
Lachesis
Lemna minor
Luesinum
Marum verum
Mucosa nasalis
Ozaena-Nosode
Sinusitis-Nosode
Theridion currassavicum
Trichomonaden-Fluor
— und gewisse Formen von Schnupfen
Jodum

Pädatrophie
Calcium arsenicosum
— bei Ernährungsstörungen und Durchfällen
Silicea

Palmaraponeurose
— Verwachsung der — (entzündlich-narbige Schrumpfung) mit Verkrümmung der Finger, wobei der vierte und der fünfte Finger befallen sind
Dupuytren-Nosode

Panaritium
Anthracinum
Ledum
Mercurius solubilis Hahnemanni
Myristica sebifera
Pyrogenium
Rhus toxicodendron
Staphylococcus
Variolinum
— mit Schmerzen, die den Arm hinauflaufen
Bufo
— mit heftigen Schmerzen
Cepa

Pankreasaffektionen
— verschiedener Art
Podophyllum
Mumps-Nosode
— mit Fermentstörungen und nachfolgenden Atembeschwerden
Para-Benzochinon

Pankreatitis
Bacterium lactis aerogenes
Boletus laricis
Dioscorea villosa
Duodenum suis
Duodenitis-Nosode
Fel tauri (als Nebenmittel)
Jejunum suis
Leptandra
Momordica balsamina
— akute
Crotalus
— chronische
Salmonella typhi
— Zustand nach —
Coxsackie-Virus-Nosode

Papeln
— mit brennendem heftigem Jucken
Ammonium carbonicum
— Pusteln, Knoten-Ausschläge auf der Kopfhaut
Kalium jodatum
— zahlreiche, Lichen ruber mit weißen Schuppen und Rissen in Arm- und Kniebeugen
Kalium arsenicosum
— auf der Hand
Mercurius bijodatus

Papulöse Ausschläge
Acidum picrinicum
Chininum sulfuricum
— kleine weiße oder rote
Bovista
— stark juckende
Acidum hydrochloricum

Papillome
Causticum Hahnemanni
Thuja
Corpus pineale suis
Vesica urinaria suis

Paraesthesia nocturna
— mit dem Gefühl, als wenn die Hand wie geschwollen wäre
Cocculus

Paralyse
Zincum metallicum
— Mangel an Schmerzen bei —
Oleander
— *progressive*
Cerebrum suis (zur Nachbehandlung)
Malaria-Nosode

Paralyseähnliche Syndrome
Wismutkaliumjodid

Paralysis agitans
Baryum chloratum
Heloderma
Lyssinum
Medulla oblongata suis
Tarantula

Parametritis
Fluor albus-Nosode
— rechtsseitige
Apis mellifica

Parathyreoidea
— Entgleisungen der —
Para-Benzochinon

Parästhesien
Aconitum
Aesculus
Agaricinum
Coccus cacti
Rhododendron
— in Armen und Beinen
Acidum fluoricum
— oder einseitige —
Papaver
— bei neuralgieformen Erscheinungen
Aconitum
— der Extremitäten
Latrodectus mactans
— in den Fußsohlen und Händen (abwechslend mal rechts mal links)
Cocculus
— halbseitige
Primula veris
— bei Kältegefühl
Agaricus
— Kribbeln oder Eingeschlafenheitsgefühl bei stechenden Schmerzen, wie ein Messerstich durchschießend, unabhängig von Bewegung, Berührung und Druck
Colocynthis

Parenchymatöse Struma
Struma parenchymatosa

Parenchymschäden
Phosphorus
— der Leber, zur Nachbehandlung bei —
Extractum Hepatis

Paresen
Acidum succinicum
Kalium phosphoricum
Luesinum
Medulla spinalis suis
— und Abmagerung
Plumbum metallicum
— jeder Art
Acidum DL-malicum
Strychninum nitricum
— — infolge Durchnässung oder Verschlimmerung bei naßkaltem Wetter
Dulcamara
— — besonders schlaffe
Poliomyelitis-Nosode
— beginnende
Papaver
— der Beine
Acidum oxalicum
— schwere homotoxische Belastung bei —
Sutoxol
— halbseitige mit Zucken, Zittern und Schwäche
Zincum metallicum
— Mangel an Schmerzen bei —
Oleander
— bei Myelitis, speziell nach Liegen auf nassem Boden oder nach Erkältungen in geschwitztem Zustand (Sport) mit Parästhesien in den erkrankten Gliedern oder mit Ptosis der gleichen Ätiologie
Rhus toxicodendron
— örtliche (der Stimmbänder, der Schlingmuskeln, der Augenlider, des Nervus facialis, des Blasenschließmuskels, der Extremitätenmuskulatur u.a.)
Causticum Hahnemanni

— nach Poliomyelitis
Para-Benzochinon
— postapoplektische
Acidum α-ketoglutaricum
Natrium oxalaceticum
— rechts
Causticum Hahnemanni
— rheumatische
Vaccininum

Parodontitis
Dens suis
Gingiva suis
Pulpa dentis suis
— apikale und Drüsenschwellung
Mezereum

Paradontose
Acidum citricum
Carbo vegetabilis
Dens suis
Gingiva suis
Kalium carbonicum
Natrium pyruvicum
Parodontose-Nosode
Pulpa dentis suis
— und Aphthen
Psorinum

Paronychie
Aristolochia clematitis
— chronische
Asa foetida

Parotis
— Zysten und Sekretionsstörungen der —
Parotis suis

Parotishypertrophie
Calcium jodatum

Parotitis
Rhus toxicodendron
— entzündliche
Hyoscyamus
— epidemische
Mumps-Nosode
— septica, besonders rechts
Anthracinum
— Zustand nach —
Coxsackie-Virus-Nosode

Paroxysmen
— keuchhustenähnliche mit dickschleimigem, fadenziehendem Auswurf, wobei sich über den Lungen (strahlenförmig) sich ausbreitende Stiche und Druck finden und Beengungsgefühl mit einem Gefühl von vermehrter Wärme in der Brust
Coccus cacti

Parulis
Granuloma dentis
— mit Drüsenschwellungen am Hals und Nacken
Magnesium phosphoricum

Pektanginöse Beschwerden
Aconitum
Glonoinum
Magnesium phosphoricum
Natrium pyruvicum
— mit Druck in der Herzgegend Beklemmungsgefühl und leichter Atemnot
Crataegus
— mit ausstrahlenden Schmerzen in den linken Arm
Spigelia
— und lanzinierende Schmerzen vom Herzen ausgehend und nach dem Rücken und den Schultern ausstrahlend mit krampfhaftem und pressendem Druck im Herzen
Glonoinum
— verbunden mit Atemnot und mit in die Arme abstrahlende Schmerzen
Acidum oxalicum

Pemphigus
Balsamum copaivae
Caltha palustris
Cutis suis
Hepar suis
Luesinum

Mancinella
Ranunculus bulbosus
Rhus toxicodendron
— auf Handtellern und Fußsohlen
Bufo

Periarthritis humeroscapularis
Apis mellifica
Cartilago suis
Guajacum
Hepar suis

Perikarditis
Phaseolus nanus
Senega
— und Endokarditis
Iberis amara
— Erguß bei — mit Verschlimmerung beim Essen und Hinlegen
Antimonium arsenicosum

Perikard- und Myokardschäden
Coxsackie-Virus-Nosode
Crataegus

Periodizität
— der Beschwerden und Schmerzen
Anacardium
Arsenicum album
Colocynthis

Perniones
Agaricus
Placenta materna suis

Periostitis
Asa foetida
Manganum sulfuricum
Os suis
Rhus toxicodendron
— mit Empfindlichkeit gegen Berührung
Mezereum
— mit nächtlichen Knochenschmerzen
Mercurius praecipitatus ruber
Mezereum

Periostaffektionen
Mercurius solubilis Hahnemanni
Symphytum

Peritonitis
Bryonia
Rhus toxicodendron
— Erbrechen bei —
Papaver
— mit brennenden Schmerzen
Cantharis
— tuberkulöse
Abrotanum

Pertussis
Carbo vegetabilis
Cina
Ipecacuanha
Pertussis-Nosode
— mit pfeifendem Atem und Stichen auf der Brust, mit Zyanose und Erstickungsanfällen, Brechwürgen und großer Schwierigkeit den Schleim auszuwerfen, wobei es auch zum Erbrechen der Speisen, evtl. auch zum Nasenbluten kommen kann
Drosera
— Konvulsionen bei —
Stramonium
— nächtlicher mit Erstickungsgefühl und Verlangen, Luft zugefächelt zu erhalten
Carbo vegetabilis
— besonders nachts und beim Liegen
Magnesium phosphoricum
— mit zähem, strähnigem Schleim, besser in kalter Luft
Coccus cacti
— mit Würgen und Erbrechen
Mezereum

Petechiale Blutungen
Ferrum metallicum
Hirudo medicinalis
Phosphorus
Scarlatinum
Variolinum

— Neigung zu —
Secale cornutum
— im Gebiet der Nasen-Luftröhrenschleimhaut
Aconitum

Pfeiffer'sches Drüsenfieber
Calendula

Pferdeharn
— (dunkel, rot oder braun)
Acidum benzoicum

Pflockgefühl
— (Kopfschmerzen) und starke Gedächtnisschwäche bei alten Leuten
Anacardium
— im Mastdarm und Hämorrhoidaljucken
Thuja
— im Rachen, schlechter Mundgeschmack bei profusem Bluten aus einer Zahnalveole
Erigeron canadensis
— typische Empfindung eines —
Hepar sulfuris

Pfortaderkreislauf
— Auftreibung und Stauungen im — mit Gallenbeschwerden und dem Verlangen, die Lebergegend zu reiben
Podophyllum
— venöse Stase im —
Aesculus

Pharyngitis
Arum maculatum
Belladonna
Capsicum
Hepatica triloba
Sanguinaria
Saponaria
Tartarus stibiatus
— akute —
Arum triphyllum
— grippale
Salmonella paratyphi B
— mit Räuspern und trockenem Kitzelhusten
Chinhydron

Phlegmone
Mercurius solubilis Hahnemanni
Rhus toxicodendron
Vaccininum
— zum Durchbruch bringen der —
Myristica sebifera
— gangränöse —
Anthracinum
— Gefahr von —
Ubichinon
— als Nebenmittel bei —
Hirudo medicinalis
— perinephritische
Staphylococcus

Phlyktänenbildung
Rhus toxicodendron
— mit Lichtscheu
Luesinum

Pickelverhärtung
Conium

Pigmentanomalien
— der Haut
Neurofibroma

Pityriasis
Berberis aquifolium
Chaulmoogra
Natrium arsenicosum
— verbunden mit stellenweisem Haarausfall sowie Erysipel
Lycopodium

Pityriasis versicolor
Bacillinum
Lycopodium
Tellurium

Platzangst
Argentum nitricum
Asthma-Nosode

Pleura
— Bluterguß unter der —
Colchicum
— Stiche in der — bei trockenem Husten
Bryonia

Pleuraexsudat
Arsenicum album

Pleurareizungen
— interkurrente, mit tiefer heiserer Stimme bei Kehlkopfkatarrhen
Drosera

Pleuraschmerzen
Cimicifuga
— bei Grippe
Cimicifuga

Pleuritis
Anthrachinon
Arsenicum album
Bryonia
Diphtherinum
Klebsiella pneumoniae
Morbillinum-Nosode
Peritoneum
Senega
— acuta mit stechenden Schmerzen beim Husten
Bryonia
— Adhäsionen nach —
Ranunculus bulbosus
— Erguß bei — mit Verschlimmerung beim Essen und Hinlegen
Antimonium arsenicosum
— exsudativa
Abrotanum
Calcium jodatum
Phaseolus nanus
Scilla
— rechts
Mercurius sulfuricus
— — mit starken Nachtschweißen
Kalium carbonicum
— Rippenschmerzen nach —
Abrotanum
— sicca
Abrotanum
— — mit trockenem Reizhusten und Schmerzen auf der Brust
Tuberculinum
— trockene oder mit serösem Erguß und konsekutive Adhäsionen
Ranunculus bulbosus
— Zustand nach —
Coxsackie-Virus-Nosode

Plexus axillaris
— feinstechende Schmerzen innerhalb des —
Spigelia

Pneumonie
(siehe auch unter Lungenentzündung)
Anthrachinon
Ferrum phosphoricum
Rhus toxicodendron
Scatol
Veratrum
— bei Adipositas
Klebsiella pneumoniae
— akute
Sulfur
— chronische
Natrium oxalaceticum
— hochgradige Atemnot bei —
Acidum benzoicum
— mit schwer herauszubringendem Auswurf
Lycopodium
— begleitende
Bryonia
— hämorrhagische
Cantharis
— lobäre
Phosphorus
— bei retoxisch behandelten Hautkrankheiten
Veratrum viride
— mit schwieriger Lösung des Expektorates, Schleimanhäufung und Rasselgeräusche sowie Dyspnoe bei Bronchitis
Lycopodium

— rechtsseitige und rechtsseitige rheumatische Beschwerden in Hüfte und im rechten Bein
Chelidonium
— — speziell im Unterlappen
Sanguinaria
— wenn starkes Schleimrasseln mit dem Unvermögen besteht, das Sputum auszuwerfen, besonders bei Kindern und alten Leuten
Tartarus stibiatus
— nach antibiotischer Therapie
Chinhydron
— verschleppte mit Gefahr der Abszedierung
Hepar sulfuris

Pneumokoniosis
Klebsiella pneumoniae

Poliomyelitis
Beta vulgaris rubra
Kalium phosphoricum
— Degenerationsphasen der —
Oleander
— Lähmungsstadium der —
Baryum chloratum
Naphthochinon
— und Paresen
Para-Benzochinon

Pollutionen
Aesculus
Acidum phosphoricum
Acidum picrinicum
— mit hochgradiger sexueller Erregung und begleitender physischer Schwäche
Phosphorus
— mit nachfolgender Kälte, besonders der Füße
Nux vomica
— in den frühen Morgenstunden
Ranunculus bulbosus
— nächtliche — bei Katarrhen der harnableitenden Wege
Ammonium carbonicum
— bei schlaffem Penis
Selenium
— schmerzhafte — bei Schmerzen in der Nierengegend, schmerzhaftem Ziehen vom Samenstrang in den Unterleib
Gratiola
— mit nachfolgender Schwäche
Ambra
— bei großer Schwäche, post coitum und Impotenz
Kalium phosphoricum
— mit wollüstigen Träumen
Acidum oxalicum
Acidum phosphoricum
Serpyllum
— bei geschlechtlicher Überregung
Ambra

Polyarthritis
Arthritis urica-Nosode
— akute
Acidum DL-malicum
Bryonia
Ferrum phosphoricum
Granuloma dentis
Rhododendron
— — und chronische mit Schwellungen
Diphtherinum
— chronische
Streptococcus haemolyticus
— — mit Krachen und Wundheitsschmerz der Gelenke
Causticum Hahnemanni
— primär chronische — (Finger, Zehen)
Actaea
Glandula suprarenalis suis
Ledum
Manganum aceticum
Para-Benzochinon
— — und chronische Arthrosen
Hypophysis
— — retoxische Schäden bei/nach der Therapie von —
Acidum acetylosalicylicum
— — (sich nicht aus der akuten Form

entwickelnd, sondern ein Krankheitsbild sui generis darstellend)
Polyarthritis-Nosode
— — (bei Rheumatismus der kleinen Gelenke an Händen und Füßen mit wandernden Beschwerden)
Caulophyllum thalictroides
— — bei Versteifungstendenzen
Chinhydron
— mit unangenehm riechenden Schweißen
Mercurius salicylicus

Polyarthritis rheumatica
Abrotanum
Cirrhosis hepatis-Nosode
Tonsillitis-Nosode
Vaccininum
— acuta und chronica
Bryonia
— akute Schübe von — mit Fieber u. extremer Überempfindlichkeit der erkrankten Teile (kann Bettdecke nicht ertragen)
Chinhydron
— mit Endokarditis und Hydrops
Colchicum
— mit profusen Schweißen
Rhamnus cathartica

Polypen
Calcium jodatum
Lemna minor
— mit schleimigen Absonderungen (Schleimpolypen)
Calcium carbonicum
— an den Schleimhäuten
Thuja

Polysinusitis
Mucosa nasalis suis
Silicea
— chronische
Grippe-Nosode
— mit gelbgrünen, klumpigen oder blutigen Exkreten
Manganum metallicum

— mit übelriechenden Sekreten
Cinnabaris

Polyurie
— Besserung durch —
Selenium
— und Kopfkongestionen, Würgen, Übelkeit, Erbrechen, Blähungsbeschwerden, Leibschmerzen
Glonoinum

Porphyrinurie
Plumbum metallicum

Portio
— dunkelrote und geschwollene und Uteruskongestion
Mitchella repens
— Ulzerationen der —
Acidum fluoricum
Fluor albus-Nosode
— *uteri, Rigidität der — mit unerträglichen Schmerzen, Wehen, aufwärtsdrückend und innen an den Oberschenkeln entlangstrahlend*
Chamomilla

Postapoplektische Paresen
Acidum α-ketoglutaricum
Natrium oxalaceticum

Postdiphtherische Lähmungen
Gelsemium
Kalium phosphoricum

Postenzephalitische Erkrankungen
Pons suis

Postgonorrhoischer Fluor
Sepia

Postinfektiöse Anämie
Tetracyclin
Ventriculus suis

Postinfektiöse Herzmuskelschwäche
Acidum DL-malicum

Postklimatische Beschwerden
Kreosotum

Postvakzinöse Enzephalitis
Aconitum

Potatoren mit Kupfernase
Agaricus

Potenz
— Stimulierung der männlichen —
Testis bovis
— Störungen der —
Epididymis suis

Präkanzerose
Acidum L(+)-asparagicum
Acidum cis-aconiticum
Acidum citricum
Acidum DL-malicum
Acidum fumaricum
Acidum α-ketoglutaricum
Acidum succinicum
Acidum L (+)-lacticum
Baryum oxalsuccinicum
Berberis
Carbo animalis
Carcinoma coli fermentatum
Cerium oxalicum (als Nebenmittel)
Chloroquin
Cresolum
Cystein
Dijodtyrosin
Galium aparine
Hydrochinon
Mamma suis
Natrium oxalaceticum
Natrium pyruvicum
Norandrostenolon-phenylpropion
Para-Benzochinon
Sedum acre
Sempervivum tectorum
Silicea
Ulcus ventriculi-Nosode
Viscum album
— des Darmes
Diverticulose-Nosode
— des Magens
Curvatura major ventriculi suis
Gastritis-Nosode
Ventriculus suis
— Magenerkrankungen mit Verdacht auf —
Acidum lacticum
— des Mastdarms
Rectum suis
— im Bereich des Pylorus ventriculi
Graphites
— des Uterus
Uterus suis
— Verdacht auf —
Ulcus duodeni-Nosode

Präkordiale Schmerzen
Vaccininum

Präapoplexie
Primula veris
Papaver

Präputium
— Ulcera unter —
Acidum nitricum

Priapismus
Cytisus laburnum
Serpyllum

Prickeln
— und Brennen, gleichzeitig Frostschaudern verursachend
Euphorbia cyparissias

Primär-chronische Polyarthritis
Rhododendron

Profuse Nachtschweiße
Sambucus nigra

Progressive Muskelatrophie
Carboneum sulfuratum
Plumbum jodatum

Prolapsus ani
Acidum nitricum
Allium sativum
— mit zusammenziehenden heftigen Schmerzen, die auch aufwärts in den Mastdarm und in das Kolon schießen
Ignatia

Prolapsus uteri
Fraxinus americana
Sepia
Tilia europaea
Uterus

Prostatahypertrophie (-Adenom)
Acidum benzoicum
Acidum nitricum
Acidum picrinicum
Adenoma prostata
Chimaphila umbellata
Clematis
Conium
Cucurbita pepo
Cystopyelonephritis-Nosode
Damiana
Digitalis
Eupatorium purpureum
Ferrum jodatum
Ferrum picrinicum
Gnaphalium polycephalum
Hepar sulfuris
Kreosotum
Magnesium chloratum
Pareira brava
Pichi-Pichi
Polypus recti-Nosode
Prostata suis
Pyelon suis
Ren suis
Sabal serrulatum
Solidago virga aurea
Vesica urinaria suis
— mit Blasenreizung
Conium
— bei Harndrang und Unruhe in den Beinen
Gnaphalium polycephalum
— Tenesmen bei
Populus tremuloides

Prostatakarzinom
Adenoma prostata
Baryum oxalsuccinicum
Naphthochinon
— mit ständigen Erektionen und schmerzhaften Abgängen eitrigen Sekretes
Anthrachinon

Prostatitis
Acidum α-ketoglutaricum
Adenoma prostata
Aesculus
Balsamum copaivae
Natrium oxalaceticum
Selenium
Thuja
— mit der Empfindung eines Fremdkörpers im After und schmerzhaftem Stechen in der Harnröhre nach der Miktion
Selenium

Prostatorrhö
Aurum
Ignatia
Selenium
— vor dem Urinieren
Acidum phosphoricum

Protrusio bulbi
Belladonna
Jodum

Pruritus
Acidum L(+)-asparagicum
Acidum cis-aconiticum
Acidum citricum
Acidum DL-malicum
Acidum fumaricum
Acidum α-ketoglutaricum
Acidum succinicum
Acidum sulfuricum
Baryum oxalsuccinicum
Fagopyrum

Grindelia robusta
Natrium oxalaceticum
Natrium pyruvicum
— durch Blutigkratzen zu erleichtern
Psorinum
— Dermatosen, Psoriasis
Natrium pyruvicum
— der Genitalien
Medorrhinum
— an männlichen und weiblichen Genitalien mit Ekzematisation
Petroleum
— heftiger (Gesicht)
Ichthyolum
— bei Ikterus
Dolichos pruriens

Pruritus ani
Acidum fluoricum
Acidum muriaticum
Calcium aceticum

Pruritus vulvae
Anthrachinon
Calabar
Collinsonia canadensis
Funiculus umbilicalis suis
Hydrastis
Platinum metallicum
Rhus toxicodendron
Thuja
Trichomonaden-Fluor
Urethra suis
— in der Wärme
Kalium arsenicum

Pseudohypertrophie
— der Muskeln
Dystrophia musculorum progressiva-Nosode

Psoriasis vulgaris
Acidum L(+)-asparagicum
Acidum cis-aconiticum
Acidum citricum
Acidum DL-malicum
Acidum fumaricum
Acidum succinicum
Arsenum jodatum
Baryum oxalsuccinicum
Berberis aquifolium
Borax
Chaulmoogra
Cutis suis
Ferrum-II-fumaricum
Funiculus umbilicalis suis
Graphites
Hepar suis
Hydrocotyle asiatica
Mercurius solubilis Hahnemanni
Natrium arsenicosum
Natrium oxalaceticum
Natrium pyruvicum
Psoriasis-Nosode
Psorinum
Sulfur
Tuberculinum
— mit heftigem Juckreiz
Acidum DL-malicum
Kalium arsenicum
— — läßt nachts nicht zur Ruhe kommen
Chinhydron
— besonders bei pastösen Typen
Scarlatinum

Psychosen
Acidum phosphoricum
Cicuta virosa
Helleborus
Natrium pyruvicum
Thuja
— akute und schleichende, mit Sinnestäuschungen und Halluzinationen
Kalium phosphoricum
— beginnende
Thuja
— bei Dentitionen, Otitis media, Gastroenteritis, Dyspepsie, Nabelkoliken, Arthritis der Schultergelenke, Krampfwehen, Kinder wollen dabei herumgetragen werden
Chamomilla
— depressive
Acidum salicylicum
Agnus castus

Bacterium coli
Colibacillinum
Medorrhinum
Pyrimethamin
Tuberculinum
— endogene
Phenothiazin (versuchsweise)
— halluzinatorische
Streptococcus haemolyticus
— Korsakowsche der Trinker
Stramonium
— vor der Menstruation
Acidum fumaricum
— in Verbindung mit der Gravidität
Brucella abortus Bang-Nosode
— mit ekstatischen oder melancholischen Zuständen
Crotalus
— Verzagtheit, Hoffnungslosigkeit, glaubt, nicht wieder gesund werden zu können
Arsenicum album

Ptosis
Causticum
Sepia
— Neuritis, Neuralgien und Verziehung des Gesichts nach einer Seite, daß der Patient kaum sprechen kann
Luesinum

Ptyalismus
— Zystitis, abnorme Schweiße, Nachtschweiße bei Lungentuberkulose, während der Gravidität
Jaborandi

Pubertät
Baryum oxalsuccinicum
— Aknepusteln in der —
Baryum carbonicum
— männliche, Verweiblichung mit Ausbildung sekundärer Geschlechtsmerkmale (Brüste und Fettansatz um Hüften und Oberschenkel mit zurückbleibender Intelligenz)
Baryum oxalsuccinicum

Puerperalfieber
Echinacea angustifolia
— und Hyperemesis gravidarum mit übelriechenden schwarzen Lochien und zurückgebliebenen Plazentaresten
Kreosotum

Puerperalmanie
— wenn die Menstruation aussetzt oder Schweiß unterdrückt wird, auch als Folgen von Schreck, Furcht, Zorn und Ärger
Veratrum

Pulpitis dentium
Acidum nitricum

Puls
— beschleunigt, schwach, klein, bei jedem dritten Schlag aussetzend
Acidum hydrochloricum
Strophanthus
— fadenförmiger, setzt aus
Carbo vegetabilis
Veratrum
— — schneller und drohender Kollaps (muß aufrecht im Bett sitzen)
Naja tripudians
— kleiner beschleunigter oder verlangsamter kaum fühlbarer
Hyoscyamus
— schneller, kleiner
Natrium bromatum
— — schwacher, unregelmäßiger und zitternder bei Herzklopfen
Rhus toxicodendron
— — bei Vollheitsgefühl im Kopf und rotem Gesicht
Echinacea angustifolia
— unregelmäßiger, kaum fühlbarer
Laurocerasus
— verlangsamter und verengte Pupillen bei Kollapszuständen mit Kälte der Glieder
Helleborus
— voller weicher bei Fieber
Ferrum metallicum

— — mit blassem Gesicht, mühsamer Atmung bei Leerheitsgefühl in der Magengrube mit blassem Gesicht
Cactus
Glonoinum
— wechselnd, verlangsamt, beschleunigt und unregelmäßig
Adonis vernalis
— Blaßwerden der Haut und Sinken der Körpertemperatur
Camphora
— durch den ganzen Körper, am Schlafen hindernd
Cactus
Lilium tigrinum
— in den Ohren und Kollapsneigung bei Herzklopfen
Strophanthus
Pyrogenium

Pupillenerweiterung
Belladonna
Hyoscyamus
Stramonium
— mit Katarrhen der Konjunktiva, Rötung des linken oberen Augenlides mit Hitze- und Brenngefühl, Tränen der Augen und ikterische Verfärbung
Crotalus
— Stunden oder Tage vor dem Anfall bei Epilepsie
Argentum nitricum
— ungewöhnlich heitere Laune, gerötetes Gesicht, Gliederzittern mit krampfhaften Bewegungen und leichten Lähmungserscheinungen
Cubeba

Pupillenstarre
Aethusa

Pupillenverengung
— und verlangsamter Puls bei Kollapszuständen mit Kälte der Glieder
Helleborus
— mit Schmerzhaftigkeit der Umgebung des Auges und Anschwellung der Augenlider
Lycopersicum

Purpura haemorrhagica
Hirudo medicinalis
Lachesis
Phosphorus

Pusteln
Anacardium
Luesinum
Sepia
Ubichinon
— im Gesicht und der Haut allgemein bei unruhigem Schlaf und Tagesschläfrigkeit, Melancholie, Verdrießlichkeit, heftigem Wesen, Jucken und Prickeln
Mercurialis perennis
— — Rumpf und Gliedern mit ausgebreiteten blau-rötlichen Flecken und größeren Beulen mit Bildung jauchigen Eiters
Crotalus
— große, eiternde, die immer wieder rezidivieren
Sepia
— an Kopf, Gesicht, Rumpf und Gliedern mit Neigung zur Eiterung
Iris
— mit Neigung zum Bluten
Variolinum
— Papeln, Knotenausschläge auf der Kopfhaut
Kalium jodatum
— rote, stark juckende — an der Haut, besonders in den Beugen
Anthrachinon
— schmerzlose an Stirn und Brust und Abschilfern von Flechten am Arm sowie übermäßige Hautschuppenbildung auf dem Kopf
Gratiola
— und Urtikaria-ähnliche Ausschläge
Veratrum
— nässend oder Schorfe bildend
Bovista

— an der Stirn, am Rücken, an der Brust, an den Armen
Silicea
— ähnlich denen bei Pocken
Tartarus stibiatus
— die mit allen Erkrankungen verläuft
Variolinum
— Neigung zur — bei grindiger unheilsamer Haut mit flachen Ulzerierungen
Hepar sulfuris
— und Bläschenbildung, die verschorfen und abschuppen
Croton tiglium
— Roseola-ähnliche im Gesicht und Hals, zuweilen am ganzen Körper, verbunden mit Jucken und Brennen
Grindelia robusta
— mit Schorfen an den Streckseiten
Kreosotum
— auf der Haut und an Narbengeweben mit Jucken
Acidum fluoricum

Pyämie
Echinacea angustifolia

Pyelonephritis
Baptisia
Belladonna
Bryonia
Calculi renales
Coxsackie-Virus-Nosode
Mercurius solubilis Hahnemanni
Stigmata maydis
— chronische
Pyelon
— mit harnsaurer Grießbildung
Lithium carbonicum
— Nephrolithiasis, Nierenkoliken
Coccus cacti
— mit Nierengrieß und Enuresis
Podophyllum

Pylorospasmus
Duodenum suis
Glandula parathyreoidea suis
Pylorus suis
— der Säuglinge
Acidum α-ketoglutaricum
Chinhydron

Pylorusstenose
Mandragora

Pyodermien
Hepar sulfuris

Pyurie
Mercurius solubilis Hahnemanni

Quecksilbermißbrauch
— Schleimausflüsse nach —
Acidum nitricum
— Schwerhörigkeit nach —
Acidum nitricum
— Stomatitis nach —
Hydrastis
— Zustand nach —
Acidum fluoricum
Asa foetida

Quetschungen
Arnica
Bellis perennis
Calendula
Symphytum
— und Kontusionen
Conium
— zur Resorption von Blutergüssen nach —
Chinhydron
— Schmerzen nach —
Verbena officinalis

Rachen
— Brennen und Hitze im —
Antimonium sulfuratum aurantiacum
— Pflockgefühl im —, schlechter Mundgeschmack bei profusem Bluten aus einer Zahnalveole
Erigeron canadensis
— Schleimanhäufung im — und vermehrte Speichelabsonderung
Gratiola
— — mit Appetitmangel, heftigem Durst, Aufstoßen und Schlucksen
Niccolum aceticum
— nekrotischer Zerfall der Weichteile des —
Mercurius cyanatus
— Trockenheit
Hyoscyamus

Rachenkatarrhe
Argentum nitricum
Euphorbium
Lemna minor
— akute
Lycopersicum
— trockene
Acidum salicylicum
— Rachen-Kehlkopf- und Nasenkatarrhe, chronische und akute mit heftigem Kitzelhusten und erheblichen Absonderungen von Schleim
Sepia
— Larynx-, Bronchialkatarrhe, chronisch-rezidivierende
Manganum aceticum

Rachen- und Mundschleimhaut
— Trockenheit der — (Hals wie gefirnißt)
Cistus canadensis

Rachen-Nase-Mund
— feurig, entzündet, wund, schmerzhaft
Arum maculatum

Rachen-Nasenkatarrh
Kalium chloratum
— mit grünlichen Krusten und üblem Geruch
Elaps corallinus

Rachenring
— heftige Entzündung des gesamten —
Phytolacca
— Rötung und Trockenheit der — mit heftigem Brenngefühl und evtl. auftretenden Blutungen
Veratrum

Rachitis
Calcium carbonicum
Calcium phosphoricum
Glandula parathyreoidea
Hedera helix
Methylguanidin
Os suis
Osteomyelitis-Nosode
Silicea
— Neigung zu — und Osteomalazie
Calcium carbonicum
— mit Schwäche der Knöchel
Pinus silvestris

Ranula
Mezereum
— in der Glandula sublingualis
Thuja

Ranzig-fettes Aufstoßen
Asa foetida

Rasselgeräusche
— und Schleimanhäufung und Dyspnoe sowie Pneumonie mit schwieriger Lösung des Expektorates bei Bronchitis
Lycopodium

Rauch
Überempfindlichkeit gegen
Ignatia

Raucherbein
Chinhydron
Secale cornutum

Raucherkatarrh
Quebracho
— chronischer
Bronchus suis
Pulmo suis

Rauheit
— und Kratzen im Hals
Argentum nitricum
— und Trockenheit im Hals, Neigung zu — bei chronischem Kehlkopf- und Bronchialkatarrh
Acidum phosphoricum

Räuspern
Hepatica triloba
— beständiges und Heiserkeit
Calcium phosphoricum
— bei Pharyngitis und trockenem Kitzelhusten
Chinhydron
— Hypertrophie der Mandeln und Ohrenschmerzen beim Schlucken, bei klebendem Schleim am Gaumensegel
Psorinum

Raynaud'sche Gangrän
Secale cornutum
Sympathicus suis

Reaktionsphasen
Sulfur
— akute, fieberhafte
Vincetoxicum
— — und Kreislaufkollaps
Natrium pyruvicum
— — Schäden nach retoxisch behandelten — Grippe, Otitis media u.a.
Natrium pyruvicum
— heftige mit Neigung zur Suppuration und septischer Entwicklung
Pyrogenium
— therapeutische Hemmung von —
Thuja
— und Katarrhe
Eupatorium purpureum
— (entzündliche Erkrankung) mit psychischer Überlagerung
Chamomilla
— sämtliche, bei anfänglicher Belladonna-Indikation
Mercurius solubilis Hahnemanni
— septische — mit Hinfälligkeit, Schwäche und Delirien
Ailanthus glandulosa

Reden
— chronische Heiserkeit bei —
Argentum
Graphites
Phosphorus
— Versagen der Stimme nach Anstrengung
Ferrum picrinicum
— albernes
Hyoscymus
— konfuses und nervöse, zittrige Geschäftigkeit
Moschus
— vieles bei Erregungszuständen mit großer Unruhe und Beweglichkeit
Hyoscyamus
— unaufhörlicher (wechselt häufig das Thema, bei nervöser Frostigkeit)
Cimicifuga
— und außerordentliche Geschwätzigkeit, wobei der Patient von einem Gedanken zum anderen springt
Lachesis

Regenbogenfarbensehen
— Zucken der Augenlider mit Lichtscheu, evtl. Schielen und Herabfallen der Lider bei supraorbitalen rechtsseitigen Kopfschmerzen mit Doppeltsehen und dunklen Flecken vor den Augen
Magnesium phosphoricum

Regressive Vikariation
— zur Auslösung der —
Sulfur
Galium aparine
Natrium pyruvicum

Reißen
— in den Hüften, Oberschenkeln und im linken Knie
Adonis vernalis
— und Unruhe in Nerven und Muskeln nachts und in den Beinen, verbunden mit Lähmungszuständen (Facialisparesen nach Einwirkung kalten Ostwindes)
Causticum Hahnemanni

Reizbarkeit
Alumina
Serpyllum
Strychninum nitricum
— allgemeine mit wechselnden, veränderlichen und herumziehenden Schmerzen
Psorinum
— Überempfindlichkeit und Hastigkeit
Hepar sulfuris
— Angst und Unruhe bei gedrückter Gemütsstimmung
Aethusa
— Angstanfälle, Atembeschwerden, Niedergeschlagenheit, Ohnmachtsanfälle bei schneller Abmagerung
Acidum aceticum
— ärgerliche und tiefe Niedergeschlagenheit, besonders abends mit Neigung zu Depression und kummervollem Grübeln über die eigene Gesundheit
Sepia
— äußerste gegenüber den Mitmenschen (Hausgenossen, Ehemann und Mutter)
Thuja
— und allgemeine Erregbarkeit, mit Lachen und Weinen abwechselnd
Phosphorus
— Boshaftigkeit, Ärgerlichkeit, evtl. Benommenheit und Lähmungsgefühl und Überempfindlichkeit gegen jeden Schmerz
Chamomilla
— erhöhte, Ärgerlichkeit, Heftigkeit und Weinerlichkeit sowie zänkische Laune bei melancholischer Hypochondrie
Nux vomica
— — mit Neigung zu Zorn
Acidum hydrochloricum
— gesteigerte, allgemeine bei Verschlimmerung zur Nachtzeit sowie bei Bewegung des Körpers oder bei Berührung der schmerzenden Teile mit Muskel- und Gelenkschmerzen
Colchicum
— große mit Neigung zum Ersticken und rheumatoide Schmerzen allenthalben mit leichtem Frostschaudern, die sich während der Ruhe verschlimmern
Calendula
— hypochondrische —
Anacardium
— der Kinder mit Konzentrationsschwäche
Natrium oxalaceticum
— nervöse
Absinthium
Bacterium proteus
Majorana
Nux moschata
— — der Kinder
Taenia solium
— Übellaunigkeit, Ärgerlichkeit, Boshaftigkeit bei unartigen Kindern
Chamomilla
— und Überempfindlichkeit gegen alle Arten von äußeren Einwirkungen
Natrium muriaticum
— ungewöhnliche
Ammonium carbonicum
— vermehrte körperliche und geistige (irritable Schwäche)
Ferrum metallicum

Reizblase
Kalium phosphoricum
Plantago major
— mit Brenngefühl beim Urinieren
Aloe
— sensible
Conium

Reizhusten
— und Katarrhe der Phthisika mit interkurrenten Pleurareizungen
Drosera
— trockener — ohne Expektorat
Arsenum jodatum
— — bei Pleuritis sicca und Schmerzen auf der Brust
Tuberculinum

Reizkost
— Verlangen nach —, die schwer vertragen wird
Acidum succinicum

Reizmagen
— nervöser
Acidum succinicum

Reizmittelmißbrauch
— Folgen von — (besonders Kaffee, Alkohol, Nikotin)
Chamomilla
Nux vomica

Reizunempfindlichkeit
— der Haut
Anacardium

Reizzustände
— appendizitische
Appendicitis-Nosode
— im Intestinum
Rhamnus cathartica
— mit Kitzel im Kehlkopf, Beklemmungsgefühl, Seufzen und Gähnen
Aethusa
— und Leberfunktionsstörungen
China
— nervöse
Cypripedium pubescens
— — der Kinder
Oxyuren-Nosode
Tanacetum vulgare
— des zentralen Nervensystems nach anstrengender Geistesarbeit mit Kopfschmerz
Anacardium
— katarrhalische und Stockschnupfen
Camphora
— meningeale —
Apis mellifica

Rektum
— Brennen im —
Sulfur
— heftige Kongestionen nach dem —
Melilotus officinalis
— Hitzegefühl im —
Aloe
— schlaffes
Luesinum
— starke Trägheit des — ohne Schmerzen
Natrium muriaticum

Rektumprolaps
Sepia
— vor dem oder bei dem Stuhl
Podophyllum

Respirationsorgane
— Katarrhe an den Schleimhäuten der —
Ammonium carbonicum
— Schleimhäute des —, absteigendes Brennen der —
Sanguinaria
— Schleimhautentzündung des — mit brennendem, zusammenziehendem Magenschmerz, Erbrechen von Schleim und Blut
Arum maculatum

Restharn
— bei unvollständiger Blasenentleerung
Psorinum

Retina
— degenerative Erkrankungen der —
Para-Benzochinon

Retoxische Phasen
Chinhydron
Crataegus
Galium aparine

Paracoli-Nosode
— wenn Ausflüsse unterdrückt wurden bei —
Aralia racemosa
Cuprum
— wenn Kinder in der Entwicklung zurückbleiben (nach retoxisch behandelter Grippe, Angina usw.)
Toxoplasmose-Nosode
— die auf Schädigungen durch Staphylokokkengifte beruhen
Staphylococcus
— nach Unterdrückung von Krankheitserscheinungen
Abrotanum

Retoxische Schäden
— am Gehörapparat
Mastoiditis-Nosode
— nach extern behandelten Mykosen
Nagelmykose-Nosode
Nageltrichophytie-Nosode
— bei/nach der Therapie der Polyarthritis rheumatica acuta et chronica und der primär chronischen Polyarthritis
Acidum acetylosalicylicum
— und Therapieschäden jeder Art
Cystein
— durch Behandlung von Hauterkrankungen
Anacardium
Dystrophia musculorum progressiva-Nosode

Revitalisierungseffekt
Embryo totalis suis
Ginseng
Placenta suis
Testis bovis
Testis suis

Rhagaden
Acidum carbolicum
Acidum DL-malicum
Causticum Hahnemanni
Cutis suis
Glandula suprarenalis suis
Placenta maternalis suis
— leicht blutend
Cistus canadensis
— und Fissuren
Balsamum peruvianum
Baryum oxalsuccinicum
— auf dem Handrücken
Rhus toxicodendron
— in der Hohlhand, nässend, schmerzhaft
Mercurius bijodatus
— an den Mundwinkeln
Baryum carbonicum
— in der Mitte der Oberlippe und gelegentlich auch an der Unterlippe
Natrium muriaticum
— der Zunge
Conium

Rheumatische Affektionen
Bryonia
Causticum Hahnemanni
Ferrum phosphoricum
Mezereum
Rhododendron
Spigelia
— mit krampfhafter Spannung in den Interkostalregionen, in der Muskulatur des Nackens, der Schulter und des Rückens
Castoreum sibiricum
— besonders in den Armen (vornehmlich rechts) mit nächtlicher Verschlimmerung
Sanguinaria
— in den Gelenken der Schulter, der Hand und der Finger, der Hüfte, des Knies und der Zehen
Acidum benzoicum
— abstrahlend in die Hüften, in die Oberschenkel und Füße und rechtsseitig auftretend
Chelidonium
— mit Kälte der Beine
Natrium muriaticum
— mit Knacken und Krachen der Gelenke beim Strecken
Thuja

— in der Lendengegend
Convallaria majalis
— nächtliche —
Acidum nitricum
— — im rechten Schulterblatt und neuralgische Schmerzen über dem rechten Auge und in der rechten Schläfe
Chelidonium
— in Kopf, Gliedern sowie bei katarrhalischen Affektionen, auch bei Bronchitis, Angina tonsillaris, bei Spasmen der Blasen- und Darmmuskulatur
Guajacum
— nach Chemotherapie
Acidum DL-malicum
— die ohne erhebliche Entzündungsvorgänge verlaufen und mit Knacken der Gelenke bei Bewegung verbunden sind
Cocculus
— mit Knarren, Knacken und Krachen der Gelenke, klammartige Schmerzen und Steifigkeit der Knie- und Fußgelenke
Capsicum
Gnaphalium polycephalum

Rheumatische Kopfschmerzen
— nach geistiger Arbeit auftretend, mit Frösteln
Magnesium phosphoricum
— verschlimmern sich in feuchter Luft und durch stimulierende, anregende Getränke und Speisen
Thuja

Rheumatische Muskel- und Nervenschmerzen
— wandernde und festsitzende
Hydrastis
— und Gelenkschmerzen
Ranunculus sceleratus

Rheumatischer Nackenschmerz
— und steifer Nacken
Carboneum sulfuratum

Rheumatisch-neuralgische Beschwerden
Ammonium phosphoricum
— und katarrhalische Affektionen
Cistus canadensis
— Erscheinungen
Ranunculus bulbosus
— Schmerzen (findet keine Ruhe)
Chamomilla

Rheumatische Schmerzen
Acidum salicylicum
Ammonium carboncium
Natrium pyruvicum
Veratrum
— mit Anschwellung der Lymphknoten
Eucalyptus
— und Diarrhö
Abrotanum
— im Kreuz verbunden mit Muskelschwäche, schlimmer in der Ruhe, beim Aufstehen und bei — beginnender Bewegung mit dem Gefühl der Lähmigkeit
Kalium phosphoricum
— im rechten Schultergelenk
Chelidonium

Rheumatismus
Acidum benzoicum
Acidum formicicum
Antimonium crudum
Carboneum sulfuratum
Causticum Hahnemanni
Chamomilla
Colchicum
Fagopyrum
Geranium robertianum
Hepar sulfuris
Lithium benzoicum
Lycopersicum
Methanal
Rhus radicans
Rhus toxicodendron
Salix purpurea
Thuja
Tonsillarpfröpfe-Nosode

— akuter und (primär-)chronischer
Acidum salicylicum
— — der sich besonders nachts unangenehm bemerkbar macht
Ferrum phosphoricum
— — sich bei Bewegung verschlimmernd (chronischer Rheumatismus bessert sich in der Bewegung)
Medorrhinum
— — oder chronischer, wenn der Herzbeutel oder das Endokard in Mitleidenschaft gezogen sind
Mercurialis perennis
— und Arthritis (brennendes Wundheitsgefühl)
Causticum Hahnemanni
— der Brustmuskeln und Interkostalneuralgien
Ranunculus bulbosus
— chronischer
Acidum fluoricum
Medorrhinum
Petroleum
Sulfur
— und Diarrhö, Vikariation zwischen —
Abrotanum
— aufsteigend von den Füßen
Ledum
— der kleinen Gelenke (Finger)
Caulophyllum thalictroides
— verschiedener Genese
Mezereum
— und Gicht der Fußgelenke
Stellaria media
— der Handgelenke
Ruta
— im rechten Handgelenk
Viola odorata
— und Hautkrankheiten, Vikariation zwischen —
Tuberculinum
— mit Herzbeteiligung
Adonis vernalis
— hin und her ziehend
Mercurius bijodatus
— herumziehend
Spiraea ulmaria
— in Knien und Fußgelenken
Gnaphalium polycephalum
— und Nebennierenrindenfunktionsstörungen
Berberis
— und Neuralgien, ohne Fieber
Formica rufa
— — vertebragener Genese
Discus intervertebralis suis
— — und Schmerzen zwingen zum Schreien
Chamomilla
— in der linken Schulter
Ferrum metallicum
— der rechten Schulter, besonders wenn nächtliche Schmerzen vorhanden sind
Ferrum muriaticum
— springend, schlimmer durch Wärme
Kalium sulfuricum
— subakuter
Lithium carbonicum

Rheumatoide Schmerzen
Acidum benzoicum
— stechender, reißender Art in verschiedenen Körperteilen
Guajacum
— in Ellenbogen und Handgelenk mit Anschwellung und Steifigkeit der Hände
Hyoscyamus
— im Kreuz und in den Beinen (kann nicht ohne Stütze stehen)
Acidum sulfuricum
— in der Muskulatur und in den Gelenken des Rückens, der oberen und unteren Extremitäten mit stellenweisem Ausfall der Sensibilität
Colchicum
— bis in den Ober- und Unterarm
Spigelia

Rhinitis
— mit grünen, übelriechenden Absonderungen
Kalium jodatum
— allergische
Acidum α-ketoglutaricum

— chronische
Ozaena-Nosode
Tuberculinum
— — mit harter Krustenbildung und evtl. Dyspnoe
Melilotus officinalis
— eitriger
Vaccininum
— mit grün-eitrig-blutig-klumpigen Sekreten
Manganum aceticum
— seröse
Veronica
— und Sinusitis mit Verstopfung der Nase und Anosmie
Medorrhinum
— vasomotorica
Chlorum
Galphimia
Histamin
Nervus olfactorius suis

Rippenbogen
— rechter, Druck unter dem — bei Cholangitiden
Berberis
— — und rechter Schulterblattwinkel, herumlaufende und durchstrahlende Schmerzen
Chelidonium

Rippenknorpel
— schmerzhaft
Argentum
— 3. linker, Schmerz am —
Pix liquida

Rippenschmerzen
— nach Pleuritis
Abrotanum

Risse
— in der Handfläche
Cistus canadensis
— an Mundwinkel, Nase, After
Acidum nitricum

Röhrenknochen
— lange, Knochenschmerzen in — schlechter bei feuchtem Wetter
Stillingia silvatica

Röntgenbestrahlung
— Verbrennungen durch —
Cutis suis
Chinhydron
— Zustand nach — bei Gebärmutterhalskrebs
Podophyllum
— Röntgenkater
Hepar suis

Rotsehen
— der Gegenstände
Hyoscyamus

Röte
— jähe, bleiches wachsfarbenes Gesicht fast weiße Schleimhäute, wobei ein heftiges Klopfen der Blutgefäße und Ödeme entstehen an den abhängigen Körperpartien, speziell an Fußknöcheln
Ferrum metallicum

Rötung
— Jucken, Brennen
Croton tiglium
— der Haut bei Wundheit der Brustwarzen und Brustdrüsen
Acidum fluoricum

Rückwärtsfallen
— und allgemeines Schwächegefühl mit Schwindel (morgens am schlimmsten)
Bryonia

Rückwärtsziehen
— des ganzen Körpers beim Drehen des Kopfes und Nackensteifigkeit
Ephedra vulgaris

Rücken
- Frieren über dem — und Frostigkeit, selbst im warmen Zimmer
  Pimpinella alba
- Frostigkeit über dem — mit Gliederschmerzen (besonders an den Schienbeinen) bei Influenza
  Eupatorium perfoliatum
- Frostschauern über den —
  Boletus laricis
- Kälterieseln über den — und Gefühl der intensiven Schwäche
  Natrium muriaticum
- rheumatische Lähmigkeit des —, Verschlimmerung durch Ruhe und bei Anfang der Bewegung
  Kalium phosphoricum
- Schmerzen im — bei Wirbelsäulenirritationen
  Adonis vernalis
- ausstrahlende Schmerzen mit krampfhaftem und pressendem Gefühl im Herzen
  Glonoinum
- Schwäche im — mit großer Mattigkeit und Müdigkeit (als könne das Rückgrat den Körper nicht mehr tragen), verbunden mit Taubheitsgefühl, wobei die Beschwerden nur an kleinen, umschriebenen Stellen und anfallsweise auftreten
  Acidum oxalicum
- Taubheitsgefühl im — mit großer Schwäche
  Berberis
- Nabelkoliken und Leibkrämpfen nach dem Rücken ausstrahlen
  Magnesium phosphoricum
- Krampfen mit Druck zum — (man muß sich nach hinten beugen)
  Bismutum subnitricum

Rücken- und Kreuzbeinschmerzen
Causticum Hahnemanni
Carboneum sulfuratum

Rückenlage
- flach (kann nicht links und nicht rechts liegen)
  Digitalis
- wie bewußtlos, die Beine hochgezogen
  Helleborus
- Unmöglichkeit der — bei Schmerzen entlang der gesamten Wirbelsäule mit Schwäche und Zerschlagenheitsgefühl im Kreuz
  Cimicifuga

Rücken- und Lendenschmerzen
- plötzlich auftauchende in Form von Stichen seitlich der Wirbelsäule
  Cinnabaris
- reißende bei krampfhafter Spannung und schmerzhafter Steifigkeit der Nacken- und Schultermuskulatur
  Hyoscyamus

Rückenschmerz
- in die Beine abstrahlend und schlimmer beim Sitzen, beim Gehen und Liegen besser
  Cobaltum metallicum
- heftige bei zu früher Menstruation mit hellrotem und dunklem Blut
  Calcium phosphoricum
- mit Stuhl und Harndrang, wobei der Urin nur tropfenweise abgeht und nach Veilchen riecht
  Inula helenium
- in der Nierengegend bei nächtlichem Harndrang, Blasenschwäche und Harnträufeln im Freien
  Lycopersicum
- (als wolle er brechen) mit Reißen in der linken Schulter, nachts schlimmer, mit Stichen in der linken Brustseite
  Phosphorus
- zwischen den Schulterblättern, verbunden mit Anämie, Übelkeit, Magendrücken sowie Katarrh der Nase und Bronchien
  Kalium carbonicum

— besonders beim Sitzen
Zincum metallicum
— typische, durchschießende bei dickem, gelb stinkendem Fluor albus
Luesinum

Rückensteifigkeit
Silicea
— speziell beim Aufrichten im Bett oder beim Aufstehen nach längerem Sitzen
Causticum Hahnemanni

Ruhelosigkeit
Mygale avicularis
Mercurius sublimatus corrosivus
— und Unruhe
Medorrhinum

Säfteverlust
Arsenicum album
— Erschöpfungszustände nach —
Phosphorus
— Folgen von — und retoxische Imprägnierungen
Ferrum metallicum

Sakroiliakalgelenk
— Schmerzen im — die von den Hüften bis zu den Schenkeln ziehen
Medorrhinum

Salbengesicht
— von wächserner Konsistenz (wie mit Fett bestrichen)
Thuja

Salpingitis
Apis mellifica
Bacterium coli
Colibacillinum
Fluor albus-Nosode
Mercurius solubilis Hahnemanni
Trichomonaden-Fluor

Salz
— Verlangen nach —
Acidum nitricum
— — aber auch nach Süßem und Saurem mit Wechsel der Erscheinungen
Medorrhinum

Samenerguß
— bei schlaffem Penis
Selenium
— übermäßiger, nächtlicher mit lüsternen Träumen
Serpyllum
— vorzeitiger, bei unvollkommener Erektion und vermindertem Trieb
Caladium seguinum

Samenstrang
— schmerzhaftes Ziehen des — in den Unterleib mit Eichelschmerz und schmerzhaften Erektionen und Pollutionen mit Brenngefühl beim Urinieren in der Harnröhre und Schmerzen in der Nierengegend
Gratiola
— Ziehen im — bei pathologisch erhöhtem Trieb
Agnus castus

Samenstrangneuralgien
Cocculus
Hydrastis
Menyanthes
Mezereum
Petroleum
Rhododendron
Testis
Zincum valerianicum
— sich durch geringste Bewegungen verschlimmernd
Acidum oxalicum

Sänger
— chronische Heiserkeit bei —
Argentum
— Halsentzündungen der —
Ferrum metallicum
— Heiserkeit der (gleich zu Beginn des Gesanges auftretend)
Ferrum phosphoricum
Selenium

Satyriasis
— und Erektionen
Hyoscyamus

Sauerstoffutilisation
Kalium sulfuratum
— Förderung der — in den Geweben
Cerium oxalicum
— Störungen der — (Blockierung des Zitronensäurezykluses)
Ferrum-II-fumaricum
Hydrochinon

Säufer
(siehe auch unter Alkoholismus)
— heruntergekommene Konstitution bei

— mit Hitzewallungen, die aus dem Schlaf heraus auftreten
Lachesis
— Tremor der — mit Zerstörung der Persönlichkeit
Para-Benzochinon
— mit moralischem Zerfall
Ubichinon

Säuferkatarrhe
— und chronische Dyspepsie
Acidum sulfuricum

Säuglinge
— Kopfschweiße bei —
Calcium carbonicum
— Nervenüberempfindlichkeit bei —
Chamomilla
— neuropathische und Zahnungsbeschwerden
Calcium bromatum
— Pylorospasmus der —
Chinhydron
— Wundsein der —
Hamamelis
Ubichinon
— Zahnungskrämpfe der —
Cicuta virosa
— Durchfälle bei — infolge Zahnung
Podophyllum

Saures Aufstoßen
— nach dem Essen
Acidum phosphoricum

Saurer oder süßer Schleim
— Erbrechen von —
Acidum phosphoricum

Saure und fette Speisen
— Unverträglichkeit der —
Pulsatilla

Saures
— Appetit, Verlangen nach —
Secale cornutum
— — aber auch nach Salz und nach Süßem mit Wechsel der Erscheinungen
Medorrhinum

Schädelknochen
— Schmerzhaftigkeit der — und der Kopfhaut, selbst der Haare bei Berührung
Cinnabaris

Schädelreißen
— pulsierendes Stechen in der Schläfengegend
Guajacum

Scharlach
Acidum hydrocyanum
Acidum nitricum
Arum triphyllum
Belladonna
Echinacea angustifolia
Lachesis
Rhus toxicodendron
— Nephritis bei —
Ammonium benzoicum
Apis mellifica
Colchicum

Scharlachartige Ausschläge
Ammonium carbonicum

Scheitel
— Brennen und Jucken auf dem —
Sulfur
— zermalmender Druck auf dem — (mit Hinterkopf- oder Nackenschmerz)
Acidum phosphoricum
— wie ein Gewicht auf dem —
Phellandrium
— Hautschmerzen auf dem — mit Augenschwäche (als wenn alles im Nebel gesehen würde)
Carboneum sulfuratum
— — von einem Ohr zum anderen gehend
Palladium

Schenkel
— Schmerzen in den — (kann nicht auf niedrigem Stuhl sitzen), Verschlimmerung nachts, Besserung durch kaltes Wasser
Luesinum
— Zerschlagenheitsgefühl in den —
Ginseng

Schenkelerythem
— mit Gefühl von Hitze, Stechen, Jucken und Brennen an verschiedenen Hautstellen
Hydrocotyle asiatica

Scheuermann'sche Erkrankung
Acidum fluoricum
Para-Benzochinon
— (alte Frakturstellenschmerzen noch nach vielen Jahren)
Acidum cis-aconiticum
— und Schwäche zwischen den Schulterblättern
China

Schienbeinschmerzen
Febris wolhynica-Nosode
— bei Influenza mit Frost über den Rücken laufend
Eupatorium perfoliatum
— ziehende
Corallium rubrum

Schizoide Zustände
Anacardium
Glyoxal
Psorinum
Serotonin
Stramonium
Thuja
Wismutkaliumjodid

Schlaf
— Aufschreien und Wimmern im — bei grün-schleimigen Zahnungsdurchfällen und Krämpfen, Aufeinanderbeißen des Zahnfleisches
Podophyllum
— dumpfer, schwerer — bei verdrießlicher Stimmung
Aesculus
— findet keine Erholung
Selenium
— kurz, erquickend
Acidum phosphoricum
— langer, tiefer am Morgen verbunden mit kompensatorischer Schläfrigkeit am Tage und erregtem Gedankenzufluß
Gelsemium
— — — betäubungs-ähnlicher
Hyoscyamus
— leiser
Nux vomica
— nur bei Licht
Stramonium
— nachts erschwert, traumvoll mit Zusammenzucken und Aufwachen
Ammonium carbonicum
— — mit Wachsein, abwechselnd und durch unangenehme Träume unterbrochen, wobei allerlei Gedanken durch den Kopf gehen und am Einschlafen hindern
Melilotus officinalis
— Neigung zum —, Hitze im Kopf, halbseitiger Kopfschmerz mit Schwere der Augenlider
Ginseng
— Rötung des Gesichts beim —
Arum maculatum
— ruhiger, erst gegen Morgen mit phantastischen und wollüstigen Träumen bei Tagesschläfrigkeit
Niccolum aceticum
— schlechter nach frühem Erwachen
Acidum sulfuricum
— durch Schmerzen gestörter, unruhiger —
Colchicum
— Schreien und Umherwerfen im —
Cina
— unruhiger
Arum triphyllum
Penicillinum

— — mit Aufschrecken, ärgerlichen und deliranten Träumen
Bryonia
— — ängstlicher mit Stöhnen und Ächzen, Zusammenschrecken und leichtem Erwachen
Caladium seguinum
— — mit häufigem Erwachen
Aranea diadema
— — bei großer Aufregung und innerlicher Hitze und Herumwerfen im Bett
Petroleum
— — mit häufigem Erwachen und verworrenen unangenehmen Träumen
Bursa pastoris
— — — unter Hitzegefühl und Schmerzen in Kopf und Gliedern
Niccolum aceticum
— — — und lebhaften Träumen und Aufschrecken
Sepia
— — mit viel Gähnen und Aufstoßen bei niedergeschlagener weinerlicher Stimmung und Gliederschmerzen
Eupatorium purpureum
— — mit Husten, Aufwachen und mit Angstgefühlen
Tuberculinum
— — mit Schläfrigkeit bei Tage
Asa foetida
Mercurialis perennis
— — und traumvoll, wie betäubt
Gelsemium
— unwiderstehlicher Hang zum —
Hyoscyamus
— Verschlimmerung nach —
Lachesis
— zu wenig — (Krankenpflegepersonal, Nachtdienst-Beschäftigung)
Cocculus
— Zucken und Bewegen der Glieder während des —
Acidum phosphoricum

Schlaflosigkeit
(siehe auch unter Insomnie)
Acidum phosphoricum
Aquilegia
Cerebellum
Conium
Kalium phosphoricum
Strychninum nitricum
— und tiefe Depression mit der Furcht, geisteskrank zu werden
Cimicifuga
— Diphtherie verbunden mit —
Phosphorus
— und Dyspnoe mit Schwäche und Zittern sowie Wallungen mit plötzlichem Wechsel von blasser Farbe in rotes Gesicht, verbunden mit Pulsieren durch den ganzen Körper
Ferrum metallicum
— hartnäckige
Sulfaguanidin
— mit Kopfschmerzen nach anstrengender geistiger Arbeit
Chinhydron
— und Mattigkeit
Cactus
— um Mitternacht bei großer Tagesschläfrigkeit
Corallium rubrum
— — bis 6.00 Uhr
Luesinum
— — (evtl. auch Bettnässen)
Medorrhinum
— nachts mit schwächenden Schweißen
Acidum phosphoricum
— nervöse
Gelsemium
Passiflora incarnata
— auf rheumatischer Grundlage beruhende
Rhododendron
— verbunden mit kompensatorischer Schläfrigkeit am Tage und langem, tiefem Schlaf am Morgen bei erregtem Gedankenzufluß
Gelsemium
— bei Sinnestäuschungen und der Unfähigkeit, klar zu denken

Magnesium phosphoricum
— von nachts 3 Uhr bis etwa 6 bis 7 Uhr am frühen Morgen, danach kann der Patient wieder einschlafen und evtl. bis Mittag durchschlafen
Nux vomica
— mit großer Unruhe gepaart
Chamomilla
— und nächtliche Unruhe
Filix
— gegen 2 bis 4 Uhr, meist wegen Angst, Unruhe und Herzklopfen
Acidum benzoicum
— nach Schlafmittelmißbrauch
Phenobarbital

Schlafsucht
Natrium bromatum
— Benommenheit und Schwindel mit Kopfschmerzen
Belladonna
— mit Müdigkeit und Erschöpfung nach körperlicher und geistiger Anstrengung
Selenium

Schläfrigkeit
Acidum phosphoricum
Arum maculatum
Stellaria media
Tartarus stibiatus
— sich bis zur Bewußtlosigkeit steigernd
Aethusa
— beim Eintreten in ein warmes Zimmer, dabei unruhiger Schlaf
Convallaria majalis
— mit häufigem Gähnen und Mattigkeit, Schwere in den Armen und Beinen bei Bewegung
Gratiola
— große in den Nachmittags- und frühen Abendstunden bei unruhigem Schlaf in der Nacht
Thuja
— besonders tagsüber (schläft gelegentlich beim Sitzen ein)
Sepia
— und Mattigkeit den Tag über
Petroleum
— kompensatorische am Tage und langer, tiefer Schlaf am Morgen mit erregtem Gedankenzufluß
Gelsemium
— bei Krankheiten der Atmungsorgane oder auch bei Cholera infantum
Tartarus stibiatus
— morgens
Acidum sulfuricum
— mit unruhigem Schlaf bei Tage
Asa foetida
— tagsüber
Aesculus
Ammonium carbonicum
— — mit vielem Gähnen und dem Verlangen, die Glieder zu strecken, bei gichtischen Gelenkaffektionen
Guajacum
— Trägheit und Scheue vor Bewegung
Gelsemium

Schläfen
— reißende Kopfschmerzen in den —
Anacardium
— — heftige, vom Nacken heraufziehend und den ganzen Hinterkopf einnehmend
Glonoinum
— Schwerheitsgefühl und pulsierende Stöße in den —
Bryonia
— Stirnkopfschmerz in den — mit Verschlimmerung durch Treppensteigen und Gemütsbewegung
Chionanthus virginica
— Pulsationen der —
Aurum
Podophyllum
— pulsierendes Stechen in der —, bei Neuralgien und Gesichtsschmerzen mit Eingenommenheit des Kopfes und Schwindel, Reißen in den verschiedenen Teilen des Schädels
Guajacum

Schlaffheit

— der Geschlechtsteile bei herabgesetztem Trieb
Agnus castus

— und Lähmigkeit in allen Gliedern bei großer körperlicher und geistiger Abspannung mit häufigem Gähnen
Gratiola

Schleim

— Ablagerungen von — im Urin bei drückenden Schmerzen in der Harnblase mit dunklem Urin
Lithium carbonicum

— Absonderung von — mit häufigem Ausspucken sowie ein Vergrößerungs- und Wundheitsgefühl der Zunge mit scharfem Geschmack, bitterer und kratzender Empfindung nach dem Gaumen zu
Glonoinum

— Anhäufungen von — auf der Brust, mit keuchendem Atem und Brustbeklemmung
Tartarus stibiatus

— Ansammlung von zähem — in Bronchien und Kehlkopf
Antimonium sulfuratum aurantiacum

— bei Asthma bronchiale
Blatta orientalis

— Aufstoßen von blutigem — (muß dauernd schlucken)
Veratrum viride

— beständige Absonderung; Brennen und Wundheitsgefühl bei Schnupfen
Hydrastis

— blutiger, nach Ausschnauben des — bei Schnupfen
Gelsemium

— dicker, fadenziehender — bei Nasenkatarrhen
Ammonium bromatum

— Erbrechen von Saurem — (macht die Zähne stumpf)
Acidum phosphoricum

— grün-gelblich, fast wie Eiter, evtl. mit Blut durchmischt
Arsenum jodatum

— in Klumpen bei heißen Stühlen
Aloe

— schwer löslich, zäh, fadenziehend, manchmal glasartig oder weißlich
Arsenum jodatum

— massenhafte bei Schnupfen
Euphrasia

— profuse — aus der Nase und den Nebenhöhlen
Antimonium sulfuratum aurantiacum

— im Rachen und vermehrte Speichelabsonderung
Gratiola

— — bei angeschwollener Nase
Ferrum jodatum

— — im Urin
Equisetum arvense

— — aus der Nase mit Nasenbluten (hellrotes Blut) und Brennen in den Augen
Erigeron canadensis

— reichlicher, dünner, wäßriger —, der ohne Ausschnauben abtropft bei wochenlangem Fließschnupfen
Corallium rubrum

— sauer oder süß, Erbrechen von —
Acidum phosphoricum

— schaumiger bei Husten- und Schnupfenanfällen
Acidum fluoricum

— zäher, Ansammlung von — mit Hustenreiz
Bryonia

— — fadenziehender bei Katarrhen der Nebenhöhlen, der Nase und der Bronchien, der kaum herausgebracht werden kann und evtl. in Strähnen aus dem Mund heraushängt
Kalium bichromicum

— — klebriger
Hepatica triloba

— — strähniger bei Pertussis, besser in kalter Luft
Coccus cacti

— — Unfähigkeit ihn auszuwerfen (muß Aufsitzen, um atmen zu können)

mit Erscheinungen von Herzschwäche
Grindelia robusta
— und Rasselgeräusche und Dyspnoe sowie Pneumonie mit schwieriger Lösung des Expektorates bei Bronchitis
Lycopodium
— übermäßige
Ipecacuanha
— Ansammlung von zähem — und Hustenreiz
Bryonia
— zäher bei Schnupfen
Ranunculus bulbosus

Schleimbeutelentzündungen
Acidum succinicum

Schleimerbrechen
— und Galleerbrechen und Würgen, besonders morgens
Nux vomica
— bei Magenschmerz
Arum maculatum

Schleimhautaffektionen
Luesinum
Mercurius bijodatus
Mercurius sublimatus corrosivus
— akute, entzündlicher Art (siehe auch unter Dysenterie), mit schleimigen, blutigen Stühlen, schneidenden Schmerzen und Tenesemen
Mercurius solubilis Hahnemanni
— und stärkster Brennschmerz
Euphorbium
— katarrhalische mit starker Absonderung
Hydrastis
— verschiedenster Art mit übelriechenden scharfen, ätzenden und die Wäsche gelb färbenden Absonderungen
Acidum nitricum
Kreosotum
— anämische und bleiche, blasse Haut
Ferrum metallicum
— Austrocknung der — bei Diarrhö
Bryonia
— Befallensein der — mit brennenden Katarrhen
Sanguinaria
— blutrote
Capsicum
— chronische, eitrige Prozesse der — mit Veränderung des weißen Blutbildes und erhöhter Blutsenkungsgeschwindigkeit
Ubichinion
— katarrhalische Erscheinungen der —
Bryonia
— Entzündungen und Reizzustände der —
Apis mellifica
— gerötete, besonders an den Körperöffnungen
Sulfur
— des Magens, Ulzerationen auf den —
Luesinum
— Rötung der —
Aconitum
— der Respirationsorgane, Katarrhe an den —
Ammonium carbonicum
— trockene
Belladonna
— — bei absteigenden Nasenkatarrhen
Sticta
— Ulzerationen an —
Luesinum
— bläuliche Verfärbung von —
Lachesis
— Wundheitsgefühl der —
Ammonium bromatum
— entzündliche Zustände der —
Mezereum

Schleimhautabsonderung
— allgemein, besonders der Atmungs- und Verdauungsorgane, Anregung der —
Ammonium muriaticum

Schleimhautadstringierungen
— bei Ulcus duodeni
Argentum nitricum

Schleimhautentzündungen
Mezereum
— und -eiterungen, chronische mit wundmachenden Sekreten, bei septischen Erkältungskrankheiten, steigender Bronchitis
Ubichinon
— der Geschlechts- und Harnorgane mit Reizzuständen
Cantharis
— an Körperöffnungen
Ratanhia
— des Respirations- und des Verdauungstraktes
Arum maculatum
— der Verdauungsorgane
Acidum salicylicum

Schleimhaut-Hautgrenzen
— Ulzerationen und Einrisse an —
Acidum nitricum
Paeonia officinalis

Schleimhautkatarrhe
Acidum sulfuricum
Aconitum
Basilicum
Fluor albus-Nosode
Lachesis
Myrica cerifera
— allgemein
Betula alba
— akut entzündliche, allgemein mit Neigung zu Blutungen
Kalium nitricum
— an Augen und Nase
Arum maculatum
— mit Kitzel und Husten, Heiserkeit, Schleimrasseln, Brustbeklemmung
Ammonium muriaticum
— Mund, Zunge
Colchicum
— mit Schwere und Steifigkeit der Zunge mit Zusammenschnürungsgefühl und Schlingbeschwerden mit vermehrter Schleimabsonderung
Colchicum
— übelriechende, ätzende, eitrig-entzündliche
Balsamum copaivae

Schleimhautpolypen
Bellis perennis
Calcium carbonicum
Polypus laryngis

Schleimrasseln
— beim Asthma
Carbo vegetabilis
— wobei sich das Expektorat schwer löst
Ipecacuanha
— bei Schleimanhäufung auf der Brust und Unvermögen, den Schleim auszuwerfen
Tartarus stibiatus
— bei Schleimhautkatarrh
Ammonium muriaticum
— Unmöglichkeit zu expektorieren bei Krupp-Husten
Hepar sulfuris

Schluckbeschwerden
Hyoscyamus
Ignatia
Saponaria
— erschwertes, schmerzhaftes
Belladonna
— schwieriges bei Stomatitis und Tonsillitis
Bryonia
— erschwertes und Sprechstörungen
Gelsemium
— und kalter Atem bei kalter, empfindlicher und trockener Zunge und starkem Durst
Heloderma
— und heftiger Durst, Appetitmangel und abnorme Speisegelüste wie „Hunger auf Kohlen"
Cicuta virosa

— und Heiserkeit bei Halsschmerzen
Argentum
— im Schlund bei entzündlicher Anschwellung der Mandeln
Hyoscyamus
— Splitterschmerz beim —
Acidum nitricum
— bei Bulbärparalyse
Cantharis
— mit erheblicher Trockenheit des Mundes und Empfindlichkeit der Zunge und des Gaumens bei bitterem Mundgeschmack, Heißhunger und heftigem Durst
Gutti
— sich verschlimmernd
Dolichos pruriens
— Hals ist wie eingeschnürt
Bothrops lanceolatus

Schlund
— Gefühl von Kitzeln, Stechen und Brennen im —
Arum maculatum
— Krämpfe
Agaricus
Cantharis
Ignatia
— und Konvulsionen nach Tabakrauch
Cocculus
— Lach-, Weinkrämpfe
Ignatia
— und Magenkrämpfe (Globus hystericus)
Asa foetida
— beim Versuch zu trinken
Belladonna
— krampfhaftes Zusammenziehen des — bei zentral ausgelöstem Erbrechen
Aethusa

Schmerzen
— Abklingen der — nach kurzer Zeit
Chamomilla
— die bis in die Achselhöhle, den Arm herab bis in die Finger strahlen, Angst, Aufschreien, Furcht vor Erstickung bei Angina pectoris
Latrodectus mactans
— allmählich zu- und abnehmend, hinterher Taubheitsgefühl
Platinum metallicum
— im linken Arm mit Kribbeln
Adonis vernalis
— ausstrahlende in die Arme und in den Hals, bei Klopfen und Pulsieren durch den ganzen Körper (als wenn die Brust zerspringen wolle)
Glonoinum
— Besserung der — durch Druck und Reiben
Asa foetida
— — durch Kalttrinken und Druck, Verschlimmern durch heißes Wetter nachts und vor der Menstruation
Cuprum
— bohrende, auch in den Knochen des Gesichts und der Unterarme und Schenkel, wobei die Schmerzen kreuzweise auftreten können, z.B. in der oberen Körperhälfte rechts, in der unteren links
Acidum fluoricum
— brennende
Phosphorus
— — wenn Abgang weniger Tropfen Urins bei Reizzuständen an den Nieren
Gutti
— — oder bohrende bei Neigung zu Bewegung ohne Ermüdung
Acidum fluoricum
— — mit Besserung durch Wärme
Arsenicum album
— — und drückende
Ranunculus bulbosus
— — wie rohes Fleisch
Causticum Hahnemanni
— — in der Gallenblasengegend und heftige, schneidende Magenschmerzen mit Übelkeit und Erbrechen
Boletus laricis
— — bei Gangrän
Arsenicum album

— — klopfende in den Knochen der Augenhöhle
Asa foetida
— — und lanzinierende — bei entzündlichen Anschwellungen
Arsenicum album
— — in den Ovarien
Cantharis
— — stechend oder schießend
Conium
— in der Brust bei Husten
Arnica
— — im Schlunde und Magen
Camphora
— — entlang der Wirbelsäule
Medorrhinum
— charakteristisch brennende, stechende, heftig und feurig wie der Stich einer Biene
Apis mellifica
— im oberen Teil der linken Brust und nach der Schulter ausstrahlend
Anisum stellatum
— drückende und Atemnot mit abendlichen oder nächtlichen Verschlimmerungen
Belladonna
— — und schmerzende an vor schiedenen Stellen
Ginseng
— — in der Brust und ein Gefühl beim Tiefatmen, als ob ein kalter Luftstrom in die Luftröhre eindringt und Hustenreiz und Schleimauswurf verursacht
Corallium rubrum
— — in der rechten Nierengegend
Ammonium benzoicum
— dumpfe, in den Augäpfeln mit morgendlich verklebten Augen
Boletus laricis
— — in Gliedern und im Rücken, auf dem Kreuzbein
Causticum Hahnemanni
— — im Hinterkopf und Schwindel
Gnaphalium polycephalum
— — kolikähnlicher — in der linken Oberbauch- und Nabelgegend
Convallaria majalis
— — in der Nierengegend und Hämaturie
Hamamelis
— — plötzliche, schießende, verbunden mit Konvulsionen, mit heftigen Kongestionen zum Kopf, verbunden mit Neuralgien
Gelsemium
— — und scharfe Stiche mit Brustbeklemmung und evtl. Blutspucken
Gutti
— — — unter dem unteren Schulterblattwinkel und in der Nierengegend
Convallaria majalis
— — wunder in der Blase
Equisetum arvense
— sehr empfindliche, brennende und stechende bei pustulösen Ausschlägen mit entzündlichen Anschwellungen der benachbarten Lymphknoten
Clematis
— entzündliche, im Fußgelenk und in den Zehgelenken
Bryonia
— im rechten Epigastrium, zur rechten Schulter ziehend (Cholangitis)
Aesculus
— der Fußsohlen beim Gehen
Ledum
— in den Gelenken
Argentum
— bei chronischem Gelenkrheumatismus
Magnesium phosphoricum
— in der Glans penis beim Urinieren
Acidum oxalicum
— an Händen und Fußsohlen, brennende Hitze
Medorrhinum
— bis in das Handgelenk und in die Finger strahlend
Rhus venenata
— heftige nach Harndrang und nach

dem Wasserlassen bei tropfenweisem Harnabgang
Equisetum arvense

— — nach Herpes-zoster-Heilung
Herpes simplex-Nosode

— — im Kopf, die nach außen drücken, als ob die Schädeldecke abfliegen wollte —, auch in die Augen strahlend, evtl. bis in die Nasenflügel hinein
Cimicifuga

— — in den Lendenmuskeln und Nackensteifigkeit, verbunden mit Durchfällen und Blasenkatarrhen (Ableitung auf Exkretionsvorgänge)
Dulcamara

— — vom Magenmund zur Speiseröhre ziehend bei zentral ausgelöstem Erbrechen
Aethusa

— — mit rheumatischen Beschwerden, besonders auch bei naßkaltem Wetter
Grippe-Nosode

— — scharfer oder dumpfer, festsitzender am unteren inneren rechten Schulterblattwinkel, abstrahlend bis in die Gegend des rechten Rippenbogens oder von dort ausgehend
Chelidonium

— — schneidender bei reichlichen reiswasserartigen Durchfällen mit Blähungskoliken
Veratrum

— — und Stiche bei der Menstruation
Acidum nitricum

— — nach Stuhlgang
Acidum nitricum

— von Herz und Auge bis in die rechten zwei letzten Finger ausstrahlend
Kalmia

— in der Herzgegend mit Brennen und Stechen, bis in die Beine und Arme ausstrahlend, dabei beständiges Frösteln
Calcium arsenicosum

— vom Hoden zum Leistenring strahlend
Acidum fluoricum

— quer von Hüfte zu Hüfte schießend
Cimicifuga

— irradiierende —
Argentum nitricum

— klopfende, im linken Ohr mit Hitze und dumpfem Wehegefühl im rechten Auge
Convallaria majalis

— — im Okziput
Ferrum metallicum

— klemmende, bohrende, wühlende, in der Herzgegend mit Stichen auf der Brust
Aconitum

— in der rechten Kniekehle in das Bein hinunterstrahlend mit lähmigem Gefühl im ganzen Bein
Betonica

— in Knie und Unterschenkeln
Aesculus

— in langen Knochen
Mezereum

— kolikartiger bei Gastroenteritis
Podophyllum

— krampfartige — in den Fersen
Aristolochia clematitis

— — schießende, längs dem Verlauf der Nerven durch Druck und Wärme zu bessern
Magnesium phosphoricum

— — Zusammenschnüren im Hals bei Schluckversuchen, auch bei Tortikollis, besonders rechtsseitig
Magnesium phosphoricum

— lanzinierende
Luesinum

— — und das Gefühl einer kochenden Flüssigkeit, die in den Arterien fließt
Luesinum

— — bei Tabes dorsalis
Argentum nitricum

— im Magen bei krampfartigem Kitzelhusten und Katarrhen der Nase
Ammonium bromatum

— nächtliche in den Knochen
Acidum fluoricum
— neuralgiforme
Aconitum
— neuralgischer Art, plötzlich auftretend und ebenso plötzlich wieder verschwindend
Medorrhinum
— neuralgisch lanzinierende (besonders von 8 Uhr abends bis 3 Uhr nachts)
Luesinum
— — im Nackenmuskel
Niccolum aceticum
— in der Nierengegend bei häufigem Harndrang
Acidum oxalicum
— im linken Oberarm und in der linken Schulter
Adonis vernalis
— die in die Oberschenkel abstrahlen und Krampfzustände
Colchicum
— im rechten Ohr beginnend sich über den Hinterkopf nach dem linken Ohr ausbreitend
Heloderma
— durchgehend von Os sacrum zum Os pubis
Sabina
— im linken Ovar, wie vergrößert
Argentum
— periodisch schießende — im Oberbauch
Adonis vernalis
— Periodizität der —
Anacardium
— plötzlich auftretende und plötzlich verschwindende besser durch Geraderecken des Körpers (Opisthotonus)
Belladonna
— — in verschiedenen Körperregionen in Form von Stichen und reißenden Schmerzen seitlich der Wirbelsäule, in der Rücken- und Lendengegend
Cinnabaris
— — nicht lange anhaltend und anfallsweise wiederkehrend mit Empfindung dumpfer Stöße
Crocus
— pressende in der Stirn und pulsierende Stöße in den Schläfen (Stechen und Ziehen durch den gesamten Schädel)
Bryonia
— — krampfhafte, durch Schwitzen und kurzen Schlaf gemindert
Caladium seguinum
— nach Quetschungen
Verbena officinalis
— rechtsseitig affiziert von schneidender Intensität und kurzer Dauer
Iris
— reißende in Knien, Schenkeln und Hüften (kann nicht auf niedrigem Stuhl sitzen), Verschlimmerung nachts, Besserung durch kaltes Wasser
Luesinum
— — seitlich der Wirbelsäule in der Rücken- und Lendengegend und plötzlich auftauchende Schmerzen in Form von Stichen
Cinnabaris
— — spannende
Niccolum aceticum
— — und stechende mit Blutandrang sowie Brennen und Jucken der Augenlider mit Rötung
Ranunculus bulbosus
— rheumatische —
Acidum salicylicum
— — ziehende besonders in der Achillessehne, schlimmer bei beginnender, besser bei fortgesetzter Bewegung
Acidum hydrochloricum
— — im linken Ellenbogengelenk mit Taubheit in der Hand und Schmerzen in der Handwurzel
Convallaria majalis
— — mit dem Gefühl von Stechen in Muskeln und Gelenken mit nächtlicher Verschlimmerung, Müdigkeit und Steifigkeit der Glieder mit

flechtenartigen Hautausschlägen und Anschwellung der Lymphknoten
Eucalyptus

— — im Kreuz verbunden mit beginnender Muskelschwäche, schlimmer in der Ruhe, beim Aufstehen und bei beginnender Bewegung mit dem Gefühl der Lähmigkeit
Kalium phosphoricum

— — — und in den Beinen (kann nicht ohne Stützen stehen)
Acidum sulfuricum

— — in der Muskulatur und in den Gelenken des Rückens, der oberen und unteren Extremitäten mit stellenweisem Ausfall der Sensibilität
Colchicum

— in den Rippen nach Pleuritis
Abrotanum

— stechende
Acidum nitricum
Apis
Bryonia
Kalium carbonicum
Scilla

— — dolchartige
Zincum metallicum

— — nach Augenoperation
Asarum

— — schlimmer durch Bewegung, besser durch Ruhe
Bryonia

— — und brennende, auch auf das Kreuzbein ausstrahlende —
Apis mellifica

— — in der Brustdrüse und Hautjucken
Asterias rubens

— — in den Fingergelenken und Nagelgliedern
Niccolum aceticum

— — in den Gelenken (im rechten Knie)
Colocynthis

— — und lanzinierende — in verschiedenen Körperregionen
Aristolochia clematitis

— — verschiedener Lokalisation (schlimmer durch Bewegung)
Penicillinum

— — wie ein Messerstich durchschießend, unabhängig von Bewegung und Berührung, Druck oder dergleichen, verbunden oder gefolgt von Parästhesien, Kribbeln oder Eingeschlafenheitsgefühl
Colocynthis

— — von Schläfe zu Schläfe ziehend
Luesinum

— — schießende, wie lahm und ausgerenkt (Hüfte) bei Ischias
Iris

— — schneidende, bohrende, blitzartig kommende und vergehende, krampfartige, oft die Stelle wechselnde, in Anfällen, die fast unerträglich sind
Magnesium phosphoricum

— — im rechten Schultermuskel und in den Bauchmuskeln
Lycopersicum

— — evtl. mit Ziehen im rechten Hoden nach dem Leistenring zu
Acidum fluoricum

— — von innen nach außen gehend, reißend, pulsierend mit Taubheitsgefühl
Asa foetida

— — die unabhängig von der Bewegung sind, verbunden mit Anämie, Übelkeit, Magendrücken sowie Katarrh der Nase und der Bronchien
Kalium carbonicum

— — und ziehend durch den gesamten Schädel (verbunden mit Schwindel und Neigung zum Rückwärtsfallen, allgemeines Schwächegefühl, das am Morgen schlimmer ist)
Bryonia

— schneidender, in der Milzgegend
Grindelia robusta

— — in den Augen, und Drücken
Euphrasia

— zwingen zum Schreien bei Neuralgien und Rheumatismus
Chamomilla
— und Schwäche in allen Gliedern
Adonis vernalis
— unerträgliche bei Gangrän
Stramonium
— — Hände müssen hochgehalten werden
Vipera berus
— im Uterus und in den Ovarien, nach oben in die Magengegend und nach unten bis in die Schenkel ausstrahlend
Cactus
— wandernde, verbunden mit abwechselnd katarrhalischen und rheumatischen Beschwerden
Kalium bichromicum
— schnell wechselnde und häufig wiederkehrende in den Knochen
Crotalus
— wehenartige —, vom Kreuz nach der Gebärmutter ausstrahlend
Aesculus
— — im Unterleib bei Frauen, wie vor Eintritt der Menstruation
Crocus
— — — mit Atembeklemmung und Drängen nach unten, verbunden mit Uteruserosionen
Sepia
— Verschlimmerung durch Bewegung, morgens auftretend, am heftigsten (lassen bei langsamem Gehen im Freien nach)
Crocus
— — Reizmittel (Kaffee, Alkohol)
Acidum fluoricum
— — im Sitzen, im Zimmer und durch geistige Anstrengung, Besserung beim Stehen und Gehen
Acidum fluoricum
— im warmen Zimmer oder beim Erwachen
Bufo
— an den Zwischenrippenmuskeln
Bryonia
— aller Glieder, besonders der unteren Extremitäten, ausgeprägt beim Sitzen oder Stehen, sich allmählich verlierend beim Gehen
Agaricus
— Rippenknorpel
Argentum
— und Steifigkeit in der linken Nackenseite, schlimmer bei Bewegung
Arsenum jodatum

Schneiden
— und Brennen beim Urinieren
Acidum phosphoricum

Schneuzen
— Niesen, Husten und unwillkürlicher Harnabgang
Causticum Hahnemanni

Schnupfen
Acidum nitricum
Aconitum
Alumina
Euphorbium
Luffa operculata
Sanguinaria
Sinapis alba
— akuter
Natrium oxalaceticum
Saponaria
— mit erschwerter Atmung und asthmatischer Beklemmung
Antimonium sulfuratum aurantiacum
— chronischer
Ammonium carbonicum
— — mit Nasenverstopfung und retronasalem Ausfluß
Psorinum
— — mit wäßrigem, wundmachendem und übelriechendem Ausfluß
Acidum nitricum
— und Halsschmerzen
Saponaria
— mit rauhem Hals, Brustschmerzen und Durchfall
Sanguinaria

— heftiger, akuter
Kalium jodatum
— Husten, Hämatemesis bei grippösen Erkältungen
Dulcamara
— mit heftiger Kitzelempfindung in der Nase und vergeblichem Drängen zum Niesen
Asarum
— mit Kopfschmerz
Chlorum
— langwieriger mit geschwüriger Nase und Lippen
Bovista
— laufende Nase
Veronica
— wenn dünner Nasenfluß und Ausschnauben blutigen Schleimes besteht
Gelsemium
— mit roter geschwollener Nase
Ranunculus bulbosus
— mit beständiger Schleimabsonderung, Brennen und Wundheitsgefühl
Hydrastis
— mit massenhafter Schleimabsonderung
Euphrasia
— mit zähem Schleimausfluß
Ranunculus bulbosus
— trockener —
Allium sativum

Schockerscheinungen
Carbo vegetabilis
Kalium cyanatum
Serotonin

Schreck
— Folgen von —
Ignatia
Papaver
Zincum metallicum
— — Angst, Unruhe
Aconitum
Gelsemium

Schreckhaftigkeit
— Erscheinungen von —
Sepia
— und Furchtsamkeit in der Dämmerung und vor allem bei Gewitter (fürchtet das Alleinsein)
Phosphorus

Schreibkrampf
Kalium phosphoricum
Magnesium phosphoricum

Schreien
— vor Keuchhustenanfall
Arnica
— und Umherwerfen im Schlafe
Cina
— bei ekstatischen Zuständen
Agaricus
— mit Erbrechen und Durchfall bei blonden Kindern
Calcium bromatum

Schrei- und Weinkrämpfe
— und Hysterie
Moschus

Schrumpfung
— entzündlich-narbige und Verwachsung der Palmaraponeurose mit Verkrümmung der Finger, wobei der vierte und fünfte Finger befallen sind
Dupuytren-Nosode

Schulschwierigkeiten
Acidum succinicum
Chinhydron
— wenn Kinder zu rasch gewachsen sind
Acidum phosphoricum
— nach Pockenschutzimpfung
Variolinum

Schulter
— linke, Reißen in der — bei Stichen in der linken Brustseite und Rücken-

schmerz (als wolle er brechen) nachts schlimmer
Phosphorus
— und Oberarm links, Schmerzen in — Verschlimmerung bei Drehbewegungen des Armes
Adonis vernalis
— rechts, Rheumatismus der — besonders wenn nächtliche Schmerzen vorhanden sind
Ferrum muriaticum
— lanzinierende Schmerzen in die — ausstrahlend mit krampfhaftem und pressendem Gefühl im Herzen
Glonoinum

Schulterblätter
— Brennen und Jucken zwischen den —
Sulfur
— brennende Hitze zwischen den — und Schweiß zu Beginn des Schlafes
Phosphorus
— Kälte über den —
Heloderma
— Kältegefühl zwischen den —
Lachnanthes tinctoria
— Schwäche zwischen den — bei Scheuermann'scher Erkrankung
China
— links, Stechen bis in die —
Myrtus communis
— stechende, durch Bewegung sich verschlimmernd
Asclepias tuberosa

Schulterblattwinkel
— heftiger, scharfer oder dumpfer festsitzender Schmerz am unteren inneren rechten —
Chelidonium
— dumpfe scharfe Schmerzen unter dem unteren — und in der Nierengegend
Convallaria majalis

Schultergelenk(e)
— Arthritis der —
Magnesium carbonicum
— rheumatische Schmerzen in den —
Acidum salicylicum
— rechtes, rheumatischer Schmerz im —
Chelidonium
— — Rheumatismus des —
Ferrum metallicum
— Verrenkungsschmerz im —
Niccolum aceticum
Petroleum
— Entzündung mit Synovialmembranbeteiligung
Mezereum

Schultergürtel
— gichtisch-rheumatische Affektionen des —
Lithium carbonicum

Schultermuskalatur
— und Nackenmuskulatur krampfhafte Spannung und schmerzhafte Steifigkeit der — mit reißenden Rücken-und Lendenschmerzen
Hyoscyamus
— rechts, stechende Schmerzen in —
Lycopersicum
— rheumatische Schmerzen in —
Acidum salicylicum
— links und Nacken, neuralgische Schmerzen in — mit Druckgefühl und Schwere auf den Schultern
Dulcamara

Schuppenbildung
— bei Ekzemen und Psoriasis
Arsenicum album
— juckende Hautflächen ohne Rötung
Hydrochinon
— auf dem Kopf mit Brennen und Jucken
Gratiola
— nächtliche Beschwerden, Todesfurcht und Unruhe
Arsenicum album
— starke bei Hautaffektionen
Hydrocotyle asiatica

— trockene und kleiartige
Dulcamara

Schwachsichtigkeit
Lithium carbonicum
Petroleum
— nervöse —
Ambra
— und Trübsichtigkeit
Belladonna
— — zeitweiliges Unvermögen zu sehen bei geröteter Konjunktiva mit Funken und Blitzen im Gesichtsfeld
Glonoinum

Schwäche
— muß sich lang legen
Acidum picrinicum
Aletris farinosa
Arnica
Ferrum arsenicosum
Mygale avicularis
— allgemeine
Selenium
— — und Abmagerung
Cubeba
— — und Kraftlosigkeit
Selenium
— — und Kreuzbeinschmerzen bei Leukorrhö mit koagulierten Stücken, die verwest riechen
Psorinum
— — Zittern und Ohrensausen bei Schwindel
Argentum nitricum
— — — der Glieder oder sobald etwas in die Hand genommen wird
Phosphorus
— und Erschlaffung
Carbo animalis
— und Erschöpfung
Lycopodium
Sepia
Silicea
— — große —
Alumina
— — mit Zerschlagenheitsgefühl und Prostation mit Steifigkeit der Glieder und Lähmigkeit
Berberis
— — Schwindel und Benommenheit bei Nervenaffektionen
Zincum metallicum
— und Erschöpfungszustände
Musculus
— — vor allem in den Waden und Unterarmen
Argentum nitricum
— der unteren Extremitäten
Aethusa
— geistige und körperliche
Melilotus officinalis
— der Gelenke
Acidum succinicum
— in den Gliedern (bes. im Knie) und starke Gedächtnisschwäche bei alten Leuten
Anacardium
— große mit nervösen Kopfschmerzen und Blutandrang nach dem Kopf
Acidum aceticum
— — und Erschöpfung mit Ohnmachtsgefühl und Leereempfindung in verschiedenen Körperteilen und Organen
Cocculus
— — und Hinfälligkeit
Kalium carbonicum
— — bei Kindern, die den Stuhl kaum entleeren können, (tritt zwar heraus, schlüpft aber dann wieder zurück)
Silicea
— — und Neigung zu Blutungen
Kreosotum
— — der Unterglieder
Aethusa
— und Hinfälligkeit
Acidum phosphoricum
— hochgradige, verbunden mit Zittern, sowie Unsicherheit beim Gehen (Patient stolpert leicht)
Causticum Hahnemanni

— beim Hochhalten des Kopfes
Abrotanum
— irritable am ganzen Körper
Kalium phosphoricum
— konsekutive
Ferrum muriaticum
— körperliche —
Arsenicum album
— und Langsamkeit der geistigen Tätigkeit
Baryum carbonicum
— der Muskeln und Gelenke mit Wachstumsstörungen bei Kindern
Abrotanum
— im Nacken und Rücken (Scheuermann'sche Krankheit)
Abrotanum
— psychische, erhebliche mit Verlust der Arbeitskraft bei stinkenden Hautausschlägen, profusem Schweiß und trockener, schmutziger und runzliger Haut
Psorinum
— bei septischen Reaktionssphasen
Ailanthus glandulosa
— und Schmerzen in allen Gliedern
Adonis vernalis
— zwischen den Schulterblättern (kann ohne Lehne nicht sitzen)
China
— somatische
Baryum carbonicum
— mit unzufriedener, ungeduldiger und zorniger Gemütsstimmung, Melancholie und religiösen Wahnideen, Neigung zum Weinen und allgemeine geistige und körperliche Abspannung
Melilotus officinalis
— Verschlimmerung durch Kaffee, Spirituosen und Tabakrauch
Ignatia
— verbunden mit Zittern und Unsicherheit im Gehen, sich zur Lähmung steigernd, rechts lokalisiert
Causticum Hahnemanni
— vormittags gegen 11 Uhr auftretend
Sulfur
— zittrige mit Schwindel und evtl. Kopfschmerz, der besser von kaltem Waschen und kühler Luft wird
Phosphorus
— und Zuckungen, Zittern vor —
Zincum metallicum

Schwächegefühl
— im gesamten Abdomen
Acidum succinicum
— auf der Brust mit Brustbeklemmung
Argentum
— großes, bei beginnenden Erkrankungen
Carboneum sulfuratum
— — nach Stuhlentleerung und Jucken am After mit Brennen und Stechen im Mastdarm
Petroleum
— in der Herzgrube
Lobelia inflata
— und Hungergefühl während des Kopfschmerzes
Sanguinaria
— verbunden mit Lähmigkeit und Steifigkeit aller Glieder
Lithium carbonicum
— in Magen und Leib bei wäßrigen Stühlen
Apocynum
— mit Schwindel (morgens am schlimmsten) und Rückwärtsfallen
Bryonia

Schwangerschaft
— Harnverhaltung und Harnzwang während der — und nach der Entbindung
Equisetum arvense
— Störungen im Ablauf der —
Corpus luteum
— und Verlangen nach Erde, Kalk usw.
Acidum nitricum
— und Nierenaffektionen
Chinhydron
— Erbrechen und chronische Verdauungsstörung
Ferrum metallicum

— — mit starkem Kopfschmerz und erhöhtem Blutdruck
Acidum fumaricum

Schwarzwerden der Zähne
Acidum citricum

Schweiße
— abnorme, Nachtschweiße bei Lungentuberkulose, Ptyalismus und Zystitis während der Gravidität
Jaborandi
— riechen nach Ammoniak
Natrium oxalaceticum
— ermattende, besonders nachts
Kalium carbonicum
— erschöpfende
Millefolium
— bei geistiger Erschöpfung und Anstrengung
Berberis
— Erschöpfung und Hinfälligkeit bei Imprägnations- und Degenerationsphasen
Selen-Schwefelsäure
— an den unteren Extremitäten, Haut dabei kalt
Calcium carbonicum
— bei Frostigkeit
Veratrum
— von schlechtem Geruch
Variolinum
— heftige, profuse
Acidum salicylicum
— Hitze in den Handflächen
Acidum fluoricum
— — die einander folgen
Veratrum
— — und Trockenheit, wechselnd
Apis mellifica
— nach Hitzewallungen im Klimakterium. Hyperhidrosis allgemein
Jaborandi
— kalte, an den Gliedern
Carbo vegetabilis
— — und Kollaps mit Blässe, Zittern und Gliederkälte
Tabacum
— — besonders auf der Stirn und am Körper auftretend
Veratrum
— — bei Übelkeit und Schwindel
Lobelia inflata
— — an den Handflächen
Nux vomica
— klebrige
Psorinum
— klimakterische
Calcium carbonicum
— besonders an unbedeckten Körperstellen
Thuja
— muffige, übelriechende (selbst so empfunden)
Cimex lectularius
— am Nachmittag und nach Mitternacht
Niccolum aceticum
— nächtliche, heiße, aber erleichternde, tagsüber auch an den unbedeckten Körperteilen (Fußschweiß, Handschweiß)
Thuja
— Neigung zu großen —
Arum triphyllum
— partielle und allgemeine, Tag und Nacht, besonders Schwitzen am Hinterkopf sowie Schwitzen bei der geringsten Anstrengung
Calcium carbonicum
— — halbseitige, wobei die Patienten trotz der Frostigkeit leicht gekleidet gehen wollen
Pulsatilla
— profuse
Spiraea ulmaria
— reichliche, stark sauer riechende —
Colchicum
— — scharfe, übelriechende
Acidum fluoricum
— schwächende
Acidum phosphoricum
— — nach fieberhaften Erkrankungen und Mattigkeit
Castoreum sibiricum
— — bei Schlaflosigkeit nachts
Acidum phosphoricum

— stark stinkende
Acidum nitricum
— — an Achsel, Kopf und Händen sowie an den Geschlechtsteilen
Petroleum
— übelriechende
Baptisia
Medorrhinum
— übermäßige an verschiedenen Körperstellen
Acidum fumaricum
Jaborandi
Mercurius solubilis Hahnemanni
— umschriebene zwischen den Schenkeln oder an den Füßen und Händen oder an den Genitalien
Calcium carbonicum
— unangenehm riechende und Polyarthritis
Mercurius salicylatus
— nach Urin riechende
Colocynthis
— warme
Stramonium
— und Verlangen nach frischer Luft bei Hitzewallungen und Hitzegefühl sowie Brennen an den verschiedensten Körpergegenden
Sulfur
— wenn der Kranke Tag und Nacht schwitzt ohne Linderung
Hepar sulfuris

Schwellungen
— der Brustdrüsen
Dulcamara
— ödematöse
Acidum aceticum
— — an Schleimhäuten
Diphtherinum
— — der Uvula bei Angina tonsillaris rechts
Apis mellifica
— der Leistendrüsen
Acidum nitricum

Schweregefühl
— im ganzen Körper und Schwellung der Venen
Pulsatilla
— im linken Arm
Cimicifuga
— im tiefen Becken bei Schmerzen, die von der Hüfte bis zu den Zehen ausstrahlen, verbunden mit Taubheitsgefühl und Eingeschlafensein, wobei das taube Gefühl wechselt mit Schmerzen, Wadenkrämpfen und hexenschußartigen Beschwerden
Gnaphalium polycephalum
— in den Beinen
Vipera berus
— im Kopf und Kopfschmerz bei schmerzhaftem, wühlendem Ziehen in den Spinalnerven
Aranea diadema
— und Schwanken bei Kopfbenommenheit
Acidum fluoricum
— Schwindelanfälle und Benommenheit des Kopfes
Ranunculus bulbosus
— im Unterleib bei Frauen
Adonis vernalis

Schwerhörigkeit
Acidum salicylicum
Os petrosum suis
— mit geröteten Augen und Lichterscheinungen bei Kopfkongestionen und Ohrenbrausen mit Kopfschmerzen
Iberis amara
— bei chronischer, eitriger Otitis
Calcium jodatum
— und Entzündung des äußeren Gehörganges mit Ohrenklingen und Sausen
Baryum carbonicum
— bei Grippe
Dulcamara
— katarrhalisch bedingte —
Hydrastis
Mumps-Nosode
— nervöse —
Ambra

— und Ohrensausen
Baryum oxalsuccinicum
— und Ohrensausen bei chronischen Katarrhen der Ohrtrompete
Tuba Eustachii suis
— und Ohrenschmerzen
Bursa pastoris
— nach Quecksilbermißbrauch
Acidum nitricum

Schwielen
— und Clavi an den Füßen
Antimonium crudum

Schwindel
Acidum salicylicum
Aethusa
Ambra
Argentum nitricum
Bacterium proteus
Cerebellum suis
Cerebrum occipitalis suis
Chininum salicylicum
Cytisus laburnum
Ginseng
Hyoscyamus
Natrium bromatum
Oenanthe crocata
Papaver
Theridion currassavicum
— beim Abwärtsbewegen
Borax
— beim Aufstehen
Iberis amara
— — und beim schnellen Lagewechsel
Phosphorus
— und Benommenheit und Schlafsucht mit Kopfschmerzen
Belladonna
— — mit dem Gefühl wie betrunken
Gelsemium
— wie berauscht, schlimmer beim Aufrichten aus gebückter Stellung
Bursa pastoris
— bei Bewegung jeder Art
Magnesium phosphoricum
— als wenn Bewußtlosigkeit eintreten würde
Natrium nitrosum
— mit Brechneigung und Verschlimmerung beim Liegen
Pulsatilla
— bei Emphysem und Dyspnoe
Curare
— Erschöpfung, Schwäche, Benommenheit bei Nervenaffektionen
Zincum metallicum
— mit Gedankenverwirrung, Schwere und Klopfen im Kopf
Amylium nitrosum
— beim Gehen
Lolium temulentum
— und Kältegefühl im Schädel und die Empfindung eines kalten Reißens um den Kopf
Heloderma
— Kopfschmerzen und Erscheinungen einer Gehirnüberreizung
Asa foetida
Carboneum sulfuratum
— und betäubender Kopfschmerz
Podophyllum
— Kopfschwere und Eingenommenheit bei schwachem Denkvermögen
Petroleum
— farbiges Licht macht —
Artemisia vulgaris
— an der frischen Luft
Calcium aceticum
— und Menièrsches Syndrom
Tabacum
— mit Nachvornfallen bei Bewegung
Magnesium phosphoricum
— und Ohnmacht, Neigung zu — bei großer Erschöpfung mit Kältegefühl
Aethusa
— — und Übelkeit
Cocculus
— Reißen in den verschiedenen Teilen des Schädels, sowie pulsierendes Stechen in der Schläfengegend bei Neuralgien und Gesichtsschmerzen mit Eingenommenheit des Kopfes
Guajacum

— mit allgemeiner Schwäche, Zittern und Ohrensausen
Argentum nitricum
— und zittrige Schwäche sowie Kopfschmerz, der besser von kaltem Waschen und kühler Luft wird
Phosphorus
— beim Sehen in fließendes Wasser
Argentum
— und dumpfer Schmerz im Hinterkopf
Gnaphalium polycephalum
— und Schweregefühl im Kopf
Ambra
— mit Stichen in der Schläfengegend
Kalium bichromicum
— und Taumeln, mit rotem Gesicht und kalten Füßen
Ferrum metallicum
— der auf sonstige Therapeutika nicht anspricht
Natrium oxalaceticum
— wenn dabei Trübungen der Gesichtsempfindungen, Doppelbilder und ein Gefühl von Berauschtsein, wie betrunken, vorliegt
Gelsemium
— und Übelkeit beim Fahren
Petroleum
— — mit kaltem Schweiß
Lobelia inflata
— Benommenheit des Kopfes und Schweregefühl
Ranunculus bulbosus
— plötzliche
Viscum album

Schwitzen
— bei geringster Anstrengung
Psorinum
— im Gesicht nach dem Essen und Trinken
Chamomilla
— der Hände
Acidum nitricum
— leichtes bei der geringsten Bewegung mit gelblichem, blassem Gesicht und eingesunkenen dunkelumränderten Augen sowie klopfende Kopfschmerzen
China
— Neigung zum — (auch Nachtschweiße bei Frostigkeit und Kälteempfindung)
Calcium carbonicum
— starkes bei Absonderung von geringen Harnmengen (trotz Niereninsuffizienz besteht keine Hypertonie)
Chinhydron
— — nach Hitzewallungen auch an den Genitalien
Sepia
— beim Stuhlgang, besonders an der Stirn
Croton tiglium
— Tag und Nacht ohne Linderung
Hepar sulfuris
— übermäßiges bei Tag und Nacht mit Gelbfärbung der Wäsche
Natrium oxalaceticum

Seborrhö
Acidum α-ketoglutaricum
Acidum DL-malicum
Adeps suillus
Cerumen
Comedones
Cutis suis
Psorinum
— und Haarausfall
Ubichinon

Seekrankheit
Apomorphinum hydrochloricum
Cerium oxalicum
Cocculus
Petroleum
Theridion currassavicum
— Übelkeit und Erbrechen beim Fahren
Cocculus

Sehstörungen
Acidum salicylicum
Nervus opticus suis
Streptococcus haemolyticus

— verschiedener Genese, besonders nach Einwirkung toxischer Stoffe, Dämpfe usw.
Mancinella
— — und Akkommodationskrampf
Jaborandi
— bei Stirn- und Hinterkopfschmerz, besonders morgens
Lac defloratum
— bei typhösen oder biliösen Fiebern
Gelsemium
— zentral bedingte
Cerebrum occipitalis suis

Sehvermögen
— halbseitiges wegen Affektionen der rechten Seite der Netzhaut
Lithium carbonicum
— undeutliches, bei vermehrter Tränenabsonderung mit Ohrenreißen, Ohrenklingen und Ohrensausen
Castoreum sibiricum
— verschwommenes
Magnesium phosphoricum
— Kurzsichtigkeit und Trübsichtigkeit bei Bindehautkatarrhen mit schleimigen Absonderungen und starker Erweiterung
Hyoscyamus
— Schwäche des — mit Empfindlichkeit gegen Lichteindrücke und schwimmende Gegenstände beim Fixieren sowie Doppelsehen
Ginseng
— Störungen des — und Kopfschmerzen
Mercurialis perennis
— temporäres Vergehen des —
Gratiola
— vermindertes und Flimmern vor den Augen bei Blutandrang zum Kopf
Acidum salicylicum
— zeitweiliges bei geröteter Bindehaut mit Funken und Blitzen im Gesichtsfeld, Schwach- und Trübsichtigkeit
Glonoinum

Sehnenschädigungen
Symphytum

Seitenstechen
Ilex aquifolium
— und Husten
Carduus marianus

Sekret
— brennendes — bei Fließschnupfen
Arsenicum album
— Konjunktivitis mit brennenden —
Arsenicum album
— übelriechende
Acidum carbolicum
— — ätzende, eitrig-entzündliche bei Ekzemen
Balsamum copaivae
— wundmachende bei chronischen Schleimhautentzündungen und -eiterungen
Ubichinon
— zähsträhnige, schleimig-eitrige — bei Katarrhen
Aristolochia clematitis

Sekretionen
— eitrige, Chemosis, Tränenfluß und Fließschnupfen
Euphrasia
— gelbgrüne vor allen Dingen morgens, während abends vielfach dünnflüssige Absonderungen bestehen
Pulsatilla
— aus Schleimhäuten, Vermehrung der —
Dulcamara
— starke mit Trockenheitsgefühl
Euphorbium
— übelriechende
Carbo animalis

Sensibilitätsausfall
— stellenweiser mit rheumatoiden Schmerzen in der Muskulatur in den Gelenken des Rückens, der oberen

und unteren Extremitäten
Colchicum

Sensorium
— Depressionen des — (kann durch Kummer und exogene psychische Belastung bedingt sein)
Acidum phosphoricum
— Störung des — bei typhösem Fieber mit braunbelegter Zunge
Bryonia

Septische Affektionen
Anthracinum
Arnica
Chininum arsenicosum
Cirrhosis hepatis-Nosode
Echinacea angustifolia
Hydrastis
Indol
Lachesis
Psoriasis-Nosode
Pyrogenium
Scatol
Vaccininum
— und Entzündungen mit Gangrän
Crotalus
— mit typhösem Fieber
Baptisia
— Erkältungskrankheiten mit chronischen Schleimhautentzündungen und -eiterungen und wundmachenden Sekreten
Ubichinon
— — Folgen schwerer —, besonders nach retoxischer Behandlung
Kalium phosphoricum
— — schwerwiegende
Lachesis
— mit Hinfälligkeit, Schwäche und Delirien
Ailanthus glandulosa
— bei Stomatitis
Acidum carbolicum
— mit dunklem Streifen längs der Mitte der Zunge, tiefrotes Gesicht und Unruhezustände, evtl. Delirien
Arnica

Seröse Häute
— Entzündungen und Reizzustände der —
Apis mellifica

Seufzen
— Gähnen, Beklemmungsgefühl und Kitzel im Kehlkopf bei Reizzuständen
Aethusa
— langgezogenes
Ignatia

Sexualorgane
(siehe auch unter Genitalien)
— Kongestionen im Gebiet der —
Yohimbinum
— männliche und weibliche Erschlaffung der —
Damiana
— sexuelle Erregung
Lyssinum
Mygale avicularis
— geringfügige, beim Koitus
Bromum
— hochgradige mit begleitender physischer Schwäche und nächtlichen Samenergüssen
Phosphorus
— sexuelle Lustlosigkeit
Acidum citricum
— Sexualfunktionsschwäche
Carbo animalis
— Sexualschwäche (virilis)
Agnus castus
— Sexualtrieb, erregter
Platinum metallicum
— — mit geringer Potenz und großer Erschöpfung post coitum
Agaricus
— gesteigerter bei entzündlichen Affektionen der Vaginalschleimhaut
Hyoscyamus

Silikosis
Asthma-Nosode
Klebsiella pneumoniae

Simmond'sche Kachexie
Cortison
Sanguis suis

Singultus
Belladonna
Cardia ventriculi suis
Oesophagus suis
Secale cornutum
— und Brechwürgen bei Krampfbeschwerden im Bereich des Magens, wenn Durst nach kalten Getränken besteht
Magnesium phosphoricum
— unerschöpflich, anhaltend
Laurocerasus

Sinusitis
Euphorbium
Natrium oxalaceticum
Naphthochinon
Otitis media-Nosode
Ozaena-Nosode
— begleitende
Kieferostitis-Nosode
— chronica
Acidum DL-malicum
Coxsackie-Virus-Nosode
Hedera helix
Mucosa nasalis
— — mit heftigem Jucken
Medorrhinum
— mit eitriger Absonderung
Mercurius solubilis Hahnemanni
— recidivans
Tonsillarpfröpfe-Nosode
— und Rhinitis mit Verstopfung der Nase und Anosmie
Medorrhinum
— in der Wärme, erfolgt reichliche Sekretion
Dulcamara

Skleren
— bläuliche Verfärbung der —
Naphthochinon
— ikterische Verfärbung der — mit Katarrhen der Konjunktiva, Rötung des linken oberen Augenlides mit Hitze- und Brenngefühl, Tränen der Augen, verbunden mit Pupillenerweiterung
Crotalus

Sklerodermie
Acidum p-aminosalicylicum
Cutis suis
Funiculus umbilicalis suis
Hydrocotyle asiatica
Placenta materna suis
Psoriasis-Nosode
— diffuse oder progressive
MS-Nosode

Sklerose
— des Gehirns mit Ohrensausen, Labyrinthschwindel, geistigem Zerfall
Chinhydron
— multiple
Funiculus umbilicalis suis
Manganum phosphoricum
Medulla oblongata suis
Medulla spinalis suis
Para-Benzochinon
Plumbum metallicum
— — mit Muskelschwäche und Zittern
Manganum aceticum

Skorbut
Acidum citricum
Acidum phosphoricum
Crotalus
Galium aparine
Kalium phosphoricum
Staphisagria
— artige Erkrankungen
Kalium carbonicum

Skrofulose
Abrotanum
Bacillinum
Calcium carbonicum
Chaulmoogra
Cistus canadensis
Fumaria officinalis
Funiculus umbilicalis suis

Galium aparine
Juglans
Kalium carbonicum
Kalium jodatum
Silicea
Sulfur
Theridion currassavicum
Tonsilla
— bei Kindern
Veronica
— in ihren verschiedenartigen Formen
Sulfur
— mit flechtenartigen Hautausschlägen, Augen- und Ohrenentzündungen langwierigen Verlaufs
Bovista

Skrofulöse Augenleiden
Arsenum jodatum
Ferrum jodatum
Graphites
Scrophularia nodosa
— mit großer Lichtscheu und Keratitis
Aethiops antimonialis
— — Neigung zu — und rote Augenlider
Sulfur

Skrofulöse Drüsenschwellung
Fucus vesiculosus
Calcium chloratum
Geranium robertianum
Ferrum jodatum
Mercurius jodatus flavus
— Skrofulöse Entzündungen
Aethiops antimonialis

Skrofulöse Hautaffektionen
— mit nässenden Ekzemen
Lapis albus
Lycopodium

Skrofulöse Kinder
— Drüsenschwellungen der —
Schweinepest-Serum-Nosode
— und rachitische Kinder mit Schwäche der Knöchel
Pinus silvestris

Skrotum
— Ausschläge am —
Rhus toxicodendron
— Bläschenflechte am —
Croton tiglium
— Ekzeme und Suppurationen am —
Acidum fumaricum
— geschwollenes
Acidum fluoricum
Petroleum
— brennendes Jucken am — (ist durch Kratzen nicht zu stillen)
Acidum hydrochloricum
— Ödem
Apis mellifica

Sodbrennen
Absinthium
Acidum fluoricum
Cardia ventriculi suis
Ferrum metallicum
Natrium phosphoricum
Nux vomica
Oesophagus suis
Saponaria
Sinapis alba
Ventriculus suis
— und Aufstoßen, Verdauungsbeschwerden starker Fleischesser mit —
Allium sativum
— — und Übelkeit mit Magenschmerzen, Druckgefühl und Kälteempfindung, Leibschneiden mit Knurren und Kollern im Darm und häufigem Abgang von Blähungen
Mercurialis perennis
— nach Fleischgenuß und fetten Speisen
Ubichinon
— bei Übersäuerung und Schwächegefühl im Magen
Carbo vegetabilis
— nach Wassertrinken
Acidum phosphoricum
— mit Würgen und Erbrechen, Auf-

stoßen und Schlucksen
Crotalus

Sommerdiarrhö
Gratiola
Iris
— der Kinder
Gnaphalium polycephaum

Sommerhitze
— und Beschwerden, die sich bei feucht-warmem Wetter verschlimmern
Gelsemium
Glonoinum
— und Kaltbaden, Verschlimmerung der Magenschmerzen durch —
Antimonium crudum

Sonnenhitze
— Empfindlichkeit gegen — mit Erschöpfung
Lachesis
— Verschlimmerung nach —
Acidum picrinicum
— Luftzug und heißes Wetter, Verschlimmerung durch — sowie durch Liegen und Schlafen und Tee- und Weingenuß
Selenium
— Augenschmerz bei — mit profusem Tränenfluß und Niesen
Amylium nitrosum

Sonnenstich
Amylium nitrosum
— Beschwerden nach —
Glonoinum
— Folgen von —
Melilotus officinalis

Sonntagsmigräne
Iris

Spasmen
— der Darm- und Blasenmuskulatur bei rheumatischen und gichtischen Beschwerden, in Kopf und Gliedern
Guajacum
— Neigung zu —
Parathyreoidin
— und Schmerzen im linken Oberbauch
Kalium phosphoricum
— der Stimmbänder mit Erstickungsanfällen und Stimmritzenkrampf bei plötzlicher Atemnot
Chlorum
Sambucus nigra
— im Bauchraum, speziell im Darmbereich
Ascariden-Nosode
Filix
— des Darmes
Foeniculum
— und Zuckungen der Bauchmuskeln, Kollern in den Därmen
Guajacum

Spastische Obstipation
Lycopodium
Plumbum metallicum
— mit Tenesmen oder wäßrige Diarrhö
Gutti

Speichel
blutiger, der im Schlaf aus dem Munde läuft bei Stomatitis ulcerosa
Rhus toxicodendron
— — mit Ulcera am weichen Gaumen
Acidum nitricum
— klebriger, durch den das Sprechen erschwert wird,
Argentum
— — erdiger Geschmack und Mundtrockenheit
Gentiana lutea
— profuser, der nachts unbemerkt das Kissen durchtränkt
Luesinum

Speichelabsonderung
Arum maculatum
Glandula submandibularis suis
Jaborandi

Mercurius sublimatus corrosivus
Mezereum
Natrium bromatum
— blutige
Acidum nitricum
— vermehrte
Ammonium carbonicum
— — nachts
Acidum fluoricum
Lyssinum
— — vermehrte mit Dyspnoe, Husten und Brustschmerzen mit blutigem Auswurf, üblem Mundgeruch, Zahnfleischblutung, Wackeln und Retraktion des Zahnfleisches (Parodontose)
Crotalus
— — vermehrte und Schleimanhäufung im Rachen
Gratiola
— — mit häufigem Ausspucken sowie ein Vergrößerungs- und Wundheitsgefühl der Zunge mit scharfem Geschmack, bitterer und kratzender Empfindung nach dem Gaumen zu
Glonoinum
— und galliger Geschmack mit Brennen bei Stomatitis oder Glossitis
Veratrum
— nachts im Bett, das Kopfkissen nässend
Baryum carbonicum
Luesinum
— zäh und seifenartig
Dulcamara

Speisen
— Ekel und Widerwillen gegen —
Nux vomica
— fette, saure, Unverträglichkeit, der —
Pulsatilla
— gesalzene und kalte, Widerwillen gegen —
Acidum aceticum
— saure, Verlangen nach — bei elendem leerem Gefühl im Magen sowie Verlangen nach Alkohol und Gewürzen
Hepar sulfuris

Speiseerbrechen
Mercurius cyanatus
— und Gesichtsröte mit anhaltender Heiserkeit und trockenem, kitzelndem Husten mit Empfinden von Druck und Schwere auf der Brust
Ferrum metallicum
— bei krampfhaftem Husten
Mephitis putorius
— mit zusammenziehendem Schmerz in der Magengrube
Abies nigra
— Übelkeit, Gastralgie, Magendruck, Widerwillen gegen Fleisch und Verlangen nach Saurem, wobei meistens Obstipation besteht, bei Gastritis
Ferrum metallicum

Speisegelüste
— abnorme wie „Hunger auf Kohlen" mit Schlingbeschwerden, heftigem Durst bei Appetitmangel
Cicuta virosa

Speiseröhre
— Brennen in der — und fettiger Geschmack
Asa foetida
— — bei Katarrhen der Verdauungsorgane
Ammonium carbonicum
— Gefühl eines aufsteigenden Körpers in der —
Asa foetida
— Würgen und Erbrechen bei akuten Magenkatarrhen der Säuglinge
Aethusa
— Schmerz mit heftigem Durst
Colchicum

Sphincter ani
— Krampf des —
Lycopodium
Nux vomica

Spinalnerven
— schmerzhaftes, wühlendes Ziehen in den — mit Kopfschmerz und Schweregefühl im Kopf
Aranea diadema

Splitterschmerz
Acidum nitricum
— beim Schlucken
Acidum nitricum
— im Hals, Gefühl als ob —
Argentum nitricum
— in Wunden, Ausschlägen, typische Empfindung eines —
Hepar sulfuris

Sportherz
Acidum DL-malicum
Convallaria majalis
Cor suis
Crataegus

Sprachstörungen
Anhalonium lewinii
Bovista
Vipera berus
— bei Apoplexie
Laurocerasus
— fast völliger Sprachverlust
Oleander
— läßt Worte und Silben aus. Dabei Unruhe, beständig, geschäftig und tätig
Kalium bromatum
— Zusammenschnüren im Hals, Bulbärsyndrom
Coccus cacti

Sprechen
— Denken und Zerstreutheit, Schwerfälligkeit im —
Ignatia
— — langsames, wobei allgemein eine Unlust zur Mitteilung und Mangel an Aufmerksamkeit besteht
Thuja
— erschwertes
Euphrasia
— Husten und Atmen mit nächtlicher Verschlimmerung, wobei die Patienten nicht im kalten Zimmer liegen können
Sanguinaria
— heftige Schmerzen beim —
Sanguinaria
— schwerfällig
Ignatia
Mercurius solubilis Hahnemanni
— schwieriges bei Delirien und Verwechslung des Zeitgefühls
Lachesis
— mit tonloser, leiser Flüsterstimme bei hysterischer Aphonie
Nux moschata
— überstürztes
Lyssinum
— und erschwertes Schlucken
Gelsemium
— mit zittriger, schwerer Zunge
Gelsemium

Sprödigkeit der Nägel
Acidum fluoricum

Sputum
— blutstreifiges oder expektoriertes reines Blut
Ferrum metallicum
— — und krampfartiger Kitzelhusten
Jodum
— eitriges, blutiges bei quälendem trockenem Husten
Rhus toxicodendron
— große Mengen werden entleert
Stannum
— salziges bei trockenem, reißendem Husten
Kalium jodatum
— schleimiges, blutstreifiges, rostfarbiges, evtl. salziges und Husten
Phosphorus

Star
(siehe Grauer Star (Katarakt) und Glaukom)

Starrkrampfähnliche Zustände
— mit klarem Bewußtsein bei großer körperlicher Abspannung sowie Hinfälligkeit und Anwandlung von Ohnmacht
Gratiola

Starrsucht
— und Betäubung
Agaricus

Stase
— venöse —
Aesculus
Aristolochia clematitis
Hamamelis
Vena suis
— — im Becken und Unterleib bei Dysmenorrhö und Fluor albus
Berberis

Stauungen
— im kleinen Kreislauf bei Bronchiolitis
Antimonium arsenicosum
Bronchus suis

Stauungskatarrhe
Ferrum metallicum
— bei Herzmuskelschwäche
Ammonium carbonicum

Stauungsleber
— akute oder chronische
Cactus

Stauungslunge
Asthma-Nosode

Steifheit
— der Gelenke bei rheumatischen und gichtischen Entzündungen
Causticum Hahnemanni
— und evtl. Taubheitsgefühl in den Fingern bei allgemeiner Muskelschwäche und rheumatischen Schmerzen in den Gliedern, verbunden mit Schwäche in Armen und Händen, durch Kälte verschlimmert, Wärme, Druck, Reiben bessert
Magnesium phosphoricum
— längs der Wirbelsäule
Adonis vernalis

Steifigkeit
— und Kälte, Stöße, Rucken und Zucken durch den ganzen Körper, Taubheitsgefühl der Arme und Hände bei aufgetriebenen Venen
Cicuta virosa
— und Schmerzhaftigkeit entlang der gesamten Wirbelsäule mit Schwäche und Zerschlagenheitsgefühl im Kreuz, wobei die Rückenlage unmöglich ist
Cimicifuga
— — in der linken Nackenseite, schlimmer bei Bewegung
Arsenum jodatum
— ungewöhnliche der Extremitäten und Gefühlsabstumpfung mit der Unfähigkeit sich zu irgendeiner Tätigkeit aufzuraffen
Helleborus

Steifigkeitsgefühl
— und krampfhaftes Ziehen im Nacken
Glonoinum
— und Müdigkeitsgefühl in den Untergliedern mit dumpfen und ziehenden Schmerzen in den Beinen
Hamamelis
— der Wirbelsäule
Ginseng

Steißbeinschmerzen
Acidum fluoricum
Castor equi

Steinleiden
Geranium robertianum
Ilex aquifolium
Saxifraga

Stenokardien
Cactus
Coxsackie-Virus-Nosode
Glonoinum

Sterilität
Damiana
Ferrum metallicum
Filix
Testis
— und Amenorrhö
Ferrum metallicum
— junger Frauen
Myoma uteri
— männliche
Hepar suis
— weibliche
Acidum fumaricum
Ovarium suis
Uterus suis

Sternum
— Druck hinter dem — wie ein harter Gegenstand
Abies nigra
— wundes, rohes Gefühl unter dem —
Phosphorus
— Klumpengefühl unter dem —
China

Stiche
— fliegende in der Brust und ein Gefühl, als sei die Brust wie wund
Ferrum metallicum
— in der rechten Schläfe mit Unfähigkeit zur Konzentration
Betonica

Stichverletzungen
Hypericum
Ledum

Stimme
— näselnde
Acidum phosphoricum
— rauhe und heisere — bei Asthma
Allium sativum
— — mit Heiserkeit und beständigem Räuspern
Lycopersicum
— tiefe, heisere und chronische (Kehlkopftuberkulose)
Drosera
— Überanstrengung der — mit blutig-streifigem Auswurf
Selenium
— Überschnappen der —
Arum triphyllum
— Versagen der — nach Anstrengung (Redner)
Argentum nitricum
Ferrum picrinicum
Phosphorus

Stimmbänder
— Spasmen der — bei Stimmritzenkrampf und Erstickungsanfällen mit plötzlicher Atemnot
Chlorum
— Parese
Causticum Hahnemanni
— Polypen
Argentum nitricum
Larynx suis

Stimmung
— aggressive und Zerstörung der Persönlichkeit bei Alkoholismus
Para-Benzochinon
— depressive —
p-Aminobenzoesäureäthylester
— düster, niedergeschlagen
Plumbum metallicum
— entgegengesetzte, mit raschen und unvermitteltem Wechsel, exzessives Schwanken von einem Extrem der Launen zum anderen
Crocus
— herabgedrückte, bis zur Melancholie und stumpfer Gleichgültigkeit gehend (bei chronischen Vergiftungen)
Hyoscyamus
— mürrische, gereizte
Psorinum
— nervöse, gereizte und verzagte unentschlossene
Silicea
— niedergeschlagene und weinerliche, unruhiger Schlaf mit viel Gähnen und Aufstoßen bei Gliederschmerzen
Eupatorium purpureum

— reizbare —
Arum triphyllum
— — und mürrische
Acidum hydrochloricum
— — starrköpfig, hoffnungslos verzweifelt, evtl. boshaft und rachsüchtig
Acidum nitricum
— schläfrige, verdrießliche
Pulsatilla
— sentimentale oder gereizte (bei Kindern)
Antimonium crudum
— traurige
Graphites
— — verzweifelte
Psorinum
— verdrießliche, mürrische
Hepar sulfuris
— verzagt, mißmutig, verdrießlich
Angustura
— verzweifelte
Agaricus
— — niedergeschlagene mit Sehnsucht nach dem Tode
Kreosotum
— weinerliche mit mildem, schüchternem Gemüt
Pulsatilla
Tuberculinum
— — wehmütige, apathische bei Arbeitsunlust und Erschöpfung
Berberis
— zänkische, mürrische, unzufriedene
Kalium arsenicosum
— depressive
Agnus castus
Natrium muriaticum
Petroleum
— — bei allgemeiner Erschöpfung
Berberis
— — und Müdigkeit nach geringen Bewegungen
Ferrum metallicum
— von einem Extrem zum anderen überwechselnd
Ignatia
— Launenhaftigkeit mit neuralgischen Schmerzen
Cimicifuga

Stippchen
— mit brennendem, heftigem Jucken
Ammonium carbonicum

Stirn
— kupferfarbene Ausschläge an der —
Carbo animalis
— Ekzeme und Neurodermitis an — mit Juckreiz
Arnica
— Impetigo an der —, wenn heftiger Juckreiz vorliegt
Rhus toxicodendron
— Knoten auf der —
Ledum
— und Lippenbläschenbildung
Helleborus
— Pustelausschläge
Silicea
— schmerzlose und Abschilfern von Flechten am Arm sowie übermäßiger Hautschuppenbildung auf dem Kopf
Gratiola

Stirnhöhlenaffektionen
Natrium pyruvicum

Stirnkopfschmerz
Bryonia
Crotalus
Rhus venenata
— drückender, schlimmer gegen Abend
Bursa pastoris
— der früh beginnt, im Laufe des Tages sich steigert und gegen Abend verschwindet
Kalium bichromicum
— bei Flimmerskotom
Kalium bichromicum
— hartnäckiger
Zincum metallicum
— reißende Kopfschmerzen in der —
Anacardium

— heftige, vom Nacken heraufziehend und den ganzen Hinterkopf einnehmend
Glonoinum
— links, morgens
Stellaria media
— über der Nasenwurzel, über den Augen, in den Schläfen mit Verschlimmerung beim Treppensteigen
Chionanthus virginica
— verbunden mit Sehstörungen, Übelkeit und Erbrechen
Lac defloratum

Stirnschweiß
— kalter bei Krämpfen und plötzlichem Zusammensinken oder Hinfallen ohne Bewußtlosigkeit
Helleborus

Stirnwarzen
Castor equi

Stockschnupfen
Acidum sulfuricum
Calcium jodatum
Hydrastis
— und Absonderung übelriechenden Schleims aus der Nase
Gutti
— Nasenbluten bei häufigem Niesen und trockener Nasenschleimhaut
Niccolum aceticum
— und katarrhalische Reizungen der Kehlkopf- und Luftröhrenschleimhaut
Camphora
— mit Schleimanhäufung und Schwellung der Tonsillen
Spigelia
— mit Trockenheitsgefühl in der Nase
Sepia

Stomatitis
Acidum salicylicum
Acidum sulfuricum
Bryonia
Hydrastis
Kalium carbonicum
Kalium chromicum
Mercurius vivus
Mumps-Nosode
Nux vomica
Psorinum
Tartarus stibiatus
Vinca minor
— aphthosa
Acidum boricum
Acidum hydrochloricum
Arsenicum album
Borax
Lingua suis
Mezereum
Oxalis acetosella
Penicillinum
Psorinum
Veratrum
— mit Bläschen- und Geschwürsbildung an Mund- und Zungenschleimhaut sowie beginnende Parodontose
Nux vomica
— und Gingivitis mit vermehrter Speichelsekretion und Schlingbeschwerden
Bismutum metallicum
— und Glossitis, Aufstoßen, Ekel, Übelkeit, Völlegefühl mit Drücken im Magen (als wenn ein Gefühl von Kälte im Magen herrsche)
Castoreum sibiricum
— — bei Aphthen-ähnlicher Ulzera der Zunge
Veratrum
— nach Quecksilbermißbrauch
Hydrastis
— mit Schlingbeschwerden und bitterem Geschmack, Aufstoßen, Würgen und Erbrechen, Blähungsbeschwerden rechts und links unter den Rippen
Acidum benzoicum
— mit Speichelfluß
Acidum nitricum
— und Tonsillitis mit schwierigem Schlingen
Bryonia

— septische Ulzera bei —
Acidum carbolicum
— ulcerosa
Kalium bichromicum
Mezereum
— — akute und Gastroenteritis
Kalium bichromicum
— — und aphthosa mit brandigem Zerfall
Arsenicum album
— — mit üblem Mundgeruch und weißer schleimig-belegter Zunge
Petroleum
— — und Mundtrockenheit (wie verbrannt, und dick braun belegte Zunge)
Medorrhinum
— — mit blutigem Speichel, der im Schlaf aus dem Munde läuft
Rhus toxicodendron
— und geschwüriges Zahnfleisch
Silicea
— mit Zahnfleischbluten bei der geringsten Berührung
Arum maculatum

Stoßempfindlichkeit
Acidum nitricum

Strangurie
Nux vomica
Scilla
— bei Zystitis
Hypericum
— nach Bier- oder Weingenuß
Nux moschata

Streck- und Beugekrämpfe
Colchicum

Strictura urethrae
Clematis
Urethra suis

Struma
— mit Exophthalmus und Kopfschmerzen
Ephedra vulgaris
— knotige
Struma
— parenchymatosa
Baryum jodatum
Calcium jodatum
Fucus vesiculosus
Spongia
— — et colloides
Thyreoidea
Struma
— zystische
Struma

Stühle
— aashaft riechende bei unstillbarem Erbrechen und Durchfällen
Kreosotum
— blutige
Bothrops lanceolatus
Geranium robertianum
Tormentilla
— — oder blutig-schleimige, eventuell mit Aftervorfall mit Kolikzuständen und ruhrartigen Erscheinungen
Colchicum
— — mit hohem Fieber und dumpfen Schmerzen im Rücken und in den Beinen mit Frostschauern über dem Rücken
Boletus laricis
— — und Hämorrhoiden
Abrotanum
— braune, flüssige mit unverdauten Stoffen gemengt und von einem unerträglichen stinkenden Geruch, nach Unterdrückung von Ekzemen
Graphites
— choleraartige bei eisiger Kälte
Secale cornutum
— diarrhöische früh und abends
Acidum fluoricum
— — hellgelb und weich nach vorhergehenden Darmkoliken
Gentiana lutea
— — mit Leibschmerz, Brechdurchfall und häufigem Blähungsabgang
Bismutum metallicum

— — und dunkle
Medorrhinum

— — mit heftigen Tenesmen und mit Blut vermischt
Acidum benzoicum

— dickbreiige mit Tenesmen und brennenden Schmerzen im After
Mezereum

— — und knollige, gehen schwer ab, wobei es evtl. zu Blutungen aus Hämorrhoiden kommt
Zincum metallicum

— dünnbreiige
Dioscorea villosa

— — gelbe mit heftigen Leibschmerzen
Gratiola

— — schleimige, mit Diarrhö und Verstopfung wechselnd, dabei Bauchkneifen, das nach der Entleerung anhält
Pulsatilla

— durchfällige und Nierenerkrankungen
Anthrachinon

— — nach kolikartigen Leibschmerzen
Aristolochia clematitis

— — und Stuhlverstopfung mit Kopfkongestionen
Nux vomica

dysenteritische und Blähungskoliken
Asclepias tuberosa

— wie gehacktes Ei oder wie gehackter Spinat, wundmachende
Chamomilla

— feste, Abgehen von — mit Mastdarmvorfall
Gutti

— festhängende bei Obstipation
Medorrhinum

— flockige, grüne, schleimige, wie gehackter Spinat
Argentum nitricum

— flüssige mit Tenesmen
Ammonium muriaticum

— gegorene, grasgrüne, schleimige oder blutige bei Gastroenteritis
Ipecacuanha

— gelbe, dünnbreiige mit kneifenden Leibschmerzen und Katarrh der Verdauungs- und Atmungsorgane
Boletus laricis
Echinacea angustifolia

— — wäßrige, entleert wie mit einem Guß aus einem Hydranten
Gratiola

— grüne, heiße, wäßrige, wundmachende und nach faulen Eiern stinkende bei Dentition
Chamomilla

— — schleimige und unverdaute mit stinkenden Blähungen
Calcium phosphoricum

— — wie Entengrütze, sauer oder hart, bröckelnd, „das ganze Kind riecht sauer"
Magnesium carbonicum

— — und Duodenitis
Mercurius dulcis

— — schleimige bei Zahnungen, Krämpfen und Aufeinanderbeißen des Zahnfleisches, Aufschreien und Wimmern im Schlaf
Podophyllum

— häufige, dünne mit unwillkürlichen Stuhlentleerungen und Blutungen aus dem Mastdarm
Crotalus

— — kleine und Stuhlzwang bei Blähungsbeschwerden
Aconitum

— — schleimige und gallige
Gutti

— harte, blutbezogene
Berberis

— — mit Fissura ani
Lac defloratum

— — trockene, krümelige bei Obstipation, evtl. Schafskot mit Wundheit am After, Einrissen und Blutungen
Natrium muriaticum

— heiße mit Schleim in Klumpen
Aloe

— heroische, schmerzlose, nach dem Essen und nachts, besonders nach Obstgenuß
China
— knollige und heftiges Afterjucken
Medorrhinum
— — harte und Krötenbauch bei Obstipation
Thuja
— knotige und umfangreiche durch Schleimfäden verbunden mit Afterfissuren
Graphites
— kopiöse, durchfällige mit Ohnmachten bei dem Gefühl, als seien Magen und Därme zusammengezogen
Natrium nitrosum
— — gelbe, häufig mit Krampf im Afterschließmuskel verbunden und Härmorrhoidalschmerzen
Gelsemium
— — reichliche, schmerzlose mit gallertartigen Schleimen, die gußartig sind und übel riechen und galliges Erbrechen
Podophyllum
— lehmfarbige oder goldgelbe, Urin durch Gehalt an Gallenfarbstoffen zitronengelb oder dunkelbraun verfärbt
Chelidonium
— putride, dunkelgefärbte, spritzende und stinkende
Psorinum
— reichliche, wäßrige, mit Leibschmerzen und Stuhlzwang
Gutti
— saure
Natrium phosphoricum
— schleimige, blutige, schneidende Schmerzen und Tenesmen bei Dysenterie
Mercurius solubilis Hahnemanni
— schleimig-gallige
Aconitum
— schleimig-saure und Koliken bei akuten Magenkatarrhen mit heftigen Schmerzen
Dulcamara
— schmerzlose, mit dem Gefühl als wäre der Anus offen
Phosphorus
— stinkende —
Arsenicum album
Podophyllum
— — durchfällige nachts und stechende Schmerzen in der Gegend des Anus und am Damm bei Katarrhen im Verdauungstrakt mit Meteorismus
Lithium carbonicum
— tonfarbige und unverdaute
Chionanthus virginica
— trockene („wie verbrannt" aussehend)
Bryonia
— — schwer zu entleeren, gehen evtl. mit krampfhaften Leibschmerzen und Mastdarmvorfall einher
Podophyllum
— — krümelige, unregelmäßige, harte (infolge Trockenheit der Schleimhäute des Verdauungskanals)
Natrium muriaticum
— überreiche mit Stinken der Entleerungen
Podophyllum
— unfreiwilliger Abgang der — oder weiche Stühle, die nur unter größten Anstrengungen entleert werden können
Psorinum
— — bei weit offenstehendem Anus
Secale cornutum
— unverdaute
Abrotanum
— — Abgang von — und Darmblutungen
Acidum aceticum
— — mit Schleim
Ferrum arsenicosum
— und Urin, unbewußter Abgang von
Arnica
— wäßrige — mit Hinfälligkeit und Schwächegefühl in Magen und Leib
Apocynum

— — schleimig-blutige und Tenesmen bei Gastroenteritis
Rhus toxicodendron
— weiche und diarrhöische mit Leibschmerzen
Bryonia
— — nur schwierig und mit ständigem Drang zu entleeren
Niccolum aceticum
— — kaum zu entleeren
Nux moschata
— weiße oder blutig-schleimige, wie mit Schleimhautfetzen durchsetzt
Colchicum

Stuhldrang
— und fortwährender Abgang von Darmgasen mit Aufstoßen bei aufgetriebener Magengegend mit Zusammenschnürungsgefühl, Meteorismus mit Leibschmerzen
Gentiana lutea
— häufig erfolgloser —
Anacardium
— heftiger bei Diarrhö
Psorinum
— bei Kreuzschmerzen
Ammonium benzoicum
— morgens (treibt aus dem Bett)
Aloe
— mit Obstipation
Colchicum
— oder Urindrang beim Anblick oder beim Hören von fließendem Wasser
Lyssinum
— vergeblicher bei Hartleibigkeit und Stuhlverstopfung
Gutti
— und -zwang bei Darmgrippe mit brennender Empfindung im Magen und im Bauch und große Hitze im Mastdarm
Eucalyptus

Stuhlentleerung
— schwierige
Alumina
— und großes Schwächegefühl, Jucken am After mit Brennen und Stechen im Mastdarm
Petroleum
— unwillkürliche bei Empfindlichkeit der Bauchdecke gegen Berührung mit Schmerzen in der Leber- und Milzgegend sowie häufig dünne Stühle
Crotalus
— weiche oder Obstipation mit häufiger Flatus, bei gastrischen Beschwerden
Guajacum

Stuhlgang
— blutiger und Aftervorfall
Iris
— häufiger von weicher Konsistenz, tonartiger Farbe (Gallenerkrankung), Aufstoßen, Verdauungsschwäche, Meteorismus, Druck und Schmerzempfindung in der Lebergegend
Iberis amara
— Samenergießungen beim —
Acidum aceticum
— heftiger Schmerz nach —
Acidum nitricum
— schmerzhafter bei jedem Versuch und bei Obstipation der Kinder
Magnesium phosphoricum
— — schwieriger mit Obstipation und Meteorismus bei Magenauftreibung und saurem Aufstoßen
Melilotus officinalis
— Schwitzen beim —, besonders an der Stirn
Croton tiglium

Stuhl- und Harnabgang
— unbewußter
Arnica
— und heftige Rückenschmerzen wobei der Urin nur tropfenweise abgeht und nach Veilchen riecht
Inula helenium

Stuhltenesmen
Acidum sulfuricum

— ohne Erfolg
Causticum Hahnemanni
— bei umgekehrter Peristaltik (alles drängt nach oben)
Asa foetida
— und pulsierende Stiche im Os sacrum bei Hämorrhoiden mit Jucken und Brennen im After und hartem, blutbezogenem Stuhl
Berberis

Stuhlverstopfung
— chronische (im Sinne einer Gegentaktwirkung), besonders wenn Kopfschmerzen und Meteorismus vorhanden sind
Podophyllum
— infolge Darniederliegens der Darmtätigkeit mit Kolik- und Blähungsbeschwerden
Plumbum aceticum
— und Entleerung fester Kotmassen mit Magenschmerzen und starkem Meteorismus, Blähungsbeschwerden und heftigen Koliken
Hyoscyamus
— bei völliger Erschöpfung
Ferrum arsenicosum
— bei Gefühl eines Pflockes im After (selbst weicher Stuhl kann nur schwer entleert werden)
Anacardium
— mit dem Gefühl von einem Gewicht oder einer Kugel im Rektum (Stuhl nur durch manuelle Hilfe herauszubringen)
Sepia
— und Hartleibigkeit bei vergeblichem Stuhldrang
Gutti
— mit Kopfkongestionen bei durchfälligen Stühlen
Nux vomica
— bei Lebervergrößerung und Schmerzen in der Gallenblasengegend
Chionanthus virginica

Sugillationen
— (blaue Flecken unter der Haut)
Arnica
Digitalinum
Hirudo medicinalis
Phosphorus
Scarlatinum
— und Ekchymosen
Carbo vegetabilis

Supraorbitalneuralgie
— rechtsseitige
Chelidonium
— linksseitige, mit Hinterkopfschmerzen, die in den Nacken hinunterschießen
Cimicifuga

Supraorbitalschmerzen
Magnesium phosphoricum

Suppurationen
(siehe auch unter Eiterungen)
Echinacea angustifolia
Hepar sulfuris
Lachesis
Mercurius solubilis Hahnemanni
Otitis media-Nosode
Variolinum
— am Skrotum und am Penis
Acidum fumaricum
— und nächtliche Verschlimmerung in der Bettwärme
Mercurius solubilis Hahnemanni
— und flächenhafte Entzündung der Schleimhäute
Mercurius solubilis Hahnemanni
— und heftige Reaktionsphasen bei septischer Entwicklung
Pyrogenium

Sycosis barbae
Kalium chloratum
Tellurium

Sympathicus-Erschöpfung
— mit konsekutiver arterieller Stagnation des Blutes und Unfähigkeit, den

Sauerstoffbedarf durch die Atmung zu befriedigen
Carbo vegetabilis

Symptome
— absurde
Thuja
— eines Pflockes im Haupt
Anacardium

Symptomenkomplex
— gastrokardialer
Mandragora

Syphilis
(siehe auch unter Lues)
Cinnabaris
— Störungen nach — (Atrophia nervi optici)
Nervus opticus suis
— mit unbeeinflußbaren Serumreaktionen, Manifestationen der angeborenen und Spätsyphilis an Schleimhäuten, Drüsen, Nerven und Knochen
Luesinum
— therapeutische Hemmung der —
Thuja
— inveterierte
Cuprum
— Herzleiden
Kalmia
— Hautaffektionen
Chaulmoogra
— Hornhautgeschwüre mit Perforationsgefahr
Mercurius cyanatus
— Knochenschmerzen
Eupatorium perfoliatum
Hekla Lava

Tabes dorsalis
Luesinum
Malaria-Nosode
Manganum phosphoricum
Medulla oblongata
Medulla spinalis
Sudor pedis (versuchsweise)
— dolchartige, stechende Schmerzen wie bei —
Zincum metallicum
— Koordinationsstörungen bei —
Conium
— lanzinierende Schmerzen bei —
Argentum nitricum
— Unsicherheit und Fallen bei geschlossenen Augen
Magnesium phosphoricum

Tabak
— Überempfindlichkeit gegen
Asclepias tuberosa
Ignatia
— verbunden mit Schlundkrämpfen und Konvulsionen
Cocculus
— Zustand nach Tabakabusus
Convallaria majalis
— Abneigung gegen — mit vermindertem Appetit und Ekelempfindung, wobei die Übelkeit durch kühles Getränk gemildert wird
Gratiola

Tachykardie
Natrium jodatum
Natrium pyruvicum
Strophanthus
— paroxysmale
Cor suis
Kalium carbonicum
— und Schmerzen unter dem Brustbein mit Herzklopfen
Penicillinum
— toxisch bedingte —
Acidum DL-malicum

Tagesschläfrigkeit
Aesculus
Acidum phosphoricum
Lupulus
Tuberculinum
— — mit vielem Gähnen, Drehen und Strecken der Glieder
Nux vomica
— bei Schlaflosigkeit bis Mitternacht
Corallium rubrum
— mit ruhigem Schlaf erst gegen Morgen, begleitet von phantastischen wollüstigen Träumen
Niccolum aceticum
— und unruhiger Schlaf mit Melancholie, Verdrießlichkeit und heftigem Wesen, ferner Jucken, Prickeln und Pusteln im Gesicht und der Haut, allgemein
Mercurialis perennis

Taubheit
— fortschreitende, bei eitriger Otorrhö
Luesinum
— Gefühl völliger — auf dem Befallenen Ohr, evtl. verbunden mit Ohrensausen bei Hydrops des Mittelohres
Euphorbium
— und Gesichtsschmerzen
Hyoscyamus
— bei Gicht
Ferrum picrinicum
— in der Hand, mit rheumatischen Schmerzen im linken Ellenbogengelenk und in der Handwurzel
Convallaria majalis
— bei Kältegefühl
Agaricus
— und Schwerhörigkeit
Streptomycin
— bei Tubenkatarrh
Kalium chloratum
Kalium sulfuricum
— und Druckempfindung im Fuß mit schmerzhaftem Zucken im Unterschenkel, nachts aus dem Schlaf weckend
Cinnabaris

Taubheits- und Eingeschlafenheitsgefühl

— mit dem Gefühl von Schwere und Unruhe in Armen und Beinen
Glonoinum
Secale cornutum

— der Arme und Hände bei aufgetriebenen Venen mit Steifigkeit und Kälte, Stößen, Rucken und Zucken durch den ganzen Körper
Cicuta virosa

— und Eingeschlafensein, wobei das taube Gefühl mit Schmerzen wechselt, bei Hüftschmerzen bis zu den Zehen strahlend
Gnaphalium polycephalum

— wie erfroren
Agaricus

— in den Fingern und allgemeine Muskelschwäche, wobei diese Beschwerden durch Kälte verschlimmert und durch Wärme, Druck und Reiben gebessert werden können
Magnesium phosphoricum

— in den Lippen und Zucken, mit pulsierenden Zahnschmerzen
Glonoinum

— bei Neuralgien
Aconitum

— nach vorangehenden, allmählich zu- und abnehmenden Schmerzen
Platinum metallicum

— bei Schwäche im Rücken
Acidum oxalicum

— und Steifheit in den Fingern bei allgemeiner Muskelschwäche und rheumatischen Schmerzen in den Gliedern, verbunden mit Schwäche in Armen und Händen, wobei diese Beschwerden durch Kälte verschlimmert und durch Wärme, Druck und Reiben gebessert werden können
Magnesium phosphoricum

— am Steißbein
Platinum metallicum

— bei Unruhe in den Beinen, bei Kribbeln in den Oberschenkeln, zwischendurch evtl. stechende Beschwerden
Gnaphalium polycephalum

Teilnahmslosigkeit
Naphthochinon

— und Gleichgültigkeit
Sepia

— und dumpfer Stirnkopfschmerz über der Nasenwurzel, über Augen, in den Schläfen mit Verschlimmerung durch Treppensteigen und Gemütsbewegungen
Chionanthus virginica

Tendovaginitis
Bryonia
Cartilago suis
Funiculus umbilicalis suis
Rhus toxicodendron
Thuja

Tenesmen

— und Afterschmerzen mit dickbreiigen Stühlen
Mezereum

— an der Blase
Camphora
Nux vomica

— und Brennen beim Urinieren
Pulsatilla

— mit ruhrartigen Entleerungen
Kalium bichromicum

— heftige, mit Harndrang
Cantharis

— — bei reichlichen, weißen und diarrhöischen Stühlen, die mit Blut vermischt sind, mit Stichen im Mastdarm, Frostschaudern und schwerem Krankheitsgefühl
Acidum benzoicum

— und Leibschneiden
Rheum

— bei Prostatahypertrophie
Populus tremuloides

— mit erfolglosem Stuhldrang und Obstipation
Causticum Hahnemanni

Tetanie
Glandula parathyreoidea suis
Methylguanidin
Tetanus-Antitoxinum
— wenn Keuchhusten in der Anamnese vorliegt
Pertussis-Nosode

Tetanische Beschwerden
Belladonna
Parathyreoidin
— beginnende
Causticum Hahnemanni
— Kinnbackenkrampf bei —
Curare

Therapieschäden
ACTH
Amidopyrin
Carboneum tetrachloratum
Chloramphenicol
Dimethylaminophenyldimethylpyrazolon
Doxycyclin
Grippe-Nosode
Natrium pyruvicum
— wenn Störungen im Zitronensäurezyklus vorliegen
ATP (Adenosintriphosphat)
— — Leberfunktion vorliegen
Phenobarbital
Sulfur
— allgemeine
Funiculus umbilicalis suis
— jeder Art und bei retoxischen Schädigungen
Cystein
Sulfaguanidin
— sonstige und bei Agranulozytose
Medulla ossis suis
— nach Anwendung von Antibiotika
Erythromycin
Tetracyclin
Ubichinon
— — und Chemotherapeutika —
Acidum p-aminosalicylicum
Glandula suprarenalis suis
Osteomyelosklerose-Nosode
Penicillinum
— Charakterveränderungen nach —
Phenothiazin
Glandula suprarenalis suis
— nach Chemotherapeutika und Allopathika sowie nach Unterdrückung von Infektionen
Chinhydron
— nach Chemotherapeutika-Anwendung
Sulfur
— nach Grippebehandlung
Klebsiella pneumoniae
— verschiedene
Acidum salicylicum
— und bei zellulären Phasen
Polymyxin B

Thorax
— durch Bewegung sich verschlimmernd
Asclepias tuberosa
— scharfe Stiche im — bei Angina pectoris
Oxalis acetosella
— spannendes, beklemmendes Gefühl mit Atemnot im — (wie bei Pneumonie bekannt)
Phosphorus
— stechende Empfindungen im —
Pulsatilla

Thrombophlebitis
— (erkrankte Teile schneeweiß und eiskalt, nicht blaurot verfärbt)
Chinhydron
Hamamelis
Hirudo medicinalis
Pyrogenium
Staphylococcus

Thrombose
Chinhydron

Thyreoidea
— Funktionsregulierung der —
Thyreoidin

Thyreopathien
Ferrum sulfuricum
Jodum
Kalium jodatum
Lycopus virginicus
Natrium jodatum
Serum ovile (versuchsweise)
Thyreoidin

Tibiaschmerzen
Mezereum
— wenn Empfindlichkeit bei der geringsten Bewegung besteht
Guajacum
— rechts (Wolhynisches Fieber)
Castor equi

Tics
Agaricus
Ascariden-Nosode
Cytisus laburnum
Tanacetum vulgare

Tic convulsiv
Taenia solium
— et douloureux
Bismutum metallicum
Oxyuren-Nosode

Tinnitus aurium
Ferrum picrinicum
Streptomycin
— wie Widerhallen der eigenen Stimme
Causticum Hahnemanni

Tobsucht
Veratrum
— Steigerung der geistigen Erregung bis zur —
Agaricus

Todesangst
Aconitum
Moschus
Tabacum
— nächtliche Beschwerden, Unruhe und schuppende Hautausschläge
Arsenicum album
— bei reizbaren starrköpfigen Patienten
Acidum nitricum

Todesgedanken
Agnus castus
— bei verzweifelter, niedergeschlagener Stimmung
Kreosotum

Tonsillarabszeß
Hepar sulfuris
Mercurius solubilis Hahnemanni
Myristica sebifera

Tonsillarhypertrophie
Calcium jodatum
Geranium robertianum
Glandula lymphatica suis
Polypus nasalis
Tonsilla pharyngica suis
Thuja

Tonsillarpfröpfe
— auch solche chronischer Art, verbunden mit Muskelschmerzen, Durchfällen, Koliken und Fieber
Dulcamara

Tonsillektomie
— Zustand nach —
Acidum α-ketoglutaricum
Naphthochinon
— — mit unangenehmen Beschwerden im Halsbereich
Chinhydron

Tonsillenaffektionen
— entzündliche Anschwellung der und Bläschenausschläge
Calendula

— — — bei Kratzen und Brennen im Gaumen und im Schlund mit Schlingbeschwerden
Hyoscyamus
— — — bei Stockschnupfen mit Schleimanhäufung
Spigelia
— gerötete
Bryonia
— chronisch vergrößerte
Calcium carbonicum
— herpetiforme
Luesinum

Tonsillitis
(siehe auch unter Angina tonsillaris)
Acidum DL-malicum
Belladonna
Bryonia
Ferrum metallicum
Kalium bichromicum
Lycopodium
Niccolum aceticum
Tonsilla suis
— acuta und chronica
Dulcamara
Mercurius bijodatus
— chronica
Calcium sulfuricum
Glandula lymphatica suis
Schweinepest-Serum-Nosode
Tonsillitis-Nosode
— diphtherica, täglich die Seiten wechselnd
Lac caninum
— Plaut-Vincent
Phytolacca
— rechtsseitige, wenn Uvula wie ein ödematöser Sack im Rachen herunterhängt
Apis mellifica
— retoxische Imprägnierung nach
Tonsillitis-Nosode
— und Stomatitis mit schwierigem Schlingen
Bryonia

Torticollis spasticus
— und Zusammenschnüren im Hals bei Schluckversuchen
Magnesium-phosphoricum

Tracheitis
Eucalyptus
Lachesis
Pulmonaria vulgaris
Sanguinaria
— mit Heiserkeit und reichlichem Schleimauswurf
Dulcamara

Trägheit
— Abspannung und Müdigkeit mit klopfenden, zuckenden und stechenden Empfindungen an verschiedenen Körperregionen
Mercurialis perennis
— geistige
Natrium bromatum
— — bei völliger geistiger Erschöpfung mit Schwäche, Ermüdungsgefühl
Acidum picrinicum
— Schläfrigkeit und Scheue vor Bewegung
Gelsemium

Tränenfluß
Petroleum
— Chemosis, eitrige Sekretion und Fließschnupfen
Euphrasia
— dauernder
Acidum nitricum
— Lichtscheu, Konjunktivitis
Croton tiglium
— profuser —, Niesen und Augenschmerz bei Sonnenlicht
Amylium nitrosum
— vermehrte, und undeutliches Sehen
Castoreum sibiricum

Träume
— ängstigende und öfteres Aufschrecken aus dem Schlafe
Belladonna
Corallium rubrum

— — und phantasieren und zusammenschrecken
Petroleum
— — grausige oder wollüstige
Thuja
— — oder wollüstige mit Pollutionen
Acidum phosphoricum
— befindet sich wie im —
Nux moschata
— delirante (bei unruhigem Schlaf mit Aufschrecken)
Bryonia
— erschreckende
Adonis vernalis
— wache, Vorherrschen der —
Hyoscyamus

Traurigkeit
Psorinum
— (alles wird von der schwärzesten Seite gesehen) mit chronischem Kummer und Sorgen
Causticum Hahnemanni
— Mutlosigkeit und Weinerlichkeit bei abendlicher Verschlimmerung aller Zustände
Hepar sulfuris

Tremor
Aranea diadema
Conium
Lolium temulentum
— alcoholicus
Phosphorus
— der Säufer mit Zerstörung der Persönlichkeit und aggressiver Stimmung
Para-Benzochinon

Triebsteigerung
— mit anhaltenden Erektionen, Abgang von Prostatasekret und Ziehen in den Samensträngen und Hoden, bei Frauen mit schmerzhaftem Ziehen im Unterleib
Agnus castus

Trigeminusneuralgien
Lithium carbonicum
— des zweiten und dritten Astes
Kieferostitis-Nosode
— mit Granuloma dentis
Mastoiditis-Nosode
— und Karies dentis
Kreosotum
— links um das Auge lokalisiert
Cedron
— rechts
Bryonia
— III. Ast
Hekla Lava

Trinken
— „Trinkt immer nur kleine Schlucke“ und befeuchtet damit Lippen und Mundhöhle
Arsenicum album
— Unbehagen und Übelkeit nach —
Bryonia
— dauerndes Verlangen zum —
Acidum hydrochloricum
— Hals ist wie eingeschnürt
Bothrops lanceolatus

Trismus
Causticum Hahnemanni
Kalium phosphoricum
Tetanus-Antitoxin

Trockener Husten
— auch anfallsweise bei Rauchern
Allium sativum
— mit mühsamem Auswurf von gelb-grünlichem Schleim mit salzigem Geschmack, hauptsächlich im Winter
Psorinum

Trockenheit
— der Zunge
Chlorum
— der Hals- und Mundschleimhäute
Mandragora

— Hitze und Schweiß, Wechsel zwischen —
Apis mellifica
— der Nasen- und Mundschleimhäute
Ambra
— und Rauheit im Hals, Neigung zu — bei chronischem Kehlkopf- und Bronchialkatarrh
Acidum phosphoricum
— der Schleimhäute (Augen, Nase, Rachen)
Magnesium carbonicum
— und Wundheitsgefühl im Hals, Heiserkeit mit Laryngitis, Schmerzen beim Husten, die in eine Bauchseite oberhalb der Hüfte abstrahlen
Causticum Hahnemanni
— — aller Schleimhäute, speziell Afterbrennen
Sanguinaria

Trockenheitsgefühl
— und Durstlosigkeit
Nux moschata
— trotz starker Sekretion
Euphorbium

Trübsichtigkeit
— und Lichtscheu bei Konjunktivitis
Acidum sulfuricum
— periodische
Cactus
— und Schwachsichtigkeit
Belladonna
Glonoinum
— Sehschwäche und Kurzsichtigkeit bei Bindehautkatarrhen mit schleimigen Absonderungen und starker Erweiterung
Hyoscyamus

Trübsinn
— und Melancholie mit allgemeiner Unlust und Unzufriedenheit
Acidum hydrochloricum

Tuba Eustachii
— Entzündung der —
Ferrum metallicum

Tubenkatarrhe
— Eustachische Röhre
Euphorbium
Ferrum metallicum
Mumps-Nosode
Otitis media-Nosode
— mit Taubheit
Kalium chloratum
Kalium sulfuricum

Tuberkulose
Jodum
Myrtus communis
Natrium muriaticum
Phosphorus
— Anfangssymptome einer —
Ferrum metallicum
— mit Kachexie
Kreosotum
— des Kehlkopfes
Cuprum
— trockener Kitzelhusten bei —
Acidum hydrocyanicum
— Tuberkulose der Lungen Jugendlicher
Myosotis arvensis
— der Mesenterialdrüsen
Silicea
— zur Nachbehandlung von —
Ubichinon
— Rückvergiftungen bei —
Acidum nitricum
— mit Schwierigkeit der Expektoration
Conium
— Schweiße
Calcium carbonicum

Tympanie
— Bluterbrechen, Magenkrämpfe und Empfindlichkeit gegen Berührung durch Blutextravasate
Aethusa

— und Meteorismus, exzessive
Nux moschata

Typhöses Fieber
Arsenicum album
Echinacea angustifolia
Kalium phosphoricum
Stramonium
— mit Frösteln, Erschlaffung und Erschöpfung
Gelsemium
— mit Störungen des Sensoriums
Bryonia

Typhöse Krankheitszustände
— mit trockener, lederartiger, geschrumpfter Zunge, aphthöser Stomatitis, septischen Durchfällen, evtl. Abgänge klaren, dunklen Blutes
Acidum hydrochloricum
Acidum phosphoricum
Phosphorus

Typhus abdominalis
Acidum nitricum
Carbo vegetabilis
Chlorum
Crotalus
Indol
Leptospirose-Nosode
Rhus toxicodendron
Scatol
Veratrum

Übelkeit
Acidum salicylicum
Aesculus
Agaricus
Belladonna
Gnaphalium polycephalum
Saponaria
— Appetitlosigkeit und Ekel beim Geruch gekochter Speisen
Colchicum
— und Aufstoßen, evtl. Bluterbrechen
Cactus
— und häufiges Aufstoßen, Magenschmerzen und Brechdurchfall mit Ohnmachtsanwandlungen, wobei der Bauch gespannt und aufgetrieben ist
Gutti
— Brechneigung, Erbrechen, Trockenheit des Mundes, klebriger Speichel, erdiger Geschmack, Aufstoßen
Gentiana lutea
— mit Brechwürgen
Asclepias tuberosa
— — und Frostschaudern
Asarum
— und Erbrechen, heftig, schneidende Magenschmerzen und brennende Schmerzen in der Gallenblasengegend
Boletus laricis
— Blähungsbeschwerden, Leibschmerzen, Polyurie und Kopfkongestionen bei Diarrhö
Glonoinum
— sowie Brechwürgen, Auftreten bei Magenerkrankungen und beim Husten
Ipecacuanha
— — beim Fahren
Cocculus
— — nach dem Frühstück und Mittagessen
Selenium
— — galliger Massen mit Appetitverlust (erbricht alles außer heißen Getränken)
Chelidonium
— — saurer Massen (wie Essig)
Ornithogalum umbellatum
— ohne Erleichterung durch Erbrechen bei häufig reiner Zunge
Ipecacuanha
— nach dem Essen mit Schleimerbrechen
Convallaria majalis
— Gastralgie, Magendruck, Speiseerbrechen, Widerwillen gegen Fleisch und Verlangen nach Saurem, verbunden mit Obstipation bei Gastritis
Ferrum metallicum
— und Gefühl von Druck und Hitze im Magen, bei gastrischen Beschwerden durch leeres Aufstoßen
Guajacum
— durch den Geruch von Speisen
Sepia
— durch kühles Getränk zu mildern bei Abneigung gegen das gewohnte Tabakrauchen mit vermindertem Appetit und Ekelempfinden
Gratiola
— mit Kopfschmerz
Gelsemium
— — „als wenn das Gehirn von einem Eisenreifen umspannt sei" und periodisch bei feuchtem Wetter auftretend
Tuberculinum
— und Magenkrampf
Acidum sulfuricum
— im Oberbauch
Adonis vernalis
— Sodbrennen und Aufstoßen mit Magenschmerzen, Druckgefühl und Kälteempfindung, Leibschneiden mit Knurren und Kollern im Darm und häufigem Abgang von Blähungen
Mercurialis perennis
— Schwindel beim Fahren
Petroleum
— — mit Ohnmachtsgefühl
Cocculus
— — mit kaltem Schweiß
Lobelia inflata

- Unruhe und Durst bei Magenbrennen
  Ipecacuanha
- und Würgen ohne Erbrechen
  Hyoscyamus

Übler Mundgeruch
- und grünliche Krusten bei Nasen-Rachenkatarrh
  Elaps corallinus

Überanstrengung
- Folgen von —
  Arnica
  Cocculus
- geistige
  Kalium phosphoricum
  Lecithinum
  Valeriana
- körperliche (Sport)
  Arsenicum album
  Bellis perennis
- Schädigung infolge von —
  Arnica
- der Stimme, Heiserkeit und Katarrhe
  Argentum nitricum
  Phosphorus

Überbeine
- (Ganglion) auf dem Handrücken
  Silicea

Überempfindlichkeit
- gegen Berührung und Erschütterung
  Apis mellifica
- bei Bohnenkaffee
  Chamomilla
- gegenüber äußeren Eindrücken
  Coffea
- gegen Eiweis und Fett in der Nahrung
  Natrium oxalaceticum
- extreme der erkrankten Teile bei Polyarthritis rheumatica (kann die Bettdecke nicht ertragen)
  Chinhydron
- der Gehörnerven
  Asarum
- geistige und körperliche
  Asa foetida
- gegen Geräusche
  Phellandrium
  Zincum metallicum
- gegen Gerüche
  Colchicum
  Selenium
- Hastigkeit und allgemeine Reizbarkeit
  Hepar sulfuris
- des gesamten Körpers wobei der leichteste Druck Schmerzen erregt
  Agaricus
- gegen Licht, Geräusche, Blumenduft und Musik
  Phosphorus
- gegen kalte Luft
  Belladonna
- bei Meningitis
  Cicuta virosa
- und Reizbarkeit gegen alle Arten von äußeren Einwirkungen
  Natrium muriaticum
- gegen jeden Schmerz, dabei Reizbarkeit, Boshaftigkeit, Ärgerlichkeit, evtl. Benommenheit und Lähmungsgefühl
  Chamomilla
- gegen Wind und Feuchtigkeit
  Natrium oxalaceticum

Ulcus corneae
  Acidum nitricum
  Aurum
  Euphrasia
- locheneisenartig ausgestanzt
  Kalium bichromicum
  Mercurius jodatus flavus
- auch auf luetischer Basis
  Kalium bichromicum
- bei skrofulösen Kindern, die auch sonst geschwollenen Tonsillen und Nackendrüsen aufweisen
  Calcium jodatum

Ulcus cruris
  Acidum fluoricum
  Acidum hydrochloricum
  Aristolochia clematitis

Carbo vegetabilis
Kalium jodatum
Mercurius solubilis Hahnemanni
Placenta maternalis
Sulfur
Vena
Vipera berus
— mit brennenden Beschwerden
Carbo vegetabilis
— und Durchblutungsstörungen
Natrium pyruvicum
— empfindlich und leicht blutend mit Splitterschmerzen, mit zackigen Rändern wie rohes Fleisch
Acidum nitricum
— faulig riechendes —
Acidum hydrochloricum
— mit harten Rändern, dünnen, scharfen und übelriechenden Absonderungen
Graphites
— wobei die Ulzeration leicht die Tendenz hat gangränös zu werden
Lachesis

Ulcus duodeni
Acetylcholinchlorid
Anacardium
Bacterium lactis aerogenes
Duodenitis-Nosode
Duodenum suis
Ipecacuanha
Jejunum suis
Polypus recti-Nosode
Mandragora
Methanal
Mucosa nasalis suis
Robinia pseudacacia
Sympathicus suis
— Adstringierungen der Schleimhaut bei —
Argentum nitricum
— chronisch inveterierte Fälle von —
Ulcus duodeni-Nosode
— und sonstige Erkrankungen des Magens und des Darmkanals
Natrium oxalaceticum
— nicht heilendes
Acidum succinicum
— rezidivierendes
Chinhydron
— oder Ulcusventriculi-Beschwerden
Anacardium
— et ventriculi
Curvatura major ventriculi suis
Fel tauri (als Nebenmittel)
Funiculus umbilicalis suis
Ornithogalum umbellatum
Pylorus suis
Salmonella typhi
Sinusitis-Nosode
— — inveterierte Fälle von —
Ulcus ventriculi-Nosode

Ulcus gangraenosa
Natrium pyruvicum

Ulcus varicosum
Agrimonia
Hamamelis
Lachesis
Secale cornutum
Sulfur

Ulcus ventriculi
— et duodeni
Bacterium proteus
Bismutum subnitricum
Kalium bichromicum
Kalium phosphoricum
Luesinum
Magnesia usta
Origanum vulgare
Tuberculinum
— rezidivierendes
Chinhydron

Ulzera
— am weichen Gaumen
Acidum nitricum
— am Hacken
Natrium carbonicum
— hämorrhagische
Tartarus stibiatus

— kanzerogen
Asterias rubens
Galium aparine
— der Kornea
Zincum metallicum
— unter Präputium
Acidum nitricum
— septische bei Stomatitis
Acidum carbolicum
— variköse
Acidum fluoricum
— der Zunge auf luetischer Basis
Acidum fluoricum

Ulzerationen
Acidum fluoricum
Comocladia dentata
— brennende und zerfallende — mit blauem, schwarzem oder speckigem Untergrund, wie bei Ulcera cruris
Arsenicum album
— chronische
Sulfur
— und Einrisse an Körperöffnungen, an Haut-Schleimhautgrenzen, besonders bei dunkelhäutigen Personen jenseits des mittleren Lebensalters
Acidum nitricum
— flache und Neigung zur Pustelbildung bei grindiger unheilsamer Haut
Hepar sulfuris
— an Haut, Knochen mit grauem Grund und übelriechenden Absonderungen sowie gehäuftem Auftreten von Abszessen oder Furunkeln und kupferfarbene Flecke auf der Haut
Luesinum
— und Katarrhe
Kalium chromicum
— an Lippen, Gingiva, Mundschleimhaut
Alumina
— im Bereich des Mundes und der Zunge
Acidum nitricum
— der Mundschleimhäute
Luesinum
— an Mundwinkel, Nase, After
Acidum nitricum
— des Muttermundes
Fluor albus-Nosode
— der Portio
Acidum fluoricum
— an Schleimhäuten
Luesinum

Umknicken
— der Gelenke
Cortison
Natrium carbonicum
Natrium pyruvicum

Unempfindlichkeit
— der Haut gegen Reize
Anacardium

Unlust
— zu geistiger Anstrengung und Vergeßlichkeit
Petroleum
— zu jeder Tätigkeit und Arbeit
Agaricus
— und Unzufriedenheit, allgemeine — bei Melancholie und Trübsinn
Acidum hydrochloricum

Unruhe
Aconitum
Passiflora incarnata
— Angst, Folgen von Schreck
Aconitum
— — und Reizbarkeit bei gedrückter Gemütsstimmung
Aconitum
Aethusa
— oft mit hoffnungsloser Ängstlichkeit gekoppelt
Arsenicum album
— Ängstlichkeit und Gedankenschwäche bei pastösem Aussehen, Obstipation und trauriger Stimmung
Graphites
— der Beine
Tarantula

— — mit Kribbeln in den Oberschenkeln, Taubheitsgefühl, zwischendurch evtl. stechende Beschwerden
Gnaphalium polycephalum
— nächtliche Beschwerden, Todesfurcht, schuppende Hautausschläge
Arsenicum album
— und Besorgtheit
Argentum nitricum
— im Bett bis 6.00 Uhr
Luesinum
— mit Bewegungsdrang
Valeriana
— und Bewußtseinssymptome
Rhus toxicodendron
— Durst und Übelkeit bei Magenbrennen
Ipecacuanha
— große, Beweglichkeit und vieles Reden, bei Erregungszuständen
Hyoscyamus
— — und Drang sich zu bewegen
Arsenicum album
— — der kleinen Kinder mit Durchfällen und vielem Weinen
Jalapa
— — während der Nacht, obwohl schläfrig, kann aber erst gegen Morgen einschlafen
Medorrhinum
— — gepaart mit Schlaflosigkeit und herumlaufen
Chamomilla
— Herzklopfen und Angst bei Schlafstörungen gegen 2 bis 4 Uhr
Acidum benzoicum
— und Hitze, Besserung in kühler Luft, in kühlen Räumen und beim Umhergehen
Jodum
— und Menschenscheu bei Gleichgültigkeit, Niedergeschlagenheit und Ängstlichkeit
Crotalus
— große motorische und Angst
Aconitum
— motorische
Agaricus
Tarantula
— — und Einschlafunvermögen
Rhododendron
— nächtliche und Schlaflosigkeit
Filix
— und Nervosität
Ferrum muriaticum
— nervöse mit Depression und Angstgefühl
Fraxinus americana
— und Reißen in Nerven und Muskeln, nachts, in den Beinen, verbunden mit Lähmungszuständen (Facialisparesen nach Einwirkung kalten Ostwindes)
Causticum Hahnemanni
— und Ruhelosigkeit
Absinthium
Medorrhinum
— oder tiefer Stupor
Apis mellifica
— und Unzufriedenheit
Petroleum
— — und Ängstlichkeit und um die Zukunft besorgt
Thuja
— und Verschlimmerung bei beginnender Bewegung, Besserung bei fortgesetzter Bewegung
Rhus toxicodendron

Unterarm
— Empfindung zuckender und reißender Schmerzen im —
Ranunculus bulbosus
— Ermüdungszustände in den —
Argentum nitricum
— Erschöpfungszustände und Schwäche in den —
Argentum nitricum
— und Hände vergrößert und beschwert, Gefühlstäuschung als ob —
Aranea diadema

Unterkiefer
— kauende Bewegung des — bei Meningitis
Bryonia

— herabhängender
Acidum hydrochloricum
— schlaffes Herabhängen des — und Kinnbackenkrampf
Crotalus
— herabgesunkener mit schwierigem Sprechen bei Delirien und Verwechslung des Zeitgefühls
Lachesis
— leichte Verrenkbarkeit des —
Petroleum
— Anschwellung der Drüsen und Bläschenausschläge
Calendula
Croton tiglium
Silicea

Unterkieferknochen
— Entzündung des — mit harter Infiltration und Rötung
Symphytum
Phosphorus

Unterleib
— Blähsucht im — mit krampfartigen Beschwerden im linken Hypogastrium
Lycopodium
— Gefühl eines Pflockes im —
Anacardium
— Herabdrängen im —
Palladium
— Leeregefühl im —
Jaborandi
— ausstrahlende Schmerzen von rechter Nierengegend und rechter Lende
Equisetum arvense
— wehenartige Schmerzen mit Atembeklemmung und Drängen nach unten, verbunden mit Uteruserosionen
Sepia
— Schweregefühl im — bei Frauen
Adonis vernalis
— venöse Stase im — bei Dysmenorrhö mit Fluor albus
Berberis
— schmerzhaftes Ziehen im — bei Frauen mit pathologisch erhöhtem Trieb
Agnus castus
— Schmerzen, die von Blase bis in die Oberschenkel ausstrahlen
Chamomilla
Colchicum

Unterlider
— wie Wassersäcke herabhängend
Apis mellifica

Unterlippe
— aufgesprungen
Pulsatilla
— trockene, aufgesprungene und rote, brennend schmerzende Zunge
Ginseng

Unterschenkel
— große Schwäche der —
Aethusa
— etwa wie bei beginnender primärchronischer Polyarthritis
Ignatia
— — bei typhösem Fieber mit Neigung zu Kollaps und brandigem Zerfall mit Krampfzuständen
Agaricus
— krampfhaftes Zusammenziehen in den — mit Steifigkeit der Gelenke
Ginseng
— Schmerzen
— in den —
Lycopersicum
— Ermüdungszustände in den —
Argentum nitricum
— heftiges Jucken an den —
Rhus toxicodendron
— venöse Stase und Varizen
Aesculus
Hamamelis
— schmerzhaftes Zucken in — nachts aus dem Schlaf weckend mit Druck und Taubheitsempfindungen
Cinnabaris

Unzufriedenheit
— Ängstlichkeit und besorgt um die Zukunft, dabei unruhig und mürrisch
Thuja
— und Unlust, allgemeine — bei Trübsinn und Melancholie
Acidum hydrochloricum
— und Unruhe
Petroleum

Urämie
Pyelon suis
Vesica fellea suis
Vesica urinaria suis
— und Anurie
Malaria-Nosode
— und Eklampsie
Chinhydron
— mit Kopfschmerzen und Erbrechen
Baryum oxalsuccinicum
— mit abwechselnden tonischen und klonischen Krämpfen, die meist mit Ziehen in den Fingern und Zehen beginnen und von da über den ganzen Körper strahlen
Cuprum
— bei Schrumpfniere
Plumbum metallicum

Urethra (siehe auch unter Harnröhre)
— Brennen in der —
Medorrhinum
Triticum repens
— eitriger, blutiger Fluor aus —
Cantharis
— Jucken in der — (kann die Ursache von Impotenz sein aufgrund eines andauernden Störfeldes nach Imprägnationseffekten nach einer retoxisch behandelten Gonorrhö)
Petroselinum
— chronische Reizzustände in —
Urethra
— Schneiden in der — sowie nächtlichen Pollutionen
Guajacum
— dickrahmiger Ausfluß, wenn erstes Entzündungsstadium der Gonorrhö abgeklungen ist
Cubeba
— Striktur
Clematis

Urethritis
Balsamum copaivae
Cubeba
Thuja
Uva ursi
— chronische
Capsicum
— — postgonorrhoische
Selenium
— Enteritis, Konjunktivitis
Mezereum
— unspezifische Entzündung im Sinne der —
Thuja
— mit Rötung des Orificium urethrae
Naphthalin
— mit erschöpfenden Schweißen
Mercurius vivus
— unspezifische
Basilicum
— krampfhafte Verengung und Zusammenziehen der Harnröhre mit eitrigem Ausfluß
Clematis
— und Zystitis
Medorrhinum
— — chronische
Hydrastis
— — mit viel Schleim
Chimaphila umbellata

Urin
— roter Absatz und Fetthäutchen im —
Acidum phosphoricum
— ammoniakalischer
Mygale avicularis
— nur mit Bauchpresse zu entleeren
Magnesium chloratum
— Blut im
Aconitum
— blutiger, eiweißhaltiger, reichlicher

bei Druckempfindlichkeit in der Nierengegend
Ferrum metallicum

— Bodensatz wie Lehm im —
Sepia

— dicker, zäher mit weißem Schleim oder Ziegelmehlsediment
Pareira brava

— dunkler, salziger, schleimig-blutiger und Albuminurie
Solidago virga aurea

— — mit drückenden Schmerzen der Harnblase und Ablagerung von Schleim im Urin
Lithium carbonicum

— dunkelroter, trüber und dickschleimiger
Berberis

— eitriger bei Zystitis
Conium

— fauliger Geruch des —
Ubichinon

— hell oder wolkig mit Absatz von Phosphaten
Acidum aceticum

— — oder wäßrig oder milchig
Acidum phosphoricum

— — stark sauer und Brennen in der Harnröhre
Aoidum oxalicum

— rauchiger, nach Veilchen riechend, bluthaltig bei akuter, hämorrhagischer Herdnephritis
Terebinthina Chios
Lycopodium

— roter, sandiger Satz
Arundo mauritanica

— — (Ziegelmehlsediment)
Lycopodium

— mit weißem Satz
Mitchella repens

— schleimiger, übelriechender und dauernde Urintenesmen bei Zystitis
Dulcamara

— reichliche Schleimabsonderung im —
Equisetum arvense

— spärlich, dunkel
Acidum fluoricum

— — mit starkem Ammoniakgeruch und Absatz von Harngrieß
Ammonium benzoicum

— — mit Albumen, trübe
Digitalis

— pferdeartig stinkender
Acidum benzoicum

— stinkend, evtl. blutig und eiweißhaltig
Acidum nitricum

— und Stuhl, unbewußter Abgang von —
Arnica

— trüber —
Aconitum

— — übelriechender und Urintenesmen
Colibacillinum

— — bei Diabetes mellitus
Kreosotum

— vermehrt, mit Stechen beim Harnen
Adonis vernalis

— zitronengelb oder dunkelbraun (durch Gehalt an Gallenfarbstoffen verfärbt) und lehmfarbige oder goldgelbe Stühle
Chelidonium

— zucker- und eiweißhaltig
Acidum picrinicum

Urinieren

— Auftreten von heftigen Halsschmerzen beim —
Lithium carbonicum

— Brennen beim — und Kreuzschmerzen
Cantharis

— — und schneidende Schmerzen beim —
Equisetum arvense

— — und Tenesmen
Pulsatilla

— — mit nachfolgendem Harnträufeln
Serpyllum

— — bei Reizerscheinungen am Blasenhals
Aloe

— — in der Harnröhre mit geringer Urinabsonderung und Schmerzen in der Nierengegend,

auch schmerzhaftes Ziehen vom Samenstrang in den Unterleib, mit ziehendem Schmerz in der Eichel sowie schmerzhafte Erektionen mit Pollutionen
Gratiola
— häufiger Drang zum —
Aristolochia clematitis
— — bei unwillkürlichem Harnabgang während des Schlafes
Cactus
— Erschwerung des —
Zincum metallicum
— häufiges nachts
Acidum phosphoricum
— — eines zuckerhaltigen Harns von hohem spezifischen Gewicht
Chionanthus virginica
— — schmerzhaftes bei Harntenesmen
Triticum repens
— — mit einem an Uraten reichem Harn
Serpyllum
— Schmerzen beim — und Harntenesmen
Clematis
— Schneiden und Brennen beim —
Acidum phosphoricum
— schwieriges
Acidum benzoicum
— stoßweise und in Absätzen erfolgendes — mit unwillkürlichem Nachträufeln des Harns
Clematis
— ungewohntes, reichliches — nachts
Niccolum aceticum

Urinabgang
— schmerzhafter, geringer bei entzündlichen Erscheinungen und lähmungsartiger Schwäche an der Harnblase und häufigem Harndrang
Hyoscyamus
— tropfenweiser, bei Reizzuständen im Urogenitalsystem mit Blasentenesmen
Guajacum
— — und heftige Rückenschmerzen mit Stuhl und Harndrang (Urin riecht nach Veilchen)
Inula helenium
— unwillkürlicher mit Druckempfinden in der Harnblase bei Harnverhaltung und heftigen schneidenden den Harnleitern entlangstrahlenden Schmerzen mit geringer Harnabsonderung
Eupatorium purpureum
— geringe, mit Brenngefühl in der Harnröhre und Schmerzen in der Nierengegend, auch schmerzhaftes Ziehen vom Samenstrang in den Unterleib mit ziehendem Schmerz in der Eichel sowie schmerzhafter Erektion mit Pollutionen
Gratiola

Urindrang
— anhaltend und heftig
Cantharis
— ständiger (muß lange Zeit warten bis Urin gelassen werden kann)
Thuja
— beim Anblick oder beim Hören von fließendem Wasser
Lyssinum
— ununterbrochener
Digitalis
— geringe mit Auftreibung des Bauches und Harndrang
Helleborus
— tropfenweise und Hämaturie
Cantharis

Uterus
— degenerative Erkrankung des —
Uterus suis
— Gefühl des Herunterdrängens im —
Cimicifuga
— — mit Schweregefühl (Bedürfnis die Beine zu kreuzen, um dem Vorfall vorzubeugen)
Sepia
— — bei spärlicher Menstruation mit vikariierenden Blutungen
Graphites

— hellrotes, profuses, gußweises Blut aus dem —
Cinnamomum
— Kongestivzustände des — mit Herunterhängen
Belladonna
— — heftige und Schmerzen im —
Hydrocotyle asiatica
— Polypenbildung im —
Calcium carbonicum
— post partum, nicht genügend zusammengezogener
Gossypium herbaceum
Secale cornutum
— ziehende Schmerzen im — bei schmerzhaften, reichlichen und teerartigen Menstruationsblutungen
Cactus
— Senkungsgefühl des —
Murex purpureus
— Zusammenpressen und Zusammenziehen des — mit schmerzhafter Menstruation und Fluor albus mit in der Eierstockgegend sich schneidenden Schmerzen
Eupatorium purpureum

Uterusblutungen
Crocus
— abnorme
Carduus marianus
— atonische
Ustilago maydis
— mit hellrotem Blut
Cinnamomum
— nach der Geburt
Cinnamomum
— Neigung zu
Secale cornutum

Uterusgegend
— druckempfindlich
Ferrum metallicum
— schmerzhafte Kontraktionen in —
Cimicifuga
— Zerschlagenheitsgefühl in der — und Unmöglichkeit aufrecht zu gehen
Arnica

Uteruskarzinom
Caltha palustris
Carcinoma coli
Herpes simplex-Nosode
Herpes zoster-Nosode
Myoma uteri
Naphthochinon
— Exstirpation des Uterus wegen —
Podophyllum

Uteruskongestion
— und dunkelrote, geschwollene Portio
Mitchella repens

Uteruskontrakturen
— Anregung der —
Caulophyllum thalictroides
— spastische
Plumbum aceticum

Uterusprolaps
Arctium lappa
Collinsonia canadensis
Fraxinus americana
Funiculus umbilicalis
Stannum
— mit Herabdrängen in den Därmen
Podophyllum
— und Erosionen an der Zervix mit dickem Fluor, der gelb und zäh ist und allgemeiner Schwäche
Hydrastis

Uterusschmerzen
— Krampfwehen von Hüfte zu Hüfte herüberschießend, Herabdrängen im Uterus
Cimicifuga
— und Ovarschmerzen, nach oben in die Magengegend und nach unten bis in die Schenkel ausstrahlend
Cactus

Uterussenkung
Helonias dioica
Kalium carbonicum
Lilium tigrinum

Urtikaria
Acidum p-aminosalicylicum
Apis mellifica
Lycopodium
Ovum
Penicillin
Silicea
Urtica urens
— mit Absonderung gelblicher Flüssigkeit
Anacardium
— ähnliche Ausschläge und Pusteln
Veratrum
— bei großer Empfindlichkeit gegen Zugluft und Kälte
Anacardium
— verbunden mit stellenweisem Haarausfall
Ignatia
Lycopodium
— mit großen, brennenden und juckenden Quaddeln, oft mit Diarrhö verbunden, Verschlimmerung durch Wärme, Besserung durch Kälte
Dulcamara
— rezidivierende
Tuberculinum
— übelriechende, ätzende, eitrig-entzündliche
Balsamum copaivae

Uvula
— geschwollen mit Pseudomembranen und Ulzera, wo bei Schluckversuchen Spasmen und Erstickungsanfälle auftreten
Acidum hydrochloricum
— wie ein ödematöser Sack im Rachen herunterhängend bei rechtsseitiger Tonsillitis
Apis mellifica

Vagina
— eiweißartiger Ausfluß aus der —
Mezereum
— eitriger, blutiger Ausfluß aus —
Cantharis
— Empfindung von Jucken, Stechen und Hitze —
Hydrocotyle asiatica
— Empfindlichkeit und Anschwellung der — bei Dysmenorrhö und verfrühter Menstruation
Magnesium phosphoricum
— Kältegefühl in der — und scharfer weißer Fluor albus, gußweise hervorschießend
Graphites
— entzündliche Schleimhaut der — mit gesteigertem Sexualtrieb
Hyoscyamus

Vaginitis
Helonias dioica
Hypericum
Trichomonaden-Fluor

Vagotonie
Acetylcholinchlorid
Calabar
Cocculus cacti
Glandula suprarenalis suis
Naphthochinon

Varizen
Acidum hydrofluoricum
Aesculus
Carduus benedictus
Calcium fluoratum
Ferrum metallicum
Grippe-Nosode
Hamamelis
Vena suis
— sich während der Menstruation verschlimmernd
Ferrum metallicum

Vegetationen
— adenoide
Calcium carbonicum
Polypus nasalis
Sanguinarium nitricum
Sinusitis-Nosode
Thuja
— — bei Kindern
Salmonella paratyphi B

Vegetative Dystonie
Adrenalin
Diencephalon suis
Funiculus umbilicalis suis
Kalium phosphoricum
Phenothiazin
Sulfaguanidin
Sympathicus suis
Tetracyclin
— mit Nervosität, Schlaflosigkeit, niedergedrückter Gemütsstimmung, Gedächtnisschwäche und Ängstlichkeit
Kalium phosphoricum

Vegetative Grundfunktionen
— gestörte, zur Regulierung der —
Galium aparine
Hydrastis
Medulla oblongata suis

Venen
— aufgetriebene
Digitalis
— — bei langsamem Puls und Beklemmungsgefühl am Herzen
Castoreum sibiricum
Digitalis
— — Stöße, Rucken und Zucken durch den ganzen Körper mit Steifigkeit und Kälte sowie Taubheitsgefühl der Arme und Hände
Cicuta virosa
— Erweiterung der —
Ferrum metallicum
— Schwellung der — und Gedunsenheits- und Schweregefühl im ganzen Körper
Pulsatilla

Venöse Stase
Aesculus
Aristolochia clematitis
Hamamelis
Vena

Verbrennungen
Causticum Hahnemanni
Cutis
— Bläschenausschläge nach —
Cantharis
— Zustand nach —
Glandula suprarenalis

Verdauungstrakt
— zur Anregung des —
Muira puama
— Beschwerden mit Aufblähung (alles drückt nach oben, aber nichts nach unten)
Asa foetida
— — starker Fleischesser mit Aufstoßen und Sodbrennen
Allium sativum
— Entzündungserscheinungen des gesamten —
Acidum benzoicum
Mezereum
— Säuerung entlang des —
Calcium carbonicum
— Trockenheit der Schleimhäute im —
Natrium muriaticum
— Beschwerden des —
Acidum nitricum
Gratiola
Natrium muriaticum
— Dauerüberlastung des —
Baryum oxalsuccinicum
— Katarrhe des — mit Brennen die Speiseröhre hinab
Ammonium carbonicum
— Schwäche
Calcium phosphoricum
— Meteorismus, Druck und Schmerzempfindung in der Lebergegend, häufige Stuhlgänge von weicher Konsistenz und tonartiger Farbe (Gallenerkrankung) und Aufstoßen
Iberis amara
— Störungen
Magnesium phosphoricum
Ubichinon
— — chronische und Erbrechen (bei der Schwangerschaft)
Ferrum metallicum
— — mit Neigung zu Durchfällen
Berberis
— mit Gefräßigkeit und Heißhunger
Cina
— Brennen entlang des —
Cantharis
— Katarrhe mit Meteorismus, stinkenden, durchfälligen Stühlen nachts und stechenden Schmerzen in der Gegend des Anus und am Damm
Lithium carbonicum
— Schleimhautentzündung im — mit brennendem, zusammenziehendem Magenschmerz, Erbrechen von Schleim und Blut
Arum maculatum
— verminderte Absonderung von Schleim in
Imperatoria ostruthium

Verdrießlichkeit
Adonis vernalis
Agaricus
Colchicum
— morgens und heitere Ausgelassenheit abends, zwischendurch Anwandlung von Melancholie
Castoreum sibiricum
— Zorn und Rauferei heitere Laune, Bangigkeit und Schwermütigkeit
Niccolum aceticum

Verfolgungswahn
— (als wenn jemand an der Seite gehen würde)
Thuja

Vergeßlichkeit
— mit Eingenommenheit und Schwere des Kopfes
Ginseng

— enorme (der letzten Tatsachen)
Medorrhinum
— von Namen und Personen
Chlorum
— und Unfähigkeit zu geistiger Arbeit, die sehr ermüdet bei Erschöpfung der Nervenkraft
Selenium
— und Unlust zu geistiger Anstrengung
Petroleum
— und Zerstreutheit
Manganum aceticum

Verlangen
— nach Alkoholika
Staphisagria
— nach Erde, Kalk usw. bei Schwangerschaft
Acidum nitricum
— nach Fett und Salz
Acidum nitricum
— nach angewärmten Getränken, die in kleinen Schlucken getrunken werden
Arsenicum album
— nach Kälte und großer bisweilen unstillbarer Durst
Secale cornutum
— mit dem Kopf sehr hoch zu liegen
Spigelia
— nach frischer Luft mit Schweißausbrüchen bei Hitzewallungen und Hitzegefühl sowie Brennen an den verschiedensten Körpergegenden
Sulfur
— nach kalter Milch oder Bier
Acidum phosphoricum
— nach Pikantem und Kaffee
Acidum hydrofluoricum
— nach Reizmitteln und Süßigkeiten, sowie nach Eis, Bier und Salz
Medorrhinum
— nach Saurem
Conium
— — Salzigem oder Schokolade
Natrium oxalaceticum
— nach Schnäpsen und nach Zucker
China
— nach kalten Speisen, die evtl. erbrochen werden mit nächtlichem Hungergefühl (wacht nachts auf, muß etwas essen)
Phosphorus
— nach Süßem, speziell nach Zucker
Argentum nitricum
— nach Wärme und warmen Getränken
Arsenicum album
— — bei kalten Extremitäten
Naja tripudians

Vernichtungs- und Leeregefühl
— bei Migränezuständen
Sanguinaria

Vernichtungswut
— Steigerung der geistigen Erregung bis zur —
Agaricus

Verrenkungen
Arnica
Bellis perennis
— Neigung zu —
Sepia
— im Schultergelenk
Niccolum aceticum
— — Ellenbogen-, Hand- und Fingergelenken
Petroleum

Verschlimmerung
— vom Abend bis zum Morgen
Colchicum
Pulsatilla
— durch geistige Anstrengungen (Lesen)
Acidum picrinicum
Lachesis
Nux vomica
— — und körperliche Arbeit
Serpyllum
— aller Beschwerden oder des Befindens nach dem Essen
Phosphorus
— abends
Acidum nitricum

— — nachts oder früh, auch durch frische Luft
Ammonium carbonicum
— in den Abend- und Nachmittagsstunden
Belladonna
Carbo vegetabilis
— in Außenluft bei Katarrhen der Nase mit dickem, fadenziehendem Schleim und krampfartigem Kitzelhusten
Ammonium bromatum
— nach alkoholischen Getränken
Nux vomica
— allgemeine in der Kälte und Nässe
Thuja
— beim Anblick von fließendem Wasser
Lyssinum
— einer Treppe
Lyssinum
— durch Anstrengungen
Acidum picrinicum
— durch Ärger
Petroleum
— beim Aufstehen vom Sitzen
Acidum nitricum
— nach dem Baden, (Empfindlichkeit gegen Feuchtigkeit)
Carboneum sulfuratum
— durch Berührung
Asa foetida
— — der befallenen Teile
Acidum nitricum
— — und Erschütterung
Belladonna
— in der Bettwärme
Thuja
— durch Bewegung
Acidum nitricum
Acidum oxalicum
Glonoinum
Lycopersicum
Penicillin
Spigelia
— bei beginnender Bewegung mit Unruhe, Besserung bei fortgesetzter Bewegung
Rhus toxicodendron
— der stoßweise auftretenden hellroten Blutungen bei jeder Bewegung
Erigeron canadensis
— beim Bücken
Lyssinum
— bei Durchnässung
Rhus toxicodendron
— bei Eintritt von Regen
Rhododendron
— durch Erschütterung
Lycopersicum
— — und Berührung
Belladonna
— beim Erwachen aus dem Schlaf, Besserung der Beschwerden bei Bewegung im Freien
Aesculus
— nach dem Essen
Acidum nitricum
Phosphorus
Podophyllum
— durch Fahren
Petroleum
— durch feuchte Kälte
Bacterium coli
Penicillin
— in der feuchten Luft oder abends
Carbo vegetabilis
— bei feucht-warmer Luft
Hamamelis
— bei feuchtem Wetter
Acidum hydrochloricum
Luesinum
Ranunculus bulbosus
Veratrum
— — und vor Mitternacht sowie beim Liegen auf der rechten Seite
Acidum hydrochloricum
— — in der Ruhe und in der Bettwärme, Besserung beim Aufsein und Umherlaufen
Veratrum
— bei feucht-kaltem Wetter
Nux moschata
— bei feuchtem und kühlem Wetter
Natrium muriaticum

— bei feucht-warmem Wetter und in der Sommerhitze
Gelsemium

— in feuchten Wohnungen
Thuja

— in der frischen Luft und durch fortgesetzte Bewegung sowie Erschütterung und Lärm, Besserung im warmen Zimmer
Acidum sulfuricum
Ammonium carbonicum
Lycopersicum

— — bei chronischen Katarrhen der Atmungsorgane
Hepar sulfuris

— früh
Ammonium carbonicum

— in den frühen Morgenstunden
Crotalus

— bei geistigen Getränken
Glonoinum

— nach Genuß von Kaffee
Nux vomica

— durch Genuß von Wein und nach Schreck
Zincum metallicum

— im geschlossenen Raum
Aethusa

— bei Gewitter
Rhododendron

— durch glänzendes Licht
Lyssinum

— beim Haareschneiden
Glonoinum

— des Harndrangs durch Bewegung
Equisetum arvense

— im heißen oder überfüllten Raum und in der Wärme
Sepia

— bei heißem Wetter
Acidum nitricum
Glonoinum
Podophyllum
Selenium

— durch Hitze oder Kälte
Luesinum

— — und beim Niederlegen, dagegen Besserung in frischer Luft
Thuja

— durch Kälte
Acidum nitricum
Nux vomica
Thuja

— — Besserung durch Wärme
Acidum phosphoricum

— — und Nässe
Cimicifuga
Conium

— — wobei jedoch die Kopf-, Magen- und Rückgratsymptome eine Besserung durch Kälte erfahren
Phosphorus

— durch Kaltbaden und Sonnenhitze (auch Zahnschmerz bei stark kariösen Zähnen, nachts)
Antimonium crudum

— durch kaltes Essen
Veratrum

— in kalter Luft
Belladonna
Petroleum

— — z.B. auch Niesen beim Eintritt in ein kaltes Zimmer
Ammonium bromatum

— durch kaltes Trinken
Veratrum

— bei kaltem Wetter oder in kalter Luft
Petroleum

— (Hinterhaupt-Kopfschmerz) nach Koitus, Sonnenbestrahlung, geistiger Anstrengung
Acidum picrinicum

— der Kopfschmerzen durch Husten
Ammonium bromatum

— — durch jede Bewegung und Erschütterung, bisweilen besser in der frischen Luft und durch ruhiges Liegen
Glonoinum

— des krampfhaften, trockenen Hustens bei Nacht und beim Liegen
Hyoscyamus

— bei kühlem Wetter
Natrium muriaticum

— durch Lärm
Lycopersicum
Spigelia
— durch leichte Berührung
Spigelia
— durch Licht
Sanguinaria
— durch Liegen
Selenium
— durch Linksliegen
Spartium scoparium
— durch Luftzug
Selenium
— der Magenbeschwerden durch Aufregungen
Argentum nitricum
— — durch Sommerhitze und nach Kaltbaden
Antimonium crudum
— am Meeresstrand
Luesinum
— vor und nach der Menstruation
Cimicifuga
— — mit großer Veränderlichkeit aller Symptome
Pulsatilla
— nach Milchgenuß, z.B. wenn dieser einen Brechdurchfall auslöst
Sepia
— nach dem Mittagessen und nach Weingenuß
Zincum metallicum
— nach Mitternacht
Arsenum jodatum
— — nach Mitternacht mit Unverträglichkeit von Hitze, obwohl auch Kälte schlecht vertragen wird
Ferrum metallicum
— in den ersten Stunden kurz nach Mitternacht bzw. gegen 1 Uhr
Arsenicum album
— morgens
Podophyllum
— — gegen 3 Uhr
Kalium carbonicum
— — bei heißem Wetter und während der Zahnung
Podophyllum
— — und durch Kälte
Nux vomica
— durch Musik
Tuberculinum
— nachmittags mit schmerzloser Heiserkeit
Calcium carbonicum
— — von 16 bis 20 Uhr
Lycopodium
— um 16 Uhr
Penicillin
— vornehmlich in den Nachmittags- und Abendstunden
Belladonna
— nächtliche
Ferrum phosphoricum
Mercurius solubilis Hahnemanni
Thuja
— — von Stechen in Muskeln und Gelenken, von Steifigkeit der Glieder mit flechtenartigen Hautausschlägen und Anschwellung der Lymphknoten
Eucalyptus
— — von Steifigkeit der Glieder mit flechtenartigen Hautausschlägen und Anschwellung der Lymphknoten
Eucalyptus
— nachts
Acidum nitricum
Ammonium carbonicum
Asa foetida
Conium
Kalium carbonicum
— — in der Bettwärme und durch kaltes Essen und Trinken und bei feuchtem Wetter
Veratrum
— — durch extreme Kälte oder Hitze, bei feuchtem Wetter und am Meeresstrand, Besserung durch gemächliche Bewegung
Luesinum
— — in der Ruhe, was sich besonders bei chronischem Muskel- und

Gelenkrheumatismus bemerkbar macht
Thuja
— — und durch Wärme
Mercurius solubilis Hahnemanni
— durch die geringste Nahrungsaufnahme bei Magenschmerzen
Arsenicum album
— durch Nässe
Aranea diadema
Thuja
— — und Kälte
Aranea diadema
Cimicifuga
— bei naßkaltem Wetter und nächtlichen Knochenschmerzen
Chinhydron
Dulcamara
Rhododendron
— bei Nebel
Thuja
— beim Niederlegen
Thuja
— der Pruritus, nachts
Baryum carbonicum
— durch regnerisches Wetter
Spigelia
— der rheumatischen Lähmigkeit des Rückens nach Ruhe und bei Anfang der Bewegung
Kalium phosphoricum
— in der Ruhe
Asa foetida
Conium
Thuja
— — und im Beginn der Bewegung
Rhus toxicodendron
— — und Besserung bei langsamem Umhergehen
Ferrum
— durch strahlenden Sonnenschein
Lyssinum
— beim Übergang zu feucht-kaltem Wetter (hydrogenoide Konstitution)
Dulcamara
— während des Tages und durch Licht
Sanguinaria
— des Taubheitsgefühls in den Fingern und der allgemeinen Muskelschwäche durch Kälte, Besserung durch Druck und Reiben
Magnesium phosphoricum
— durch Tee- und Weingenuß sowie durch Schlafen und Liegen, durch heißes Wetter, Sonnenhitze und Luftzug
Selenium
— bei Temperaturwechsel
Ranunculus bulbosus
— des trockenen, krampfhaften Hustens bei Nacht und beim Liegen
Hyoscyamus
— bei Überanstrengung
Rhus toxicodendron
— durch Vorwärtsbeugen (Autofahren, Sitzarbeit)
Mandragora
— während der Ruhe, die am Schlafen hindert, aber eine Besserung während der Bewegung erfährt
Rhododendron
— der Samenstrangneuralgien durch Bewegung
Acidum oxalicum
— durch Schlafen
Selenium
— nach dem Schlafen bzw. typisches Hineinschlafen in die Verschlimmerung
Lachesis
— im Sitzen, im Zimmer und nach geistiger Anstrengung
Acidum fluoricum
— der Schmerzhaftigkeit und Steifigkeit in der linken Nackenseite bei Bewegung
Arsenum jodatum
— in der Sommerhitze und bei feuchtwarmem Wetter
Gelsemium
— bei Sonnenwärme oder heißem Wetter
Glonoinum
— durch Sonnenhitze
Selenium

— — *und Kaltbaden (auch Zahnschmerz bei kariösen Zähnen nachts)*
Antimonium crudum

— der Steifigkeit und Schmerzhaftigkeit in der linken Nackenseite bei Bewegung
Arsenum jodatum

— der stoßweise auftretenden hellroten Blutungen bei jeder Bewegung
Erigeron canadensis

— durch Wärme
Guajacum
Mercurius solubilis Hahnemanni
Sepia

— — *in jeder Form*
Pulsatilla

— — Besserung durch Kälte bei Urtikaria
Dulcamara

— — und im warmen Zimmer
Ferrum sulfuricum

— in der Nähe von Wasser
Thuja

— nach Weingenuß und nach dem Mittagessen
Zincum metallicum

— — und Teegenuß
Selenium

— durch heißes Wetter
Selenium

— bei windigem Wetter
Rhododendron

— im Winter, wobei Hände aufspringen, rissig werden und bluten, während des Winters mit Ekzemen bedeckt sind und im Sommer in typischer Weise abheilen
Petroleum

— bei Witterungswechsel und bei Gewitter
Rhododendron

— des Zahnschmerzes durch Essen und kalte Getränke
Antimonium crudum

— bei der Zahnung (Säuglingsdurchfälle)
Podophyllum

— im Zimmer
Lachesis

— — nachts durch Berührung und in der Ruhe, Besserung durch Druck, Reiben und Bewegung im Freien
Asa foetida

— bei Zugluft und feucht-kaltem Wetter
Nux moschata

— aller Zustände abends bei Traurigkeit, Mutlosigkeit und Weinerlichkeit
Hepar sulfuris

— im warmen Zimmer und bei heißem Wetter, Besserung in frischer Luft und bei leichtem Umhergehen
Pulsatilla

Verstopfung

— stark ausgeprägte (Stuhl ist ohne Beihilfe kaum zu entleeren, wobei Blut und Schleim abgehen können)
Selenium

— chronische, hartnäckige bei abgemagerten Patienten mit stinkendem Atem
Luesinum

— — bei rheumatischen Personen
Magnesium phosphoricum

— bei gebremster Darmtätigkeit mit typischen harten, braunen Knollen
Thuja

— hartnäckige
Asterias rubens

— im Wechsel mit Durchfall, evtl. mit unverdauten Stühlen
Abrotanum

— — *mit Durchfall*
Bryonia

Verwirrtheit

— und Bekümmertheit, vieles Seufzen
Cimicifuga

— und Benommenheitszustände
Salmonella typhi

— geistige, akut einsetzende
Serotonin

— und Delirien
Belladonna

— mit erschwertem Denken, (Worte werden nicht gefunden oder können nur schwer ausgesprochen werden)
Dulcamara

Verzagtheit
Agaricus
Anacardium
Arsenicum album
— und nervöse Gereiztheit
Silicea

Verzweiflung
— hoffnungslose bei reizbaren starrköpfigen Patienten
Acidum nitricum
— allgemeine, (glaubt sich von seiner Krankheit niemals erholen zu können)
Psorinum

Vitium cordis
Acidum acetylosalicylicum
Convalaria majalis
Digitalis
Prunus spinosa

Völlegefühl
Nux vomica
— Aufstoßen von Luft, durch Essen boccor
Mandragora
— mit Drücken im Magen (als wenn ein Gefühl von Kälte im Magen herrsche), Aufstoßen, Ekel, Übelkeit, Stomatitis, Glossitis
Castoreum sibiricum
— oder Kugelgefühl (Magenschmerz mit einem Gefühl von Leerheit)
Sepia
— ohne sich bücken zu können
Ferrum jodatum
— mit Druck auf die Blase und häufigem Harnlassen mit Auftreibung des Bauches unten
Sepia
— im Magen, das durch Aufstoßen nicht gelindert wird
Saponaria
— und Zerschlagenheitsgefühl im Bauch bei Dysmenorrhö mit starker Blutung
Hamamelis

Vorzeitiges Altern
Funiculus umbilicalis suis

Vorzeitiges Ergrauen
— der Haare
Crinis humanus

Vulva
— Brennen und Jucken der —
Gratiola
Kreosotum
Sulfur

Wachshaut
Acidum aceticum
Arsenicum album

Wachstums- und Entwicklungsstörungen
Glandula thymi suis
Hypophysis suis
— mit Schwäche an Muskeln und Gelenken bei Kindern
Abrotanum
— zu rasches —
Acidum phosphoricum

Wadenkrämpfe
Arteria suis
Cuprum
Magnesium phosphoricum
Placenta materna suis
Vena suis
— Erschöpfungszustände und Schwäche in den —
Argentum nitricum
— während des Tages verstärkt
Petroleum
— und Frösteln, mit Hitze abwechselnd
Fraxinus americana
— beim Gehen oder Aufstehen vom Sitzen
Anacardium
— und hexenschußartige Beschwerden mit Schweregefühl im tiefen Becken
Gnaphalium polycephalum
— — und wechselnde Beschwerden, die bis zu den Zehen ausstrahlen, verbunden mit Taubheitsgefühl und Eingeschlafensein
Gnaphalium polycephalum
— und Muskelkrämpfe, nachts oder bei Folgen von Schreck, Furcht, Ärger, Zorn
Veratrum
— mit Taubheitsgefühl und Knöchelschmerz sowie Krämpfe in der rechten Wade
Convallaria majalis

Wadenschmerzen
— mit pulsierenden Stichen in der Ferse
Ranunculus bulbosus
— rheumatische
Acidum salicylicum
— bei fieberhaften Krankheiten mit schwerem Krankheitsbild und ikterischen Verfärbungen der Haut
Leptospirose-Nosode

Wangen
— Neurodermitis und Ekzeme an — mit Juckreiz
Arnica
— Pickel auf der —
Rhus toxicodendron
Sulfur
— hektische Röte der — und überschießende Hitze
Sanguinaria

Wärme
— trockene und Bewegung, Besserung aller Symptome
Dulcamara
— Unverträglichkeit der —
Sabina
— Verlangen nach —
Arsenicum album
— und warme Getränke, Besserung der Beschwerden durch —
Ammonium bromatum
— Besserung durch — bei brennenden Schmerzen und brennendem Jucken
Arsenicum album

Warzen
Acidum α-ketoglutaricum
Anacardium
Antimonium crudum
Thuja
— fleischige, große
Dulcamara
— gestielte, wie kleine Pilze an verschiedenen Körperstellen
Medorrhinum
— groß, rissig, beim Waschen blutend
Acidum nitricum

— an den Handflächen
Natrium muriaticum
— auf der Stirn
Castor equi
— im Gesicht und an den Händen
Causticum Hahnemanni
— warzenähnliche Effloreszenzen
Anacardium

Wasser
— kaltes, Durst auf —
China
— Schwindel beim Sehen in fließendes —
Argentum
— Sodbrennen nach —
Acidum phosphoricum
— Widerwille gegen —
Caladium seguinum

Wechsel
— zwischen Trockenheit, Hitze und Schweiß
Apis mellifica

Wechselfieber
China
Natrium muriaticum
— mit Durst und heißem Kopf während des Frostes
Ignatia
— wenn der Frost vormittags gegen 10.00 bis 11.00 Uhr auftritt
Natrium muriaticum
— mit Kollaps
Veratrum
— larviertes und Melancholie
Crocus
— und malariaähnliche Erkrankungen
Ipecacuanha
— und Neuralgien, die wiederkehren
Cedron

Wehen
— aufwärtsdrückend und innen an den Oberschenkeln entlangstrahlend, dabei Rigidität der Portio uteri mit unerträglichen Schmerzen
Chamomilla
— falsche
Viburnum opulus
— Schwäche
Caulophyllum thalictroides

Weichselzopf
Vinca minor

Weinerlichkeit
— vor dem Anfall bei Keuchhusten
Arnica
— ohne Grund
Streptococcus haemolyticus
— melancholisches
Mezereum
— Neigung zur —
Ignatia
Natrium muriaticum
Platinum chloratum
— — *bei jeder Gelegenheit*
Psorinum
— der kleinen Kinder mit Durchfällen und großer Unruhe
Jalapa
— mit Zornausbrüchen
Ammonium carbonicum
— mit mildem, schüchternem Gemüt
Pulsatilla
— Ängstlichkeit, Menschenscheue
Baryum carbonicum
— Ärgerlichkeit, Heftigkeit, Reizbarkeit, zänkische Laune bei melancholischer Hypochondrie
Nux vomica
— Mutlosigkeit, Traurigkeit bei abendlicher Verschlimmerung aller Zustände
Hepar sulfuris

Weinkrämpfe
Melilotus officinalis
— und Lachkrämpfe
Crocus
— — *Schlundkrämpfe*
Ignatia

— und Schreikrämpfe bei Hysterie
Moschus

Weißfluß (siehe auch unter Fluor albus)
Hydrocotyle asiatica
— dünnflüssiger
Acidum nitricum
— mit großen Klumpen (Geruch)
Acidum phosphoricum
— bei Katarrhen der harnableitenden Wege
Ammonium carbonicum
— und Menstruationsbeschwerden
Niccolum aceticum

Werlhofsche Krankheit
Crotalus
Phosphorus

Wetter
— feucht-kaltes und Zugluft verschlimmern
Nux vomica
— feucht-warmes, Verschlimmerung der Beschwerden bei — und in der Sommerhitze
Gelsemium
— heißes, ermattende Wirkung bei —
Selenium
— — *Sonnenhitze und Luftzug, Verschlimmerung durch — sowie durch Schlafen und Liegen und nach Wein- und Teegenuß*
Selenium
— — *Verschlimmerung der Beschwerden bei —*
Glonoinum
— regnerisches, Schmerzen in Ellenbogen, rechts, Handwurzelknochen und Handgelenken
Erigeron canadensis
— schönes, klares, Verschlimmerung der Beschwerden bei Asthma, Rheumatismus usw.
Causticum Hahnemanni
— Verschlimmerung der Beschwerden bei — wechsel
Dulcamara

— Windüberempfindlichkeit
Acidum cis-aconiticum
Natrium oxalaceticum

Widerwille
— gegen Butterbrot, weniger gegen warme Speisen
Cyclamen
— und Ekel gegen alle Speisen und Getränke
Ammonium muriaticum
— und Erbrechen gegen alles Saure und Magenkrämpfe
Cocculus cacti
— gegen Fleisch
Acidum hydrochloricum
— — und Verlangen nach Saurem, wobei meist Obstipation besteht und Übelkeit, Gastralgie, Magendruck, Speiseerbrechen bei Gastritis
Ferrum metallicum
— gegen gesalzene und kalte Speisen
Acidum aceticum

Wirbelsäule
— Empfindlichkeit der —, speziell im Halsteil gegen Druck
Cimicifuga
— Erkrankungen der — und des Unterkiefers nach Zahnextraktion
Phosphorus
— Gefühl von Vibrieren in der — bei ausgestrecktem Liegen und Aufstampfen mit den Füßen
Streptococcus haemolyticus
— Irritationen der — mit Schmerzen im Genick, im Rücken und Kreuz
Adonis vernalis
— Nervenirritationen der —
Acidum fluoricum
— Osteochondrose der —
China
— plötzlich auftauchende Schmerzen seitlich der —
Cinnabaris
— rheumatische Schmerzen in der —
Acidum salicylicum
Nux vomica

— schmerzhafte Empfindung entlang der —, Kreuz- und Lendenschmerz, Schwäche und Schmerzhaftigkeit aller Glieder mit rheumatisch-neuralgischen Beschwerden und Schwäche, Lähmungsgefühl der Nackenmuskulatur
Eupatorium purpureum
— Schmerzen der — und Steifigkeit mit Schwäche- und Zerschlagenheitsgefühl im Kreuz, wobei die Rückenlage unmöglich ist
Cimicifuga
— Steifheit längs der —
Adonis vernalis
— gewisse Symptome in der Gegend des 6. Brustwirbels
Acidum fluoricum

Wolhynisches Fieber
Eupatorium perfoliatum
Leptospirose-Nosode
— Zustand nach — und spätere fieberhafte Erkrankungen
Febris wolhynica-Nosode

Wunden
Arnica
Calendula
Hamamelis
— Bluten kleiner —
Kreosotum
Phosphorus
— blutige Nasenlöcher
Acidum nitricum
— eiternde —
Aristolochia clematitis
Echinacea
— nach Krebsoperationen, Nichtheilenwollen der — bei chronischer Eiterung
Ubichinon
— schlecht heilende
Acidum succinicum
— — *eiternde*
Acidum α-ketoglutaricum
— — mit zerrissenen und zerquetschten Rändern
Calendula

Wundheit
— der Brustwarzen mit Rötung und Jucken der Haut
Acidum fluoricum
— Jucken, das beim Kratzen häufig in Brennen übergeht bei Lokalisation in den Kniebeugen
Sepia
— und Roheit der Schleimhäute, im Kehlkopf, Magen, Empfindung von —
Causticum Hahnemanni

Wundheitsgefühl
Capsicum
— und Brennen mit beständiger Schleimabsonderung bei Schnupfen
Hydrastis
— brennendes, bei Heufieber, wobei das Brennen in der Nase und im Hals so ausgeprägt sein kann, daß die Empfindung besteht, als ob die Schleimhäute durch Austrocknung rissig würden
Sanguinaria
— bei Magenkatarrhen und entzündeten, juckenden, schmerzhaften Hämorrhoiden
Causticum Hahnemanni
— mit pulsierenden Stichen im Os sacrum
Berberis
— der Schleimhäute
Ammonium bromatum
— und Trockenheitsgefühl im Hals, Heiserkeit mit Laryngitis, Schmerzen beim Husten, die in eine Bauchseite oberhalb der Hüfte abstrahlen
Causticum Hahnemanni

Zähne

— mit nächtlichen Schmerzen
Mercurius vivus
— Lockerheit der —
Acidum nitricum
— schmutziger Belag auf den —
Acidum hydrochloricum
— Schwarzwerden der —
Acidum citricum
— — *und Bröckeln*
Staphisagria
— Steinbildung
Acidum citricum
— Ziehen und Zucken in den — (als wenn ein Nerv gezogen und wieder losgelassen würde) besonders schlimm nachts und im warmen Zimmer mit Ausstrahlung zum Ohr, Auge und Schläfe
Pulsatilla
— braune Flecken, bloß liegende Zahnhälse
Para-Benzochinon
— Eindrücke und Zungenbelag
Mercurius solubilis Hahnemanni

Zahnfleisch

— Abszesse des —
Hekla Lava
— Anschwellung des —
Mezereum
Niccolum aceticum
— Aufeinanderbeißen des — Aufschreien und Wimmern im Schlaf, verbunden mit grün-schleimigen Zahnungsdurchfällen
Podophyllum
— empfindliches, blutendes mit kreideartigem, kratzendem Geschmack
Ammonium carbonicum
— entartetes, schwammiges, beim Berühren blutend (Parodontose)
Carbo vegetabilis
— entzündetes
Kreosotum
— — *und wunde Lippen*
Aristolochia clematitis
— — *geschwollenes und äußerst schmerzhaftes*
Dolichos pruriens
— Fisteln
Natrium pyruvicum
— geschwüriges und Stomatitis
Kalium bichromicum
Silicea
— geschwollenes
Acidum hydrochloricum
— — *das leicht blutet*
Psorinum
— schmerzendes
Boletus laricis
— — geschwollenes, dunkelrot und blau bei zahnenden Kindern
Kreosotum
— schwammiges, blutendes
Staphisagria
— Schwellung des —
Thuja
— Bluten
Acidum nitricum
Acidum phosphoricum
Penicillin
Carbo vegetabilis
— bei Stomatitis
Arum maculatum
— Wackeln und Abblättern der Zähne an der Innenfläche (Parodontose), vermehrte Speichelabsonderung mit Dyspnoe, Husten und Brustschmerzen und blutigem Auswurf und üblem Mundgeruch
Crotalus

Zahnkaries

Acidum hydrofluoricum
Acidum nitricum
Acidum succinicum
Calcium fluoratum
Dens suis
Kreosotum
Podophyllum
Saccharum
— frühe
Calcium phosphoricum

— mit nächtlichen Schmerzen
Mercurius vivus
— ohne Schmerzen
Natrium pyruvicum

Zähneknirschen
Cina
— im Schlaf
Hyoscyamus
— Zucken der Mundwinkel, Nervenschmerzen am Jochbein und im Unterkiefer sowie Krämpfe der Kiefermuskeln
Colchicum

Zahnschmerzen
Chamomilla
Gratiola
Hekla Lava
Magnesium phosphoricum
Magnesium sulfuricum
Niccolum aceticum
Nux moschata
— brennende und Caries profunda
Mezereum
— mit brennendem Munde bei großer Trockenheit der Schleimhaut, wodurch das Kauen behindert wird
Colchicum
— beim Zahnen der Kinder, die am Einschlafen gehindert werden
Dolichos pruriens
— bei Caries sicca
Plantago major
— bei leichter Erkältlichkeit, Empfindlichkeit gegen Wind und Temperaturschwankungen, die mit Kopfneuralgien und nesselartigen Ekzemen auf der Kopfhaut verbunden sind
Acidum cis-aconiticum
— durch Essen und kalte Getränke schlimmer (Pulpitis purutenta)
Antimonium crudum
— heftige
Acidum nitricum
— bei beginnender Karies, Verschlimmerung durch kaltes Trinken
Acidum hydrochloricum
— pulsierende mit Zucken und Taubheitsgefühl in den Lippen
Glonoinum
— mit reißend-zuckenden Gesichtsschmerzen mit Besserung nach dem Essen und durch Wärme
Rhododendron
— Schwangerer, nachts bohrend, muß umhergehen
Magnesium carbonicum
— nach dem Schwimmen, nachts
Antimonium crudum
— durch Trinken kalten Wassers nachlassend
Coffea
— sich durch kaltes Trinken oder Essen verschlimmernd und sich durch Wärme bessernd
Magnesium phosphoricum
— wandernde, die sich durch Handauflegen bessern
Rhus toxicodendron
— die durch Wärme gebessert werden und nach den Mahlzeiten für ein bis zwei Stunden aufhören können
Rhododendron
— in hohlen Zähnen nachts
Antimonium crudum

Zahnen
— Beschwerden beim — mit Durchfällen im Sommer
Rheum
— Durchfälle beim — mit grünschleimigen Entleerungen, Krämpfen und Aufeinanderbeißen des Zahnfleisches, Aufschreien und Wimmern im Schlaf
Podophyllum
— mit Gehirnreizerscheinungen und beginnender Meningitis
Cypripedium pubescens
— der Kleinkinder (eine Wange rot, die andere blaß)
Chamomilla
— der Kinder, wobei das Zahnfleisch schmerzhaft, geschwollen, dunkelrot

und blau ist
Kreosotum
— Krämpfe beim — der Kleinkinder und Säuglinge auch infolge von Würmern
Cicuta virosa
— langwieriges
Calcium phosphoricum
— bei neuropathischen Säuglingen
Calcium bromatum
Hekla Lava
— spätes
Calcium carbonicum
— Verschlimmerung beim —
Podophyllum

Zehen
— Arthritis der —
Bryonia
— und Fingergelenkanschwellungen mit Rötungen nach Art des akuten Gichtanfalls
Lithium carbonicum
— große, Gichtanfälle in der —
Gnaphalium polycephalum
— kleine, Ergriffensein der — bei akutem Gichtanfall
Lithium carbonicum
— Kribbeln und Krampf in den —
Niccolum aceticum
— rheumatische Schmerzen in den —
Acidum salicylicum
— Fissuren
Graphites
— Geschwüre
Petroleum
— Nägel und Fingernägel, verdickt und gespalten
Graphites

Zelluläre Phasen
Acidum formicicum
Anthrachinon
Carboneum tetrachloratum
Chinhydron
Doxycyclin
Embryo totalis suis
Glyoxal
Natrium pyruvicum
Sulfur
Ubichinon
— wenn in der Anamnese Scharlach, Anginen oder Diphtherie vorhanden sind, welche retoxisch behandelt wurden (primär-chronische Polyarthritis, Rheumatismus und Neuralgien)
Scarlatinum
— speziell bei Leberschäden, Asthma bronchiale, Leukämie, Präkanzerose, Neoplasmaphasen
Cystein
— zur Regeneration der —
Trichinoyl
— und Therapieschäden
Polymyxin B
— als Zwischenmittel
Hepar suis

Zellatmung
— katalysatorische Wirkung auf —
Myrtillus
— Reaktivierung der —
Acidum L(+)-lacticum
Anthrachinon
Baryum oxalsuccinicum
Beta vulgaris rubra
Kalium phosphoricum
— zur Verbesserung der —
Acidum L(+)-asparagicum
Acidum citricum
Acidum DL-malicum
Acidum fumaricum
Acidum α-ketoglutaricum
Acidum succinicum
— — *im Beginn der Neoplasmaphasen*
Acidum cis-aconiticum

Zentralnervensystem
— Reizzustände des — nach anstrengender Geistesarbeit mit Kopfschmerz
Anacardium
— tonisierende Wirkung auf —
Muira puama

Zerebralsklerose
Acidum succinicum
Arnica
Aurum
Baryum carbonicum
Cerebrum suis
Hyoscyamus

Zerschlagenheit
— Gefühl der —
Arnica
Baptisia
Eupatorium perfoliatum
Nux vomica
— — („wie gerädert"), Bett wird als zu hart, die Bettdecke als zu schwer empfunden
Acidum α-ketoglutaricum
— — mit Brustschmerzen
Causticum Hahnemanni
— — in der linken Hüfte
Acidum fluoricum
— — am ganzen Körper
Ruta
— — im Kreuz
Magnesium sulfuricum
— — — und Schwäche mit Schmerzen entlang der gesamten Wirbelsäule (Rückenlage unmöglich)
Cimicifuga
— — — der sich besonders in der Unterrippengegend rechts und links äußert
Ranunculus bulbosus
— — und Mattigkeit nach geringsten Anstrengungen und Abspannung
Rhododendron
— — Schwäche mit —, Mattigkeit bei Neigung zu Verkrampfungen
Nux vomica
— — und Steifigkeit der Wirbelsäule
Ginseng
— — in der Uterus-Gegend und Unmöglichkeit aufrecht zu gehen
Arnica
— müde, matt, besser im Freien, in Bewegung
Ammonium muriaticum

Zerstreutheit
Ignatia
— und Vergeßlichkeit
Arum triphyllum
Manganum aceticum

Zervikalmigräne
— mit Erschöpfung
Sepia
— mit Schmerzen, die nach außen drücken, als ob die Schädeldecke abfliegen wollte, evtl. bis in die Nasenflügel hereinstrahlend
Cimicifuga

Zervikalsyndrom
Cimicifuga
Discus intervertebralis suis
Funiculus umbilicalis suis
Lachnanthes tinctoria

Zervixerosionen
— mit dickem, gelbem zähem Fluor und allgemeiner Schwäche bei Uterusprolaps
Hydrastis

Ziliarneuralgien
Comocladia dentata
Mezereum
— rechtsseitige
Belladonna
— des rechten Auges, besonders nach Überanstrengung, als wenn das Auge zerspringen müßte
Prunus spinosa

Zittern
Ignatia
Lolium temulentum
Mygale avicularis
Thallium aceticum
Thallium sulfuricum

— und Angstzustände am Herzen (als wolle das Herz aufhören zu schlagen)
Gelsemium
— der Augen, Gefühl als ob die Augen zittern
Aranea diadema
— Gliederkälte, Kollaps mit Blässe und kaltem Schweiß
Tabacum
— und Kälte
Ginseng
— am ganzen Körper und mit Konvulsionen
Crotalus
— und Muskelschwäche bei multipler Sklerose
Manganum aceticum
— Muskelzucken und konvulsivische Bewegungen besonders im Schlafe
Helleborus
— nervöses —
Aquilegia
— mit nervösem Frost ohne Kälte, wobei Verzagtheit und unaufhörlicher Redefluß besteht mit häufigem Springen des Themas
Cimicifuga
— der Oberarmmuskeln
Aranea diadema
— Ohrensausen und allgemeine Schwäche bei Schwindel
Argentum nitricum
— und Schwäche der Glieder und Zusammenschnürungsgefühl bei heftigem Erröten
Amylium nitrosum
— — und Zuckungen
Zincum metallicum
— mit hochgradiger Schwäche und Unsicherheit beim Gehen (Patient stolpert leicht)
Causticum Hahnemanni
— und Unsicherheit beim Gehen, sich bis zur Lähmung steigernd, rechtsseitig, verbunden mit Schwäche
Causticum Hahnemanni
— und Zuckungen der Extremitäten
Tarantula

Zornesausbrüche
— Neigung zu — (beißt in Gegenstände)
Bufo
— Neigung zu — bei erhöhter Reizbarkeit
Acidum hydrochloricum
— und Verdrießlichkeit, Rauferei, heitere Laune, Bangigkeit und Schwermütigkeit
Niccolum aceticum
— und Wutanfälle, abwechselnd mit Traurigkeit und Mutlosigkeit, Schwermütigkeit und Mutismus bei Nymphomanie, puerperaler Manie und Melancholie
Veratrum

Zuckungen
Ignatia
Zincum sulfuricum
— krampfhafte, am oberen Augenlid
Mezereum
— der Augenlider bei Gesichtsneuralgien
Magnesium phosphoricum
— und Bewegen der Glieder während des Schlafes
Acidum phosphoricum
— schmerzhaftes im Unterschenkel, nachts aus dem Schlaf weckend, mit Druck- und Taubheitsempfindung im Fuß
Cinnabaris
— und Taubheitsgefühl in den Lippen mit pulsierenden Zahnschmerzen
Glonoinum
— Krämpfe, Konvulsionen und Neuralgien
Cimicifuga
— bei retoxisch behandelten Hautkrankheiten
Veratrum viride
— und Schwäche, Zittern vor —
Zincum metallicum
— — *(Tics)*
Tanacetum vulgare
— und Zittern der Extremitäten
Tarantula

Zugluft

— und feucht-kaltes Wetter verschlimmern
Nux moschata
— große Empfindlichkeit gegen —, verbunden mit brennendem Jucken in der Haut
Anacardium
— Überempfindlichkeit gegen —
Belladonna
Ignatia
— mit Kältegefühl in der Brust
Cistus canadensis

Zunge

— belegt, Foetor ex ore, bitterer Geschmack
Chamomilla
— — *bei Katarrh des Entoderms (wie flüssiger Mostrich)*
Kalium phosphoricum
— — *braun*
Bryonia
— Brennen und Jucken der —
Sulfur
— dick belegte und bitteres Aufstoßen
Natrium nitrosum
— — und kalkweis bei Diarrhöen, wechselnd mit Obstipation und Schleimhämorrhoiden
Antimonium crudum
— dick braun belegt bei ulzeröser Stomatitis und Trockenheit im Mund (wie verbrannt)
Medorrhinum
— dick und gelb belegt am Zungenrand
Mercurius jodatus flavus
— — mit Zahneindrücken und metallischem Geschmack
Boletus laricis
— wie eingeschlafen
Nux moschata
— gelb belegt
Kalium bichromicum
Magnesium chloratum
— — mit Durst auf große Mengen Wasser und heftiges Aufstoßen von Luft mit Brennen in der Magengegend
Lycopersicum
— mit gelblich, weißem Schleim belegt
Aesculus
— sonderbarer Geschmack auf der —
Echinacea purpurea
— geschwollen und schmerzhaft
Arum maculatum
— — schlaffe mit Zahneindrücken
Mercurius solubilis Hahnemanni
— — — und dem Gefühl wie verbrannt oder verbrüht
Hydrastis
— grau-schleimig belegte mit braunen, schwarzen Flecken
Phosphorus
— sehr schwer herauszustrecken und sehr trocken
Lachesis
— kalkweiß
Antimonium arsenicosum
— kalt, empfindlich und trocken und starkes Durstverlangen mit Schlingbeschwerden und kaltem Atem
Heloderma
— in der Mitte gespalten
Rhus venenata
— prickelndes, beißendes Gefühl auf der —
Echinacea angustifolia
— reine, glatte wie lackiert (Himbeerzunge)
Scarlatinum
— — rauhe, trockene mit Hitzeempfindung in der Mundschleimhaut
Coccus cacti
— — und Sterbensübelkeit
Digitalis
— rote, brennende, schmerzende und trockene aufgesprungene Lippen
Ginseng
— — naß, sauber mit Zentralfurche
Acidum nitricum
— schlaff, weißgelb, mit Zahneindrücken
Podophyllum

— hängt während des Schlafes aus dem Mund
Variolinum
— schleimig belegt
Gratiola
— — mit Geschwürsbildungen am Rande
Acidum benzoicum
— Schwere und Steifigkeit der — mit Zusammenschnürungsgefühl und Schlingbeschwerden bei Schleimhautkatarrhen mit vermehrter Schleimabsonderung
Colchicum
— dunkle Streifen längs der Mitte bei septischen Zuständen
Arnica
— gelb, roter Streifen in der Mitte
Veratrum viride
— tiefrote, glatte
Pyrogenium
— trocken, braun und geschwollen, nur schwierig zu bewegen und zu artikulieren
Crotalus
— — glatte, glänzende oder rissige
Kalium bichromicum
— — lederartig, geschrumpft
Acidum hydrochloricum
— — und rot, mit erhabenen Papillen, evtl. rote Zahneindrücke an den Rändern, aber auch kreideweiß
Arsenicum album
— — — und rissig, evtl. gelblich belegt mit dreieckiger roter Spitze
Rhus toxicodendron
— — — mit erhabenen Papillen, evtl. auch weiß, braun oder schwarz belegt
Arsenicum album
— — braun und schwarz, bei Typhus und Sepsis
Arsenicum album
— Ulzera der —
Acidum fluoricum
— — aphthenähnliche bei Stomatitis oder Glossitis
Veratrum
— Ulzeration im Bereich der —
Acidum nitricum
— Vergrößerungs- und Wundheitsgefühl der — mit scharfem Geschmack, bitterer und kratzender Empfindung nach dem Gaumen zu mit Speichel- und Schleimabsonderung und häufigem Ausspucken
Glonoinum
— weiße
Glonoinum
— — bei Lebervergrößerung mit Appetitverlust und Jucken in der Lebergegend und in den Hautfalten
Selenium
— weißlich bzw. weiß-schleimig belegt (hat Durst, äußert jedoch, man könnte sich beherrschen zu trinken)
Pulsatilla
— — rote Spitze, brennende und stechende Bläschen am Rande
Apis mellifica
— — am Morgen
Aristolochia clematitis
— an den Rändern weiß belegt, in der Mitte rot
Causticum Hahnemanni
— — mit rotem Strich in der Mitte
Bacterium coli
— — mit roten Rändern
Lac caninum
— — schleimig-belegte mit üblem Mundgeruch bei Stomatitis ulcerosa
Petroleum
— — belegt mit Schleimmassen am Gaumensegel, Schlingbeschwerden mit Gefühl großer Trockenheit in der Mundschleimhaut mit Hitze und Brennen
Mercurialis perennis
— — mit schmerzhafter Spitze
Thuja
— zitternde
Mercurius solubilis Hahnemanni

— — und Sprechstörungen
Gelsemium
— Bisse
Oenanthe crocata
— Brennen
Lingua suis
— Empfindlichkeit und erhebliche Trockenheit des Mundes mit Schluckbeschwerden, bitterer Mundgeschmack, Heißhunger und heftigem Durst
Gutti
— Geschwüre
Kalium bichromicum

Zungenlähmung
Papaver
— undeutliches Sprechen
Causticum Hahnemanni
— Bläschen- und Geschwürsbildung und beginnende Parodontose
Nux vomica
— Rhagaden
Conium
— Schwellung
Vipera berus
— Spitze, mit schmerzhafter Blase
Berberis
— — rot
Rhus venenata
— — und rote Ränder mit Zahneindrücken
Mercurius jodatus flavus
— Zittern bleibt an den Unterzähnen hängen
Lachesis

Zusammenschnüren
— der Brust mit Gefühl, als wenn ein Fremdkörper im Halse festsäße
Aralia racemosa
— Empfindlichkeit gegen —
Lachesis
— Gefühl des — im Hals (bei Angina, beim Trinken)
Cactus
Lyssinum
— bei aufgetriebener Magengegend mit Gefühl von Drücken und Schwere im Magen, Meteorismus mit Leibschmerzen und Abgang übelriechender Blähungen, auch Kolikschmerzen mit Stuhldrang und fortwährendem Abgang von Darmgasen mit Aufstoßen
Gentiana lutea
— und Schwere und Steifigkeit der Zunge mit Schlingbeschwerden bei Schleimhautkatarrhen
Colchicum
— mit Zittern und Schwäche der Glieder
Amylium nitrosum

Zyanose
Asthma-Nosode
Naphthochinon
— allgemeine und Ohnmachten
Natrium nitrosum
— und Brechwürgen bei Asthma mit heftigen Krampferscheinungen
Drosera
— bei Bronchiolitis
Antimonium arsenicosum
— und Erstickungsanfälle bei Keuchhusten mit pfeifendem Atem auf der Brust, Brechwürgen und großer Schwierigkeit den Schleim auszuwerfen, wobei es auch zum Erbrechen von Speisen, evtl. auch zum Nasenbluten kommen kann
Drosera
— bei aufgedunsenem Gesicht und Schwindelgefühl
Acidum fumaricum

Zystitis
Aconitum
Apis mellifica
Bacterium coli
Belladonna
Equisetum arvense
Ferrum metallicum

Galium aparine
Hydrastis
Mercurius solubilis Hahnemanni
Myrtillus
Nux vomica
Piper methysticum
Populus tremuloides
Stigmata maydis
Thuja
Triticum repens
Uva ursi

— akute mit Tenesmen und Schleimausfluß
Mezereum

— chronische
Bursa pastoris
Otitis media-Nosode
Pichi-Pichi

— unspezifische Entzündung im Sinne der —
Thuja

— bei Frauen
Mitchella repens

— und Nephritis infolge Erkältung und Durchnässung mit schleimigem, übelriechendem Urin und dauernden Blasentenesmen
Dulcamara

— Ptyalismus, Schweiße, abnorme, Nachtschweiße während der Gravidität
Jaborandi

— mit viel Schleim und Urethritis
Chimaphila umbellata

— mit erschöpfenden Schweißen
Mercurius vivus

— und Strangurie
Hypericum

— chronische und Urethritis
Hydrastis
Medorrhinum

— mit eitrigem Urin
Conium

— mit schleimigem Urin
Mercurius solubilis Hahnemanni

— — übelriechend und dauernde Urintenesmen
Dulcamara

— Veilchenurin
Balsamum copaivae

Zystopyelitis
Acidum benzoicum
Acidum succinicum
Balsamum peruvianum
Berberis
Bryonia
Calculi renales
Equisetum arvense
Eupatorium purpureum
Pyelon suis
Ren suis
Thuja
Tuberculinum
Ureter suis
Uva ursi
Vesica urinaria suis

— chronische
Para-Benzochinon

Liste der Einzelbestandteile, die in den Kombinationspräparaten der Firma Heel enthalten sind

(Stand Mai 1981)

Abrotanum (Eberraute)
in Abropernol, Procainum compositum

Absinthium (Wermut)
in Tanacet-Heel

Acidum aceticum (Essigsäure)
in Arsuraneel

Acidum acetylosalicylicum (Acetylsalicylsäure)
in Ubichinon compositum

Acidum benzoicum (Benzoesäure)
in Aesculus compositum, Arnica-Heel, Atropinum compositum, Rhododendroneel

Acidum cis-aconiticum (Akonitsäure)
in Coenzyme compositum, Ovarium compositum

Acidum citricum (Zitronensäure)
in Coenzyme compositum

Acidum formicicum (Ameisensäure)
in Angio-Injeel, Cutis compositum

Acidum fumaricum (Fumarsäure)
in Causticum compositum, Coenzyme compositum, Cor compositum, Cutis compositum, Hepar compositum, Thyreoidea compositum

Acidum α-ketoglutaricum (α-Ketoglutarsäure)
in Causticum compositum, Coenzyme compositum, Cor compositum, Cutis compositum, Hepar compositum, Syzygium compositum, Thyreoidea compositum

Acidum L(+)-lactium (Fleischmilchsäure)
in Cor compositum, Ginseng compositum, Placenta compositum, Strophanthus compositum, Syzygium compositum, Thyreoidea compositum, Tonsilla compositum, Ubichinon compositum

Acidum DL-malicum (Apfelsäure)
in Coenzyme compositum, Cor compositum, Hepar compositum, Thyreoidea compositum

Acidum muriaticum (Salzsäure)
in Podophyllum compositum

Acidum nitricum (Salpetersäure)
in Abropernol, Galium-Heel, Hormeel, Lamioflur, Paeonia-Heel, Reneel

Acidum oroticum
siehe unter Orotsäure

Acidum phosphoricum (Phosphorsäure)
in Arsuraneel, Cerebrum compositum, Cutis compositum, Nervoheel, Neuro-Injeel, Syzygium compositum

Acidum picrinicum (Pikrinsäure)
in Aletris-Heel, Discus compositum, Valerianaheel

Acidum silicicum colloidale (Kieselsäure, koll.)
in Depot-Zeel, Zeel

Acidum succinicum (Bernsteinsäure)
in Coenzyme compositum

Acidum sulfuricum (Schwefelsäure)
in Syzygium compositum

Aconitum (Eisenhut)
in Aconitum-Homaccord, Barijodeel, Bryaconeel, Cerebrum compositum, Echinacea compositum, Gripp-Heel,

Pectus-Heel, Rhododendroneel, Spascupreel, Strophanthus compositum, Traumeel

Adenosintriphosphat
siehe unter ATP

Aesculus (Roßkastanie)
in Aesculus compositum, Aesculus-Heel, Cerebrum compositum, Cutis compositum, Discus compositum, Placenta compositum, Tonsilla compositum

Aethiops mineralis (Quecksilbermohr)
in Oculoheel

Aethusa (Hundspetersilie)
in Strophanthus compositum, Vomitusheel

Agaricus (Fliegenpilz)
in Abropernol, Spascupreel

Agnus castus (Keuschlamm)
in Testis compositum

Ailanthus glandulosa (Götterbaum)
in Mercurius-Heel

Alchemilla vulgaris (Frauenmantel)
in Lamioflur

Aletris farinosa (Sternwurzel)
in Aletris-Heel

Aloe (Aloe)
in Heelax, Veratrum-Homaccord

Alumina (Tonerde)
in Lamioflur, Proctheel, Reneel

Ambra (Amber)
in Cerebrum compositum, Vertigoheel

Ammoniumbituminosulfonat
(Ammoniumbituminosulfonat)
in Cutis compositum

Ammonium bromatum (Ammoniumbromid)
in Gynäcoheel, Spascupreel, Valerianaheel

Ammonium carbonicum (Ammoniumkarbonat)
in Naso-Heel

Ammonium muriaticum (Ammoniumchlorid)
in Discus compositum

Anacardium (Malakkanuß),
in Anacardium-Homaccord, Barijodeel, Cerebrum compositum, Duodenoheel, Mucosa compositum

Anhalonium lewinii (Peyotl)
in Neuro-Injeel

Anisum stellatum (Sternanis)
in Tartephedreel

Anthrachinon (Anthrachinon)
in Ubichinon compositum

Antimonium crudum (Schwarzer Spießglanz)
in Gastricumeel

Apis mellifica (Honigbiene)
in Albumoheel, Aesculus compositum, Angin-Heel, Apis-Homaccord, Arnica-Heel, Cruroheel, Galium-Heel, Gynäcoheel, Metro-Adnex-Injeel, Oculoheel, Populus compositum

Apisinum (Bienengift)
in Apis-Homaccord, Ovarium compositum, Solidago compositum

Apomorphinum hydrochloricum
(Apomorphinhydrochlorid)
in Vomitusheel

Aquilegia vulgaris (Akelei)
in Hormeel, Ovarium compositum

Aranea diadema (Kreuzspinne)
in Dulcamara-Homaccord, Lymphomyosot, Osteoheel

Arctium lappa (Klette)
in Cutis compositum

Argentum (Silber)
in Circulo-Injeel, Discus compositum, Galium-Heel

Argentum nitricum (Silbernitrat)
in Atropinum compositum, Diarrheel, Duodenoheel, Echinacea compositum, Euphorbium compositum, Gastricumeel, Momordica compositum, Mucosa compositum, Neuro-Injeel, Phosphor-Homaccord, Pectus-Heel, Solidago compositum

Arnica (Bergwohlverleih)
in Aesculus compositum, Angin-Heel, Arnica-Heel, Arnica-Salbe-Heel, Arteria-Heel, Aurumheel, Barijodeel, Carbo compositum, Cardiacum-Heel, Causticum compositum, Cerebrum compositum, Cor compositum, Depol-Zeel, Echinacea compositum, Pectus-Heel, Rauwolfia compositum, Rheuma-Heel, Traumeel, Zeel

Arsenicum album (Weißes Arsenik)
in Arsuraneel, Atropinum compositum, Cantharis compositum, Causticum compositum, Circulo-Injeel, Cor compositum, Diarrheel, Echinacea compositum, Gastricumeel, Leptandra compositum, Mezereum-Homaccord, Solidago compositum, Strophanthus compositum, Sulfur-Heel, Syzygium compositum

Arsenum jodatum (Arsentrijodid)
in Husteel, Tartephedreel

Artemisia vulgaris (Beifuß)
in Tanacet-Heel

Arteria (Arterie)
in Aesculus compositum, Placenta compositum

Arum maculatum (Gefleckter Aronstab)
in Naso-Heel

Asa foetida (Stinkasant)
in Kalmia compositum, Osteoheel, Ypsiloheel

Asclepias tuberosa (Knollige Seidenpflanze)
in Angio-Injeel, Ranunculus-Homaccord, Rhododendroneel

Asterias rubens (Seestern)
in Lamioflur

ATP (Adenosintriphosphat)
in Coenzyme compositum, Ginseng compositum, Thyreoidea compositum, Ubichinon compositum

Atropinum sulfuricum (Atropinsulfat)
in Atropinum compositum, Spascupreel

Aurum (Gold)
in Galium-Heel, Tonico-Injeel

Aurum jodatum (Goldjodid)
in Gynäcoheel, Rauwolfia compositum

Aurum muriaticum (chloratum) natronatum (Goldchlorid-Chlornatrium)
in Aurumheel, Naso-Heel

Avena sativa (Hafer)
in Hepar compositum, Neuro-Injeel, Valerianaheel

Azetylsalizylsäure
siehe Acidum acetylosalicylicum

Bacillinum (Bacillinum-Nosode)
in Psorinoheel

Baptisia (Wilder Indigo)
in Aesculus compositum, Arnica-Heel, Atropinum compositum, Echinacea compositum, Populus compositum, Solidago compositum

Baryum carbonicum (Bariumkarbonat)
in Barijodeel, Placenta compositum, Tonsilla compositum

Baryum jodatum (Bariumjodid)
in Aesculus compositum, Arteria-Heel, Circulo-Injeel

Baryum oxalsuccinicum (Barium-oxalsuccinat)
in Coenzyme compositum

Belladonna (Tollkirsche)
in Angin-Heel, Belladonna-Homaccord, Bronchalis-Heel, Carbo compositum, Chelidonium-Homaccord, Husteel, Injeel-Chol, Mercurius-Heel, Mucosa compositum, Plantago-Homaccord, Rauwolfia compositum, Spigelon, Tartephedreel, Traumeel, Viburcol

Bellis perennis (Gänseblümchen)
in Traumeel

Berberis (Berberitze)
in Atropinum compositum, Berberis-Homaccord, Discus compositum, Procainum compositum, Reneel, Solidago compositum

Beta vulgaris rubra (Rote Rübe)
in Coenzyme compositum

Betonica (Ziest)
in Tartephedreel

Betula alba (Birke)
in Galium-Heel

Blatta orientalis (Schabe)
in Tartephedreel

Bothrops lanceolatus (Gelbe Viper)
in Cerebrum compositum

Bovista (Bovist)
in Ovarium compositum

Bryonia (Zaunrübe)
in Arnica-Heel, Atropinum compositum, Bronchalis-Heel, Bryaconeel, Echinacea compositum, Gripp-Heel, Heelax, Nux vomica-Homaccord, Rheuma-Heel, Spigelon

Bucco (Buccoblätter)
in Populus compositum, Solidago compositum

Bufo (Kröte)
in Psorinoheel

Bursa pastoris
siehe unter Thlaspi bursa pastoris

Cactus (Königin der Nacht)
in Angio-Injeel, Cactus compositum, Cardiacum-Heel, Cor compositum, Strophanthus compositum

Caladium seguinum (Schweigrohr)
in Sulfur-Heel, Testis compositum

Calcium carbonicum Hahnemanni
(Innere weiße Teile der Austernschale)
in Calcoheel, Circulo-Injeel, Graphites-Homaccord, Hepar compositum, Hormeel, Injeel-Chol, Viburcol

Calcium fluoratum (Kalziumfluorid)
in Abropernol, Cutis compositum, Galium-Heel, Thyreoidea compositum

Calcium jodatum (Kalziumjodid)
in Barijodeel, Strumeel

Calcium phosphoricum (Kalziumphosphat)
in Discus compositum, Lymphomyosot, Osteoheel, Tonsilla compositum

Calendula (Ringelblume)
in Calendula-Salbe-Heel, Traumeel

Caltha palustris (Sumpfdotterblume)
in Galium-Heel

cAMP (cyclische Adenosinmonophosphorsäure)
in Thalamus compositum, Viscum compositum

Camphora (Kampfer)
in Populus compositum

Cantharis (Spanische Fliege)
in Atropinum compositum, Cantharis compositum, Populus compositum, Reneel, Solidago compositum, Testis compositum

Capsicum (Spanischer Pfeffer)
in Populus compositum, Solidago compositum, Sulfur-Heel

Carbo medicinalis (Medizinische Kohle)
in Diarrheel

Carbo vegetabilis (Holzkohle)
in Calcoheel, Carbo compositum, Cor compositum, Cruroheel, Droperteel, Gastricumeel, Leptandra compositum, Momordica compositum, Strophanthus compositum

Carcinoma (Krebszellen-Nosode)
in Carcinominum compositum

Carduus marianus (Mariendistel)
in Hamamelis-Homaccord, Hepar compositum, Hepeel, Injeel-Chol

Cartilago (Knorpel)
in Depot-Zeel, Discus compositum, Zeel

Castoreum sibiricum (Sibirisches Bibergeil)
in Angio-Injeel, Cardiacum-Heel

Causticum Hahnemanni (Ätzstoff)
in Barijodeel, Causticum compositum, Neuralgo-Rheum-Injeel, Reneel, Rheuma-Heel

Ceanothus americanus (Seckelblume)
in Ceanothus-Homaccord, Momordica compositum, Mucosa compositum

Cedron (Cedronsamen)
in Klimaktheel

Cerebrum (Großhirn)
in Cerebrum compositum

Cerium oxalicum (Ceroxalat)
in Coenzyme compositum, Molybdän compositum

Chamomilla (Kamille)
in Calcoheel, Kamillen-Salbe-Heel, Spascupreel, Valerianaheel, Traumeel, Viburcol

Chelidonium (Schöllkraut)
in Atropinum compositum, Chelidonium-Homaccord, Hepar compositum, Hepeel, Injeel-Chol

Chenopodium anthelminthicum (Wurmkraut)
in Tanacet-Heel

China (Chinarinde)
in Arsuraneel, Cerebrum compositum, China-Homaccord, Discus compositum, Ginseng compositum, Hepar compositum, Hepeel, Injeel-Chol, Procainum compositum

Chininum arsenicosum (Chininarsenit)
in Aletris-Heel, Tonico-Injeel

Cholesterinum (Cholesterin)
in Hepar compositum

Cicuta virosa (Wasserschierling)
in Psorinoheel

Cimicifuga (Wanzenkraut)
in Cimicifuga-Homaccord, Discus compositum, Gelsemium-Homaccord, Metro-Adnex-Injeel

Cinnabaris (Zinnober)
in Naso-Heel

Cinnamomum (Ceylon-Zimt)
in Cinnamomum-Homaccord

Cistus canadensis (Kanadisches Ziströschen)
in Naso-Heel

Clematis (Aufrechte Waldrebe)
in Atropinum compositum, Galium-Heel

Cobaltum-II-gluconicum (Kobaltglukonat)
in Molybdän compositum

Cocculus (Kockelskörner)
in Aletris-Heel, Cerebrum compositum, Cocculus-Homaccord, Vertigoheel

Coccus cacti (Cochenille)
in Droperteel, Tonsilla compositum

Coenzym A (Coenzym A)
in Coenzyme compositum, Depot-Zeel, Discus compositum, Ginseng compositum, Ubichinon compositum, Zeel

Colchicum (Herbstzeitlose)
in Aesculus compositum, Arnica-Heel, Colchicum compositum, Diarrheel, Ginseng compositum, Lithiumeel, Neuralgo-Rheum-Injeel, Thyreoidea compositum, Ubichinon compositum, Vomitusheel

Colibacillinum (Escherichia coli-Nosode)
in Mucosa compositum, Solidago compositum

Colocynthis (Koloquinte)
in Atropinum compositum, Berberis-Homaccord, Colnadul, Colocynthis-Homaccord, Diarrheel, Discus compositum, Heelax, Hepeel, Neuralgo-Rheum-Injeel, Nux vomica-Homaccord, Spascupreel

Colon (Dickdarm)
in Hepar compositum

Condurango (Kondurangorinde)
in Arsuraneel, Mucosa compositum

Conium (Gefleckter Schierling)
in Cerebrum compositum, Colchicum compositum, Ginseng compositum, Rauwolfia compositum, Testis compositum, Thyreoidea compositum, Tonsilla compositum, Ubichinon compositum, Vertigoheel

Convallaria majalis (Maiglöckchen)
in Aurumheel

Cor (Herz)
in Cor compositum, Testis compositum

Corpus pineale (Epiphyse)
in Thalamus compositum, Thyreoidea compositum

Cortex glandulae suprarenalis (Nebennierenrinde)
in Tonsilla compositum

Cortisonacetat (Cortisonacetat)
in Cutis compositum, Echinacea compositum, Pulsatilla compositum, Testis compositum, Thyreoidea compositum, Tonsilla compositum

Coxsackie-Virus-A_9 (Coxsackie-Virus-A_9-Nosode)
in Solidago compositum

Crabro vespa (Hornisse)
in Gynäcoheel, Metro-Adnex-Injeel

Crataegus (Weißdorn)
in Angio-Injeel, Aurumheel, Cactus compositum, Cor compositum, Cralonin, Crataegus-Heel, Glonoin-Homaccord, Melilotus-Homaccord, Valerianaheel

Cubeba (Kubebenpfeffer)
in Populus compositum

Cucurbita pepo (Kürbis)
in Populus compositum

Cuprum (Kupfer)
in Aesculus compositum

Cuprum aceticum (Kupferazetat)
in Atropinum compositum, Discus compositum, Drosera-Homaccord, Husteel

Cuprum sulfuricum (Kupfersulfat)
in Molybdän compositum, Placenta compositum, Solidago compositum, Spascupreel

Curare (Pfeilgift)
in Arsuraneel, Circulo-Injeel, Syzygium compositum, Testis compositum

Cutis (Haut)
in Cutis compositum

Cyclamen (Alpenveilchen)
in Hormeel

Cynara scolymus (Artischocke)
in Hepar compositum, Rauwolfia compositum

Cypripedium pubescens (Frauenschuh)
in Hormeel, Ovarium compositum

Cystein (Cystein)
in Coenzyme compositum

Damiana (Damiana)
in Testis compositum

Diencephalon (Zwischenhirn)
in Testis compositum

Discus intervertebralis (Bandscheibe)
in Discus compositum

Drosera (Sonnentau)
in Droperteel, Drosera-Homaccord

Dulcamara (Bittersüß)
in Aesculus compositum, Angin-Heel, Arnica-Heel, Calcoheel, Colnadul, Depot-Zeel, Dulcamara-Homaccord, Rhododendroneel, Tonsilla compositum, Viburcol, Zeel

Duodenum (Zwölffingerdarm)
in Hepar compositum

Echinacea angustifolia (Schmalblättrige Kegelblume)
in Aesculus compositum, Arnica-Heel, Belladonna-Homaccord, Echinacea compositum, Galium-Heel, Mercurius-Heel, Tonsilla compositum, Traumeel

Echinacea purpurea (Purpurrote Kegelblume)
in Traumeel

Embryo (Embryo)
in Causticum compositum, Cerebrum compositum, Depot-Zeel, Discus compositum, Placenta compositum, Testis compositum, Tonsilla compositum, Zeel

Ephedra vulgaris (Meerträubchen)
in Tartephedreel

Equisetum hiemale (Winterschachtelhalm)
in Populus compositum, Lymphomyosot, Solidago compositum

Erigeron canadensis (Kanadisches Berufskraut)
in Hormeel

Erythraea centaurium (Tausendgüldenkraut)
in Erigotheel

Eucalyptus (Fieberbaum)
in Aconitum-Homaccord, Arnica-Heel

Eupatorium cannabinum (Wasserdost)
in Aesculus compositum, Arnica-Heel

Eupatorium perfoliatum (Wasserhanf)
in Echinacea compositum, Gripp-Heel

Euphorbia cyparissias (Zypressenwolfsmilch)
in Rhododendroneel

Euphorbium (Euphorbium)
in Echinacea compositum, Euphorbium compositum

Fel tauri (Rindergalle)
in Chelidonium-Homaccord, Hepar compositum

Ferrum-II-fumaricum (Eisenfumarat)
in Molybdän compositum

Ferrum jodatum (Eisenjodid)
in Lymphomyosot

Ferrum metallicum (Eisen)
in Ferrum-Homaccord, Neuralgo-Rheum-Injeel

Ferrum muriaticum (Eisenchlorid)
in Ferrum-Homaccord

Ferrum phosphoricum (Eisenphosphat)
in Ferrum-Homaccord, Rheuma-Heel, Testis compositum, Tonsilla compositum

Ferrum sulfuricum (Eisensulfat)
in Ferrum-Homaccord

Fibroma pendulum (Gestieltes Fibrom)
in Carcinominum compositum

Frangula (Faulbaum)
in Heelax

Fucus vesiculosus (Blasentang)
in Strumeel, Thyreoidea compositum

Fumaria officinalis (Erdrauch)
in Lymphomyosot

Funiculus umbilicalis (Wharton-Sulze der Nabelschnur)
in Cutis compositum, Depot-Zeel, Discus compositum, Placenta compositum, Thyreoidea compositum, Tonsilla compositum, Zeel

Galium aparine (Klebkraut)
in Colchicum compositum, Cutis compositum, Galium-Heel, Ginseng compositum, Thyreoidea compositum, Tonsilla compositum, Ubichinon compositum

Galium album (Labkraut)
in Galium-Heel

Gelsemium (Wilder Jasmin)
in Cardiacum-Heel, Cerebrum compositum, Echinacea compositum, Gelsemium-Homaccord, Spascupreel, Spigelon

Gentiana lutea (Gelber Enzian)
in Lymphomyosot, Tonsilla compositum

Geranium robertianum (Ruprechtskraut)
in Lymphomyosot, Tonsilla compositum

Geum urbanum (Nelkenwurz)
in Lamioflur

Ginseng (Ginsengwurzel)
in Ginseng compositum, Procainum compositum, Testis compositum

Glandula lymphatica (Lymphknoten)
in Tonsilla compositum

Glandula suprarenalis (Nebenniere)
in Cutis compositum, Discus compositum, Testis compositum, Thalamus compositum

Glonoinum (Nitroglyzerin)
in Angio-Injeel, Cactus compositum, Cardiacum-Heel, Cor compositum, Glonoin-Homaccord, Strophanthus compositum, Ypsiloheel

Glyoxal (Oxalaldehyd)
in Glyoxal compositum

Gnaphalium polycephalum (Vielköpfiges Ruhrkraut)
in Colocynthis-Homaccord, Discus compositum, Neuralgo-Rheum-Injeel

Graphites (Reißblei)
in Graphites-Homaccord, Heelax, Paeonia-Heel

Grippe-Nosode (Influenzinum-Nosode)
in Echinacea compositum

Guajazulen (Guajazulen)
in Kamillen-Salbe-Heel

Hamamelis (Virginischer Zauberstrauch)
in Abropernol, Aesculus compositum, Cinnamomum-Homaccord, Cruroheel, Hamamelis-Homaccord, Hamamelis-Salbe-Heel, Paeonia-Heel, Traumeel

Hedera helix (Efeu)
in Galium-Heel

Hekla Lava (Lava vom Hekla-Vulkan)
in Osteoheel

Helonias dioica (Falsche Einhornwurzel)
in Aletris-Heel, Gynäcoheel, Tonico-Injeel

Hepar (Leber)
in Cerebrum compositum, Cor compositum, Cutis compositum, Hepar compositum, Rauwolfia compositum, Syzygium compositum, Thyreoidea compositum, Tonsilla compositum

Hepar sulfuris (Kalkschwefelleber)
in Angin-Heel, Cantharis compositum, Coenzyme compositum, Echinacea compositum, Euphorbium compositum, Mercurius-Heel, Oculoheel, Sabal-Homaccord, Solidago compositum, Traumeel

Hepatica triloba (Leberblümchen)
in Tartephedreel

Histamin (Histaminum dihydrochloricum)
in Causticum compositum, Hepar compositum, Ubichinon compositum

Humulus lupulus (Hopfen)
in Valerianaheel

Hydrastis (Kanadische Gelbwurz)
in Colchicum compositum, Ginseng compositum, Lamioflur, Mucosa compositum, Naso-Heel, Ovarium compositum, Ubichinon compositum

Hydrochinon (p-Dioxybenzol)
in Ubichinon compositum

Hyoscyamus (Bilsenkraut)
in Bronchalis-Heel, Cerebrum compositum

Hypericum (Johanniskraut)
in Tonico-Injeel, Traumeel, Valeriana-heel

Hypophysis (Hypophyse)
in Ovarium compositum, Placenta compositum

Hypothalamus (Teil des Zwischenhirns)
in Tonsilla compositum

Ignatia (Ignatiusbohne)
in Albumoheel, Barijodeel, Cerebrum compositum, Cor compositum, Cutis compositum, Hormeel, Ignatia-Hom-accord, Klimaktheel, Nervoheel, Neuro-Injeel, Plantago-Homaccord, Podophyllum compositum, Syzygium compositum, Vomitusheel, Ypsiloheel

Ipecacuanha (Brechwurzel)
in Aconitum-Homaccord, Anacardium-Homaccord, Bronchalis-Heel, Duodenoheel, Mucosa compositum, Ovarium compositum, Tartephedreel, Vomitusheel

Jalapa
siehe unter Resina jalapae

Jodum (Jod)
in Anacardium-Homaccord, Duodenoheel, Momordica compositum

Juglans regia (Walnuß)
in Lymphomyosot

Juniperus communis (Wacholder)
in Galium-Heel

Kalium asparaginicum (Kaliumaspartat)
in Molybdän compositum

Kalium bichromicum (Kaliumdichromat)
in Cerebrum compositum, Mucosa compositum, Naso-Heel

Kalium bromatum (Kaliumbromid)
in Nervoheel, Valerianaheel

Kalium carbonicum (Kaliumkarbonat)
in Aletris-Heel, Cactus compositum, Cardiacum-Heel, Cor compositum, Cralonin, Discus compositum, Droperteel

Kalium jodatum (Kaliumjodid)
in Osteoheel

Kalium phosphoricum (Kaliumphosphat)
in Barijodeel, Cerebrum compositum, Selenium-Homaccord, Tonico-Injeel

Kalium picrinicum (Kaliumpikrat)
in Syzygium compositum, Testis compositum

Kalium sulfuratum (Hepar sulfurus kalinum)
in Lamioflur

Kalmia (Berglorbeer)
in Cor compositum, Kalmia compositum, Rauwolfia compositum

Kreosotum (Buchenholzteerkreosot)
in Bronchalis-Heel, Ginseng compositum, Lamioflur, Mucosa compositum, Ovarium compositum, Populus compositum, Syzygium compositum

Lachesis (Buschmeister)
in Carbo compositum, Ceanothus-Homaccord, Droperteel, Duodenoheel, Echinacea compositum, Gripp-Heel, Klimaktheel, Mercurius-Heel, Metro-Adnex-Injeel, Momordica compositum, Mucosa compositum, Ovarium compositum, Ypsiloheel

Lamium album (Taubnessel)
in Lamioflur

Lapathum acutum (Stumpfblättriger Ampfer)
in Lamioflur

Latrodectus mactans (Schwarze Witwe)
in Strophanthus compositum

Ledum (Sumpfporst)
in Cutis compositum, Discus compositum, Rhododendroneel

Lemna minor (Wasserlinse)
in Naso-Heel

Leptandra (Virginischer Ehrenpreis)
in Leptandra compositum

Lilium tigrinum (Tigerlilie)
in Gynäcoheel, Metro-Adnex-Injeel, Ovarium compositum

α-**Liponsäure** (Thioktansäure)
in Coenzyme compositum, Depot-Zeel, Discus compositum, Hepar compositum, Ubichinon compositum, Zeel

Lithium benzoicum (Lithiumbenzoat)
in Neuralgo-Rheum-Injeel, Rhododendroneel

Lithium carbonicum (Lithiumkarbonat)
in Lithiumeel

Lobelia inflata (Aufgeblasene Lobelie)
in Bronchalis-Heel, Tartephedreel

Luesinum (Luesinum-Nosode)
in Cerebrum compositum, Psorinoheel

Luffa operculata (Luffaschwamm)
in Euphorbium compositum

Lupulus (Hopfen)
in Valerianaheel

Lycopersicum (Tomate)
in Arnica-Heel

Lycopodium (Bärlapp)
in Cruroheel, Hepar compositum, Hepeel, Injeel-Chol, Metro-Adnex-Injeel, Momordica compositum, Nux vomica-Homaccord, Proctheel, Rauwolfia compositum, Syzygium compositum, Testis compositum

Lycopus virginicus (Wolfsfuß)
in Glonoin-Homaccord

Magnesium asparaginicum (Magnesiumaspartat)
in Molybdän compositum

Magnesium gluconicum (Magnesiumglukonat)
in Ubichinon compositum

Magnesium oroticum (Magnesiumorotat)
in Coenzyme compositum

Magnesium phosphoricum (Magnesiumphosphat)
in Cerebrum compositum, Ovarium compositum, Spascupreel, Testis compositum

Majorana (Majoran)
in Hormeel

Mandragora (Alraune)
in Momordica compositum, Mucosa compositum

Manganum gluconicum (Manganglukonat)
in Molybdän compositum

Manganum phosphoricum (Manganphosphat)
in Cerebrum compositum, Coenzyme compositum, Testis compositum, Ubichinon compositum

Medorrhinum (Medorrhinum-Nosode)
in Atropinum compositum, Cerebrum compositum, Discus compositum, Psorinoheel, Tartephedreel

Medulla ossis (Knochenmark)
in Discus compositum, Thyreoidea compositum, Tonsilla compositum

Melilotus officinalis (Steinklee)
in Carbo compositum, Gynäcoheel, Melilotus-Homaccord, Naso-Heel, Placenta compositum, Rauwolfia compositum, Spigelon

Melissa officinalis (Zitronenmelisse)
in Valerianaheel

Mercurialis (Bingelkraut)
in Arnica-Heel

Mercurius bijodatus (Quecksilberjodid)
in Euphorbium compositum, Naso-Heel

Mercurius cyanatus (Quecksilbercyanid)
in Angin-Heel

Mercurius jodatus flavus
(Gelbes Quecksilberjodid)
in Viscum compositum

Mercurius praecipitatus ruber
(Rotes Quecksilberoxid)
in Cruroheel, Discus compositum, Kalmia compositum, Osteoheel

Mercurius solubilis Hahnemanni
(Gemenge, das im wesentlichen Mercuroamidonitrat enthält)
in Cantharis compositum, Cutis compositum, Mercurius-Heel, Momordica compositum, Ovarium compositum, Tonsilla compositum, Traumeel

Mercurius sublimatus corrosivus
(Quecksilberchlorid)
in Albumoheel, Diarrheel, Echinacea compositum, Metro-Adnex-Injeel, Podophyllum compositum, Populus compositum, Solidago compositum

Methylglyoxal (Methylglyoxal)
in Glyoxal compositum

Mezereum (Seidelbast)
in Lamioflur, Mezereum-Homaccord, Sulfur-Heel

Millefolium (Scharfgarbe)
in Cinnamomum-Homaccord, Traumeel

Momordica balsamina (Balsamapfel)
in Momordica compositum, Mucosa compositum

Moschus (Bisam, Drüsensekret des männlichen Moschustieres)
in Hormeel, Ignatia-Homaccord, Ypsiloheel

Mucosa (Schleimhaut)
in Mucosa compositum

Mucosa nasalis (Nasen- und Nebenhöhlenschleimhaut)
in Euphorbium compositum, Mucosa compositum

Myosotis arvensis (Vergißmeinnicht)
in Lymphomyosot

Myrtillus (Heidelbeere)
in Ubichinon compositum

NAD (Nicotinamid-adenin-dinucleotid)
in Coenzyme compositum, Depot-Zeel, Discus compositum, Ginseng compositum, Ubichinon compositum, Zeel

Naja tripudians (Brillenschlange)
in Cor compositum, Gynäcoheel

Paeonia officinalis (Pfingstrose)
in Paeonia-Heel, Paeonia-Salbe-Heel

Palladium (Palladium)
in Gynäcoheel

Pankreas (Bauchspeicheldrüse)
in Hepar compositum, Mucosa compositum, Syzygium compositum

Para-Benzochinon (Para-Benzochinon)
in Ubichinon compositum

Pareira brava (Grieswurz)
in Atropinum compositum, Reneel, Solidago compositum

Paris quadrifolia (Einbeere)
in Phosphor-Homaccord, Ypsiloheel

Passiflora incarnata (Passionsblume)
in Spascupreel

Petroleum (Steinöl)
in Abropernol, Cocculus-Homaccord, Duodenoheel, Vertigoheel

Petroselinum (Petersilie)
in Populus compositum

Phloridzinum (Phloridzin)
in Syzygium compositum

Phosphorus (Phosphor)
in Albumoheel, Arteria-Heel, Bryaconeel, Echinacea compositum, Galium-Heel, Gripp-Heel, Hepeel, Leptandra compositum, Molybdän compositum, Mucosa compositum, Naso-Heel, Pectus-Heel, Phosphor-Homaccord, Proctheel, Testis compositum

Phytolacca (Kermesbeere)
in Angin-Heel, Echinacea compositum, Mercurius-Heel

Pinus silvestris (Kiefer)
in Lymphomyosot

Pix liquida (Holzteer)
in Sulfur-Heel

Placenta (Mutterkuchen)
in Cerebrum compositum, Cutis compositum, Depot-Zeel, Ovarium compositum, Placenta compositum, Zeel

Plantago major (Breitblättriger Wegerich)
in Plantago-Homaccord, Viburcol

Platinum metallicum (Platin)
in Gynäcoheel, Lamioflur, Neuro-Injeel

Plumbum aceticum (Bleiazetat)
in Reneel

Plumbum jodatum (Bleijodid)
in Angio-Injeel, Placenta compositum

Plumbum metallicum (Blei)
in Syzygium compositum

Podophyllum (Maiapfel)
in Colchicum compositum, Diarrheel, Leptandra compositum, Momordica compositum, Podophyllum compositum, Ubichinon compositum

Populus tremuloides (Espe)
in Populus compositum

Procainhydrochlorid (Procainhydrochlorid)
in Procainum compositum

Psorinum (Psorinum-Nosode)
in Ginseng compositum, Nervoheel, Psorinoheel, Tonsilla compositum

Pulsatilla (Kuhschelle)
in Abropernol, Carcinominum compositum, Causticum compositum, Co-

enzyme compositum, Cruroheel, Discus compositum, Echinacea compositum, Euphorbium compositum, Gastricumeel, Ginseng compositum, Hormeel, Metro-Adnex-Injeel, Mucosa compositum, Ovarium compositum, Pulsatilla compositum, Rhododendroneel, Thyreoidea compositum, Tonsilla compositum, Viburcol, Ypsiloheel

Pyelon (Nierenbecken)
in Solidago compositum

Pyrogenium (Pyrogenium-Nosode)
in Cutis compositum, Echinacea compositum, Galium-Heel, Solidago compositum, Tonsilla compositum

Quassia amara (Bitterholz)
in Leptandra compositum

Quebracho (Quebrachobaum)
in Tartephedreel

Ranunculus bulbosus (Knollenhahnenfuß)
in Cardiacum Heel, Cor compositum, Discus compositum, Ranunculus-Homaccord

Rauwolfia serpentina
(Indische Schlangenwurzel)
in Rauwolfia compositum

Ren (Niere)
in Rauwolfia compositum

Resina jalapae (Jalapenharz)
in Heelax

Rheum (Rhabarber)
in Heelax, Veratrum-Homaccord

Rhododendron (Alpenrose)
in Rhododendroneel

Rhus toxicodendron (Giftsumach)
in Aesculus compositum, Arnica-Heel, Depot-Zeel, Echinacea compositum, Gelsemium-Homaccord, Lithiumeel, Neuralgo-Rheum-Injeel, Oculoheel, Rheuma-Heel, Zeel

Robinia pseudacacia (Scheinakazie)
in Duodenoheel

Rubia tinctorum (Krapp)
in Populus compositum

Rubidium hydrochloricum
(Rubidiumchlorid)
in Molybdän compositum

Ruta (Weinraute)
in Aesculus compositum, Cerebrum compositum

Sabal serrulatum (Zwergpalme)
in Populus compositum, Reneel, Sabal-Homaccord

Salpinx (Muttertrompete)
in Ovarium compositum

Sanguinaria (Kanadische Blutwurzel)
in Depot-Zeel, Echinacea compositum, Klimaktheel, Zeel

Sanguinarinum nitricum
(Sanguinarinnitrat)
in Cutis compositum

Saponaria (Seifenkraut)
in Galium-Heel

Sarsaparilla (Sarsaparille)
in Lymphomyosot, Solidago compositum

Scilla (Meerzwiebel)
in Apis-Homaccord, Husteel, Populus compositum

Scrophularia nodosa (Knotige Braunwurz)
in Lymphomyosot, Pupulus compositum

Secale cornutum (Mutterkorn)
in Aesculus compositum, Arsuraneel, Arteria-Heel, Circulo-Injeel, Discus compositum, Placenta compositum, Syzygium compositum

Sedum acre (Mauerpfeffer)
in Galium-Heel, Thyreoidea compositum

Sempervivum tectorum (Hauswurz)
in Galium-Heel, Ginseng compositum

Selenium (Selen)
in Cerebrum compositum, Cutis compositum, Selenium-Homaccord, Testis compositum, Tonico-Injeel

Senecio fuchsii (Kreuzkraut)
in Hormeel

Sepia (Tintenfisch)
in Aletris-Heel, China-Homaccord, Discus compositum, Hormeel, Klimaktheel, Nervoheel, Neuro-Injeel, Ovarium compositum

Serpyllum (Thymus serpyllum) (Feldthymian)
in Tanacet-Heel

Silicea (Kieselsäure)
in Cruroheel, Discus compositum, Spigelon, Strumeel

Sinusitis-Nosode (Sinusitis-Nosode)
in Euphorbium compositum

Solanum lycopersicum (Tomate)
in Arnica-Heel

Solanum nigrum (Schwarzer Nachtschatten)
in Aesculus compositum, Arnica-Heel, Arteria-Heel, Circulo-Injeel, Placenta compositum

Solidago virga aurea (Goldrute)
in Populus compositum, Solidago compositum

Spartium scoparium (Besenginster)
in Aurumheel

Spigelia (Wurmkraut)
in Angio-Injeel, Cactus compositum, Cardiacum-Heel, Cor compositum, Cralonin, Oculoheel, Spigelon, Pectus-Heel, Strophanthus compositum

Spiraea ulmaria (Mädesüß)
in Ferrum-Homaccord, Neuralgo-Rheum-Injeel, Rhododendroneel

Splen (Milz)
in Cutis compositum, Thyreoidea compositum, Tonsilla compositum

Spongia (Gerösteter Meerschwamm)
in Strumeel, Thyreoidea compositum

Stannum (Zinn)
in Klimaktheel

Staphisagria (Stephanskörner)
in Oculoheel

Staphylococcinum (Staphylokokken-Nosode)
in Echinacea compositum

Stellaria media (Vogelmiere)
in Rhododendroneel

Sticta (Lungenflechte)
in Bronchalis-Heel, Naso-Heel

Stillingia silvatica (Stillingie)
in Osteoheel

Stramonium (Stechapfel)
in Barijodeel

Streptococcinum (Streptokokken-Nosode)
in Echinacea compositum

Strontium carbonicum (Strontiumkarbonat)
in Cimicifuga-Homaccord

Strophanthus (Strophanthus)
in Placenta compositum, Strophanthus compositum

g-Strophanthin (g-Strophanthin)
in Cor compositum

Strychninum nitricum (Strychninnitrat)
in Arsuraneel

Strychninum phosphoricum (Strychninphosphat)
in Testis compositum

Sulfur (Schwefel)
in Carcinominum compositum, Cardiacum-Heel, Causticum compositum, Cerebrum compositum, Coenzyme compositum, Cutis compositum, Depot-Zeel, Discus compositum, Echinacea compositum, Engystol, Ginseng compositum, Hepar compositum, Klimaktheel, Molybdän compositum, Mucosa compositum, Paeonia-Heel, Proctheel, Psorinoheel, Pulsatilla compositum, Rauwolfia compositum, Schwef-Heel, Sulfur-Heel, Thyreoidea compositum, Tonsilla compositum, Ubichinon compositum, Zeel

Symphytum (Beinwell)
in Depot-Zeel, Traumeel, Zeel

Syzygium jambolanum (Jambulbaum)
in Syzygium compositum

Tabacum (Tabak)
in Aesculus compositum, Arteria-Heel, Circulo-Injeel, Placenta compositum, Strophanthus compositum

Tanacetum vulgare (Rainfarn)
in Tanacet-Heel

Taraxacum (Löwenzahn)
in Hepar compositum, Injeel-Chol

Tartarus stibiatus (Brechweinstein)
in Apis-Homaccord, Bronchalis-Heel, Tartephedreel, Tonsilla compositum

Terebinthina (Terpentinöl)
in Albumoheel, Populus compositum, Solidago compositum

Testis (Hoden)
in Testis compositum

Tetracainhydrochlorid (Tetracainhydrochlorid)
in Depot-Zeel

Teucrium scrodonia (Gamander)
in Lymphomyosot

Thalamus opticus (Sehhügel)
in Thalamus compositum

Thallium sulfuricum (Thalliumsulfat)
in Cutis compositum

Thlaspi bursa pastoris (Hirtentäschelkraut)
in Hormeel

Thuja (Lebensbaum)
in Atropinum compositum, Cerebrum compositum, Cutis compositum, Echinacea compositum, Galium-Heel, Psorinoheel, Spigelon, Ypsiloheel

Thymus (Thymusdrüse)
in Hepar compositum, Thyreoidea compositum

Vitamin B_1 (Thiamin)
in Coenzyme compositum, Discus compositum, Ubichinon compositum

Vitamin B_2 (Riboflavin)
in Coenzyme compositum, Discus compositum, Ubichinon compositum

Vitamin B_6 (Pyridoxin)
in Coenzyme compositum, Discus compositum, Ubichinon compositum

Vitamin B_{12} (Cyanocobalamin)
in Hepar compositum

Vitamin C (Ascorbinsäure)
in Coenzyme compositum, Discus compositum, Testis compositum, Tonsilla compositum, Ubichinon compositum

Wismutkaliumjodid
(Kaliumtetrajodwismutat)
in Psorinoheel

Zincum gluconicum (Zinkglukonat)
in Molybdän compositum

Zincum metallicum (Zink)
in Discus compositum, Echinacea compositum, Testis compositum

Zincum valerianicum (Zinkvalerianat)
in Nervoheel

Notizen